LA PRATIQUE

DE LA

CLIMATOTHÉRAPIE

ET DES

CURES
HYDROMINÉRALES

Fondée sur les travaux de Sir HERMANN WEBER
et du Docteur F. PARKES WEBER

Par le Dr Paul MAYER

DE KARLSBAD

Traduit par le Docteur F. L. HAHN
Bibliothécaire en chef de la Faculté de Médecine de Paris

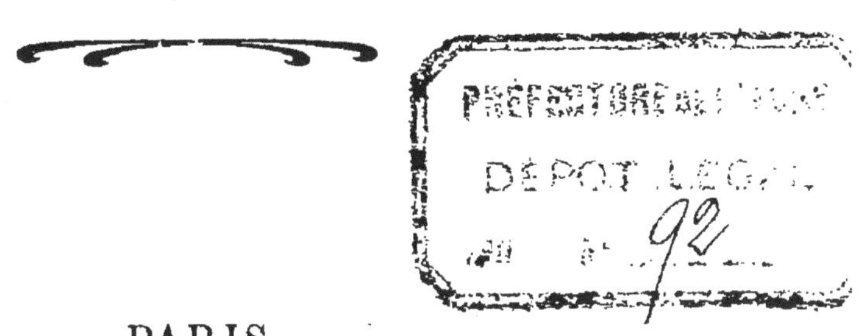

PARIS

L. HORTALA & F. GITTLER

12, Rue Jacob, 12

—

1910

LA PRATIQUE

DE LA

CLIMATOTHÉRAPIE

ET DES

CURES

HYDROMINÉRALES

LA PRATIQUE

DE LA

CLIMATOTHÉRAPIE

ET DES

CURES HYDROMINÉRALES

Fondée sur les travaux de Sir HERMANN WEBER
et du Docteur F. PARKES WEBER

Par le Dr Paul MAYER

DE KARLSBAD

Traduit par le Docteur F. L. HAHN
Bibliothécaire en chef de la Faculté de Médecine de Paris

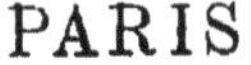

PARIS

L. HORTALA & F. GITTLER

12, Rue Jacob, 12

—

1910

PRÉFACE

Ce livre doit le jour à l'invitation que j'ai eu l'honneur de recevoir de sir Hermann Weber et de son fils, le Dr F. Parkes Weber, de Londres, de faire une adaptation en langue allemande de leur ouvrage rédigé en commun (Londres, 1907) sur le même sujet. Cette invitation était bien faite pour me séduire, ne fût-ce que par considération pour la haute compétence des auteurs : chacun sait que sir Hermann Weber, grâce à sa riche documentation expérimentale dans le domaine de la climatologie et de la balnéologie et à ses nombreuses publications sur ce sujet, est, plus que bien des médecins des temps présents et passés, la parfaite incarnation du spécialiste et du critique pour tout ce qui concerne ce domaine ; de même, le Dr F. Parkes Weber, qui depuis de longues années creuse le même sillon, est très connu en Angleterre par des travaux remarquables sur le même sujet. Leur ouvrage, qui répond bien aux besoins du public médical anglais, est très étendu et fait ressortir dans ses plus infimes détails ce sens pratique si caractéristique de l'école anglaise.

Mais en examinant cet ouvrage de plus près, la nécessité a apparu pour moi de renoncer à une simple traduction même remaniée, c'est-à-dire de l'abréger et de l'adapter aux besoins des médecins de tous pays. J'ai laissé entièrement de côté l'hydrothérapie et les méthodes diététiques et physiques pour ne traiter que de la climatologie et de la balnéologie. J'ai cependant mis à profit l'ouvrage anglais pour le classement des matériaux et pour les principes généraux. J'ai conservé l'ordre et la répartition des stations climatiques et hydrominérales.

En ce qui concerne la forme et le contenu des diverses parties de mon livre et tout particulièrement de celles qui exigent une critique scientifique approfondie, je suis seul et exclusivement responsable.

Dans la première partie du livre, je traite de la climatologie générale, des caractères des différents climats et des stations climatiques.

La deuxième partie est consacrée à la balnéothérapie. Comme dans ces dernières années les progrès de la chimie physique, les recherches de Pavlov et la découverte de la radioactivité des sources ont fait surgir des vues entièrement nouvelles en balnéologie, je me suis efforcé de recueillir, parmi ces données récentes, tout ce qui pouvait contribuer à éclaircir et à affermir nos conceptions relatives à l'action des eaux minérales. A propos de l'exposé général concernant chaque groupe d'eaux minérales, des détails sont donnés sur les stations rentrant dans ce groupe. Dans mes descriptions, je m'en suis tenu à ce qui mérite d'être connu et à ce qui m'a semblé nécessaire, sans m'occuper des conditions locales; j'ai pensé en effet que l'on trouvera dans les annuaires et autres livres semblables de quoi s'orienter suivant le besoin. Les températures sont toujours indiquées suivant l'échelle centigrade.

Dans la troisième partie, le lecteur trouvera les indications climato- et balnéothérapiques relatives aux diverses maladies.

La bibliographie jointe à chaque partie n'a pas la prétention d'être complète, vu que je n'ai consulté, de façon aussi attentive que possible, que les publications les plus récentes. Je me suis attaché moins à faire connaître tout ce qui a été dit sur telle ou telle question qu'à esquisser d'une manière précise l'état actuel des questions les plus importantes, ce en quoi il ne m'a naturellement pas été possible de me dégager de toute subjectivité.

Dans la rédaction et la mise en œuvre des matériaux, je me suis servi du grand « Lehrbuch der Balneotherapie » de Glax et de l'ouvrage, malheureusement paru en russe seulement, de v. Berthenson : « Sources curatives, bains de fange et bains de mer de Russie et de l'étranger. »

Si j'ai réussi, en m'appuyant d'une part sur la riche expérience de sir Hermann Weber et du Dr Parkes Weber, en m'efforçant, d'autre part, de passer au crible les diverses opinions, souvent bien vieillies, concernant les nombreux agents curatifs de la climato- et de la balnéothérapie, si j'ai réussi, dis-je, par là à mettre le médecin à même d'utiliser, avec plus de compétence qu'auparavant, l'action curative de ces agents, ce livre aura répondu au but que nous nous proposions (1).

Paul MAYER.

(1) Les additions du traducteur ont été mises entre crochets.

TABLE DES MATIÈRES

CLIMATOTHÉRAPIE ET STATIONS CLIMATIQUES

CHAPITRE I. — Climatologie générale 1
  Composition de l'air 2
  Les facteurs thermiques climatiques 5
    La température et l'humidité de l'air 6
    Le rayonnement solaire et terrestre 10
  La lumière 11
  Les précipitations atmosphériques 13
  La pression atmosphérique 15
  Courants atmosphériques et vents 15
  La composition du sol 16
  Électricité atmosphérique et radioactivité de l'air 20
CHAPITRE II. — Division et caractères des différents climats. 21
  A. Climats maritime, insulaire et côtier 21
  Le climat maritime et son action physiologique 21
    I. Les climats insulaire et côtier humides 25
    II. Les climats insulaire et côtier moyennement humides 26
    III. Les climats maritime et côtier secs 27
  B. Climats continentaux 28
    I. Le climat d'altitude ou de montagne et son action physiologique 28
    II. Les climats de plaine 43
CHAPITRE III. — Le climat océanique et les voyages en mer .. 46
CHAPITRE IV. — Description des stations climatiques. — Le littoral méditerranéen, le nord de l'Afrique, Madère et les îles Canaries 53
  La Riviera de l'Ouest 53
  La Riviera de l'Est, le Sud de l'Italie 58
  Sicile, Corse, Venise 59
  La côte autrichienne, les îles Ioniennes 61
  Egypte 62
  Algérie, Madère, les îles Canaries et les Açores 64
CHAPITRE V. — Stations climatiques du littoral ouest et nord du continent européen 67
  La côte d'Espagne, la côte occidentale de France 67
  Le littoral septentrional de la France, les côtes de la Belgique et de la Hollande 69
  Les bains de mer allemands de la mer du Nord 70
  Les bains de mer allemands de la Baltique 73

Les bains de mer scandinaves.................................... 75
Les bains de mer russes de la Baltique....................... 75
Les Iles Britanniques 75

CHAPITRE VI. — **Stations climatiques continentales de la Suisse**   **82**
Stations hivernales de la Suisse............................... 82
Stations estivales alpines de la Suisse (à plus de 1000 mètres).... 85
Stations d'altitude subalpines de la Suisse (au-dessous de 1000 m.)
  y compris les lacs suisses 87

CHAPITRE VII. — **Les lacs du nord de l'Italie, l'Italie, l'Espagne,
              la France, la Belgique, la Norvège et la
              Suède**.. **92**
Les lacs du nord de l'Italie.................................... 92
Stations climatiques de l'intérieur de l'Italie 94
Espagne et Portugal.. 95
France... 95
Belgique... 98
Suède et Norvège 98

CHAPITRE VIII. — **Allemagne**.................................. **99**
La province rhénane et la région rhénane septentrionale, le Tau-
  nus, le Palatinat, les Vosges et l'Odenwald.................. 99
La Forêt-Noire (Schwarzwald) 100
Le Harz... 102
Thüringerwald, Frankenwald, Fichtelgebirge, Erzgebirge, Suisse
  saxonne.. 103
Le Haut-plateau de Bavière.................................... 105

CHAPITRE IX. — **Autriche-Hongrie, Roumanie, Bulgarie, Russie**   **107**
Tyrol... 107
Salzkammergut, Styrie, Salzbourg, Carinthie, Carniole, Haute
  et Basse-Autriche.. 109
Le Wiener Wald et le Semmering............................... 110
Hongrie... 111
Roumanie et Bulgarie.. 112
Russie.. 112

BALNÉOTHÉRAPIE ET STATIONS HYDROMINÉRALES

CHAPITRE I. — **Introduction**................................. **117**
CHAPITRE II. — **Application des théories de la chimie physi-
              que et des méthodes de Pavlov aux problè-
              mes de la balnéothérapie. — Radioactivité
              des eaux minérales**............................ **120**
Théories de la chimie physique 120
La radioactivité des eaux minérales........................... 134
CHAPITRE III. — **Action physiologique des éléments entrant
              dans la composition des eaux minérales**... **141**
Action physiologique des eaux minérales administrées en bains. 141

Action physiologique de l'eau prise en boisson 145
Gaz contenus dans les eaux minérales........................ 148
Action physiologique des sels en solution dans les eaux miné-
  rales employées à l'usage externe.......................... 149
Considérations générales sur l'action des sels contenus dans les
  eaux minérales employées en boisson........................ 149

CHAPITRE IV. — **Eaux thermales indifférentes** **152**
Eaux thermales indifférentes d'Allemagne.................... 157
Eaux thermales indifférentes d'Autriche 158
Eaux thermales indifférentes de Suisse 159
Eaux thermales indifférentes de France...................... 160
Eaux thermales indifférentes d'Angleterre.................... 162
Eaux thermales indifférentes d'Italie 163
Eaux thermales indifférentes d'autres pays................... 163

CHAPITRE V. — **Eaux acidulées simples**.................... **165**

CHAPITRE VI. — **Sources chlorurées sodiques**............... **169**
Cures de boisson.. 170
Indications des eaux chlorurées sodiques 174
Bains d'eaux chlorurées sodiques............................ 176
Bains d'acide carbonique ou carbo-gazeux................... 179
Bains de mer... 184
Sources chlorurées sodiques d'Allemagne 191
Sources chlorurées sodiques d'Autriche...................... 197
Sources chlorurées sodiques de Suisse 198
Sources chlorurées sodiques de France...................... 198
Sources chlorurées sodiques d'Angleterre 200
Sources chlorurées sodiques d'Italie......................... 201
Sources chlorurées sodiques d'autres pays................... 202

CHAPITRE VII. — **Sources alcalines**....................... **203**
Sources alcalines simples................................... 203
Sources alcalines chlorurées................................ 207
Sources alcalines salines 208
Indications des eaux alcalines............................... 212
Sources alcalines simples d'Allemagne....................... 217
Sources alcalines simples d'Autriche......................... 218
Sources alcalines simples de France 218
Sources alcalines simples d'autres pays 219
Sources alcalines chlorurées d'Allemagne.................... 220
Sources alcalines chlorurées d'Autriche-Hongrie.............. 221
Sources alcalines chlorurées de France....................... 221
Sources alcalines chlorurées d'autres pays 223
Sources alcalines salines d'Autriche......................... 223
Sources alcalines salines d'Allemagne et de Suisse............ 227

CHAPITRE VIII. — **Eaux purgatives.** **229**
Eaux purgatives chlorurées sodiques........................ 231

CHAPITRE IX. — **Sources ferrugineuses et eaux arsenicales** .. **234**
Eaux ferrugineuses acidules. — Eaux sulfatées ferrugineuses... 234

Eaux ferrugineuses arsenicales.................................... 237
Eaux ferrugineuses d'Allemagne.................................. 238
Eaux ferrugineuses d'Autriche-Hongrie.......................... 241
Sources ferrugineuses de Suisse.................................. 241
Sources ferrugineuses de France........ 243
Sources ferrugineuses d'autres pays............................. 243
Eaux sulfatées ferrugineuses..................................... 245
Eaux ferrugineuses arsenicales d'Autriche et d'autres pays 246

CHAPITRE X. — **Sources sulfureuses.**....................... **249**
Sources sulfureuses d'Allemagne................................ 253
Sources sulfureuses d'Autriche-Hongrie........................ 255
Sources sulfureuses de Suisse.................................. 256
Sources sulfureuses de France.................................. 258
Sources sulfureuses d'Angleterre............................... 262
Sources sulfureuses d'Italie.................................... 263
Sources sulfureuses d'autres pays.............................. 264

CHAPITRE XI. — **Eaux terreuses (alcalino-terreuses) ou cal-
caires.** **267**
Sources alcalino-terreuses d'Allemagne......................... 270
Sources alcalino-terreuses de Suisse........................... 271
Sources alcalino-terreuses de France........................... 271
Sources alcalino-terreuses d'autres pays....................... 272

CHAPITRE XII. — **Bains de boue, bains de fange et de limon**..... **274**
Bains de boue.. 274
Bains de fange... 278
Bains limoneux russes.. 278
Applications de fange dans d'autres pays...... 280

INDICATIONS CLIMATOTHÉRAPIQUES ET BALNÉOTHÉRAPIQUES
DES DIVERSES MALADIES

CHAPITRE I. — **Choix de la station. — Différents facteurs inter-
venant dans la cure. — Régime. — Durée
de la cure**....................................... **289**
CHAPITRE II. — **Etats de dénutrition. — Faiblesse générale. —
Convalescence difficile. — Scrofule. — Ra-
chitisme. — Malaria. — Maladie de Basedow,** **296**
Faiblesse générale et convalescence............................. 296
Scrofule et rachitisme.. 298
Affections malariennes.. 303
Maladie de Basedow... 305

CHAPITRE III. — **Maladies du sang.** **306**
Chlorose... 306
Anémie... 306

CHAPITRE IV. — Maladies des organes respiratoires. **310**

Catarrhes du naso-pharynx, du larynx, de la trachée et des bronches 311

Emphysème 314

Asthme bronchique et asthme des foins.......................... 315

Inflammation chronique du poumon. — Exsudats pleurétiques.. 316

Tuberculose pulmonaire 316

CHAPITRE V. — Maladies du cœur et des vaisseaux **322**

CHAPITRE VI. — Maladies des organes digestifs **328**

Maladies de l'estomac 328

Maladies de l'intestin 333

CHAPITRE VII. — Maladies du foie et des voies biliaires **339**

Ictère catarrhal 339

Hypérémie du foie et états pléthoriques. — Cirrhose du foie..... 339

Cholélithiase 342

CHAPITRE VIII. — Maladies des voies urinaires. **347**

Maladies des reins 347

Concrétions calculeuses des reins et de la vessie 350

Catarrhes de la vessie et du bassinet 352

Hypertrophie de la prostate. — Orchite. — Épididymite........ 353

CHAPITRE IX. — Maladies des organes sexuels de la femme **355**

CHAPITRE X. — Maladies du métabolisme. **358**

Diathèse urique et goutte 358

Obésité 366

Diabète sucré 371

Oxalurie 375

Phosphaturie 377

CHAPITRE XI. — Maladies nerveuses. **379**

Neurasthénie et autres affections fonctionnelles du système nerveux 379

Maladies des nerfs périphériques 383

Maladies du système nerveux central 385

CHAPITRE XII. — Maladies des articulations, des muscles et des os. **387**

Rhumatisme articulaire chronique. — Arthrite déformante. — Rhumatisme musculaire chronique 387

CHAPITRE XIII. — Intoxications métalliques chroniques **391**

CHAPITRE XIV. — Maladies de la peau et syphilis **395**

Climatothérapie

ET

Stations Climatiques

CHAPITRE PREMIER

Climatologie Générale

La climatothérapie consiste dans l'application des influences climatiques à la consolidation de la santé et au traitement d'états morbides. Dès l'antiquité on voit conseiller les changements de climats comme favorables à certains malades, notamment aux phtisiques ; c'est ce qui ressort des écrits d'Hippocrate, de Celse, de Pline, d'Arétée et de Galien ; mais ce n'est que dans les temps modernes que furent institués des essais systématiques d'emploi thérapeutique des agents climatiques. La base même d'une climatothérapie scientifique n'a été établie qu'au XIX° siècle par Alexandre de Humboldt ; c'est pour ses recherches climatologiques si fondamentales que Hermann Weber le désigne comme le fondateur de la climatothérapie moderne. Seule l'exacte connaissance des éléments individuels du climat permet d'établir une application rationnelle de celui-ci à la thérapeutique.

Sans doute nous ne pouvons prétendre, même aujourd'hui, fixer scientifiquement l'efficacité de la climatothérapie dans chaque cas particulier, et dans bien des cas nous sommes forcés de nous en remettre à l'observation pratique et empirique.

Sous le nom de *climat* on désigne « l'ensemble des phénomènes météorologiques caractérisant l'état moyen de l'atmosphère en un point déterminé de la surface terrestre » (Hann 1). Le climat est la résultante de la coopération des *éléments* ou *facteurs climatiques*. Ces éléments ne nous sont pas tous suffisamment connus. Parmi les plus importants on peut signaler : la composition de l'air, les facteurs thermiques et les conditions hygrométriques, la lumière, la densité de l'air, ses mouvements et l'état électrique de l'atmosphère.

COMPOSITION DE L'AIR

Les éléments dont la présence est constante dans l'air sont l'azote et l'argon, l'oxygène et le même sous forme d'ozone, l'acide carbonique, des traces d'ammoniaque, d'acides nitrique et nitreux, des traces d'hydrogène, de la vapeur d'eau.

Les trois principaux éléments constituants de l'air s'y rencontrent dans les proportions de volume suivantes :

100 parties d'air renferment en moyenne :

> 78,80 parties d'azote et d'argon ;
> 20,96   —   d'oxygène ;
> 0,04   —   d'acide carbonique.

L'*azote* et *l'argon* n'exercent pas d'action manifeste sur l'état de santé.

La proportion d'*oxygène* de l'air est sensiblement constante et les différences ne portent que sur quelques décimales. Un air particulièrement pur renferme 20,99 % d'oxygène ; dans de l'air vicié la proportion peut s'abaisser à 20,4 — 20,3 %. Cependant dans ces limites les oscillations sont sans inconvénient pour la santé. L'oxygène inhalé est indispensable pour assurer les processus d'oxydation de l'organisme. Il traverse les parois des alvéoles pulmonaires et parvient dans le plasma sanguin et passe de là dans les globules, dont l'hémoglobine l'incorpore sous une forme chimiquement dissociable. D'après les recherches d'A. Lœwy (2) la tension de l'oxygène alvéolaire correspond à la quantité d'oxygène liée à l'hémoglobine. Cette tension est en moyenne de 16 % et est suffisante pour que l'hémoglobine puisse se saturer de presque 90 % d'oxygène. Elle peut s'abaisser jusqu'à 9 % environ, sans qu'il soit question d'un déficit d'oxygène pour l'organisme. Au-dessous de cette limite seulement, l'hémoglobine ne prend que trop peu d'oxygène pour permettre aux processus d'oxydation de l'organisme de s'accomplir normalement. On voit apparaître alors une série de symptômes morbides qui, se produisant dans l'air raréfié des climats d'altitude, constituent ce qu'on appelle le *mal des montagnes;* nous y reviendrons plus en détail en traitant les climats d'altitude.

L'*ozone*, forme allotropique de l'oxygène, qui doit probablement sa production dans l'atmosphère aux décharges électriques, n'existe dans l'air qu'en proportion extrêmement minime. On l'évalue d'ordinaire à environ 1 à 2 milligr. par 100 mcc. Tout ce qu'on dit de la richesse en ozone d'un grand nombre de stations climatiques aurait besoin d'être prouvé; on se base sur des réactions bien incertaines et il est presque impossible, actuellement, de faire une détermination quantitative exacte de l'ozone. Nous savons seulement qu'il n'existe point d'ozone dans le voisinage de substances en putréfaction, dans les salles de malades et d'une façon générale dans les espaces clos, et que la proportion d'ozone est plus grande sur le littoral maritime qu'à l'intérieur des terres, dans les forêts que dans les régions privées de végétation et sur les montagnes que dans la plaine, enfin qu'elle se trouve accrue après les orages. L'ozone possède une puissance d'oxydation très grande, notamment lorsqu'il s'agit de combinaisons organiques, et agit comme désinfectant en tant qu'il entrave la croissance des organismes inférieurs. La présence de grandes quantités d'ozone dans l'air est toujours un sûr indice de sa pureté.

Nous en savons moins long encore au sujet du rôle joué dans l'air par l'*eau oxygénée*, découverte par Schönbein dans la précipitation atmosphérique et dont le mode de formation nous est imparfaitement connu.

Les faibles traces d'*acides nitrique* et *nitreux* qui se produisent lors des décharges électriques, n'ont au point de vue de l'état sanitaire pas plus d'importance que les faibles quantités d'ammoniaque provenant du sol ou des fumiers.

Les oscillations du contenu d'*acide carbonique* sont généralement insignifiantes; une proportion un peu plus forte de gaz n'aurait par lui-même aucune importance s'il n'était l'indice d'une souillure de l'air par des gaz de combustion et autres impuretés.

La *vapeur d'eau*, qui constitue l'élément le plus variable de l'atmosphère, nous occupera en traitant des conditions hygrométriques de l'air.

Il y a quelques années on a en outre découvert dans l'atmosphère de minimes traces des éléments nouvellement découverts: le *néon*, le *krypton* et le *xénon*. Quant à la radio-activité de l'air, voy. p. 20.

Outre les éléments ci-dessus, on trouve dans l'air plus ou moins d'*impuretés*, provenant de poussières ou de gaz et contribuant à la viciation de l'atmosphère. Comme l'a montré surtout J. Tyndall (3), l'air est toujours rempli de particules extrêmement fines de *poussière*, dont l'accumulation peut devenir très grande dans certaines circonstances. Cette poussière est d'origine soit inorganique, soit organique.

La *poussière inorganique*, dépourvue d'êtres vivants, provient surtout des cheminées et des chaufferies. Les brumes souvent opaques qui recouvrent les villes industrielles sont produites par la fumée et la suie qui sortent des cheminées et descendent graduellement vers le sol. La suie ne peut être considérée comme inoffensive, car elle entraîne divers gaz nuisibles, acide sulfureux, acide sulfurique, acide chlorhydrique, acide carbonique et oxyde de carbone, hydrocarbures et produits empyreumatiques, puis des bases pyridiniques et des substances minérales. Grâce à son contenu en acides et en matières empyreumatiques, la suie remplit l'atmosphère de substances nettement nuisibles, et il est évident qu'un air semblable par son action excitante sur les muqueuses respiratoires, ne peut qu'exercer une action néfaste sur des personnes dont les organes respiratoires sont sensibles ou affaiblis.

La *poussière organique*, animée, provient toujours du sol et est composée de matériaux d'excrétion de l'homme et des animaux, de fibres végétales, d'infusoires desséchés et de nombreux microorganismes. Le *pollen* de certaines graminées, produisant la soi-disant *fièvre des foins*, présente une nuisance de nature particulière.

La proportion de mucédinées et de schizomycètes est énorme dans l'atmosphère, bien qu'on ne rencontre dans celle-ci qu'une faible quantité de microorganismes pathogènes. Naturellement le nombre des bactéries et des germes contenus dans l'air est d'autant plus faible que dans une localité déterminée il y a moins d'habitants, ou

que dans les agglomérations humaines les conditions d'hygiène
sont plus parfaites et l'accumulation d'ordures et de détritus est
moins tolérée. De plus la quantité de poussière atmosphérique dépend des conditions d'insolation et de pluie, autant d'importants
agents de purification de l'air. Sur les grandes places libres, à la
campagne, notamment aux altitudes, l'air est plus libre de poussière
que dans les villes très peuplées; aux grandes altitudes et à la surface de la mer, de même que dans les régions arctiques, l'atmosphère
est presque dépourvue de germes. La proportion de poussières contenues dans l'air dépend naturellement beaucoup du vent qui sou-
lève la poussière en tourbillonnant et aussi dans une certaine mesure de la nature du sol. Sur un sol couvert de végétation il se
développe moins de poussière, tandis qu'un terrain formé de calcaires, de dolomite ou d'autres roches aisément friables fournit beaucoup plus de poussière.

FACTEURS THERMIQUES DU CLIMAT

A côté de la composition de l'air, on a toujours accordé une
grande importance, en tant que facteurs climatiques, à la *température de l'air*, prise à l'ombre, et à la *chaleur rayonnante du soleil*.
Mais ce serait une erreur d'accorder à ces deux facteurs une part
exclusive dans l'appréciation des conditions thermiques et de n'envisager l'importance climatologique de la chaleur qu'à leur seul
point de vue. Comme la température d'un climat dépend de facteurs très divers s'influençant mutuellement, nous devons prendre
en considération toutes les conditions susceptibles d'influer de façon
ou d'autre sur l'économie calorifique du corps. Rubner (4), qui a
toujours fait ressortir avec une énergie particulière ces connexions
et à qui nous sommes redevables d'importantes recherches dans ce
sens, fait jouer, au point de vue climatothérapeutique, un rôle considérable avant tout aux *variations de la température atmosphérique,*
aux *variations de l'état hygrométrique,* à la *radiation solaire* et à la *radiation des objets terrestres,* toutes conditions influençant la température corporelle. Les détails qui suivent sont empruntés principa-

lement aux vues de Rubner (4) et aux résultats que lui ont fournis ses recherches.

La température atmosphérique et l'état hygrométrique.

Si nous voulons comprendre l'action de la température atmosphérique sur l'organisme, nous sommes obligés de tenir compte en même temps de l'état hygrométrique, vu que toute les impressions qui ressortissent à la température de l'air sont très notablement modifiées par le degré hygrométrique.

Tout d'abord en ce qui concerne l'action physiologique de la chaleur et du froid, nous savons que la température du sang ne varie pas *essentiellement,* que la température extérieure soit élevée ou basse, et reste pratiquement constante dans les zones les plus chaudes et les plus froides, tandis que la température de la peau, surtout dans les parties non couvertes par les vêtements, est nettement soumise à l'influence du froid et de la chaleur. L'*action du froid*, qui dépend de la nature du vêtement, de la durée de l'exposition au froid, et aussi de l'alimentation et de l'état général de la nutrition, se manifeste en premier lieu aux parties les plus extrèmes du corps. Par une assez longue exposition à une température basse de 12 à 14° C., la sensation du froid se généralise graduellement si le corps est légèrement vêtu et, les vaisseaux cutanés se contractant, il se produit finalement du frissonnement ou même de violents frissons. Lorsque la température atmosphérique dépasse un certain degré, il se produit une impression de chaleur, les vaisseaux de la peau s'injectent plus vivement et finalement la sensation de chaleur devient intense. Ces effets se trouvent cependant modifiés d'une façon assez sensible par le degré hygrométrique. Une température élevée associée à un faible degré hygrométrique produit un effet calorifique moindre, de sorte que, sous l'influence d'une atmosphère sèche, des températures élevées sont relativement bien tolérées et ne produisent aucun malaise. L'accroissement de l'état hygrométrique coïncidant avec de basses températures diminue la sensation de froid, de sorte que des températures de 10 à 12° C., qui par un air sec, produisent une impression de froid, donnent lieu à une sensation de chaleur; cette sensation, il est vrai, est plutôt liée à un malaise qui est d'autant plus intense que l'humidité relative est plus grande. Sans doute si la température s'abaisse au-dessous de 10°, et qu'en même temps le degré hygrométrique est relativement très élevé, l'air étant presque saturé de vapeur d'eau, l'impression de froid augmente naturellement.

Avec des températures élevées, tout accroissement d'humidité atmosphérique cause une sensation pénible, et plus la température monte, plus ce malaise angoissant augmente, au point de déterminer avec une abondante sudation, un état prononcé de faiblesse.

Quant à l'influence des températures hautes et basses sur la caloricité de l'*homme*, on croyait jadis que la thermogenèse augmentait comme chez l'animal, avec l'abaissement de la température extérieure et diminuait avec l'augmentation de celle-ci. Les recherches d'A. Lœwy et de Johannson (5) ont prouvé, cependant, que cette soi-disant *régulation chimique de la température* n'existe chez l'homme que dans ce sens : c'est que la thermogenèse s'accroît dès que l'action du froid détermine des mouvements musculaires toniques ou cloniques (tension, tremblements). Ce qui joue le rôle essentiel au point de vue de l'économie calorifique chez l'homme, c'est la régulation thermique dite « physique », d'abord étudiée avec soin par Bergmann (6), puis désignée sous ce nom de « physique » par Rubner; elle consiste en l'invariabilité de la thermogenèse alors que les conditions de dépense du calorique s'adaptent aux circonstances extérieures. La *régulation thermique physique* est déterminée par les modifications de la circulation cutanée qui règle la dépense de calorique par conduction, rayonnement et évaporation. Elle présente pour l'homme une importance plus grande encore vis-à-vis des températures élevées que vis-à-vis des basses températures. C'est l'*accroissement de l'évaporation aqueuse* qui y joue le rôle essentiel. A mesure que par l'accroissement de la température extérieure les conditions de déperdition de calorique deviennent plus défavorables, le corps a recours à une évaporation aqueuse qui augmente avec la température. Chez les individus obèses, dont le pannicule adipeux trop épais entrave la déperdition de chaleur bien plus que chez les personnes maigres, cette évaporation prend des proportions bien plus grandes que chez les dernières. Aussi l'obèse transpire-t-il plus facilement que le maigre. Ici aussi le degré hygrométrique a son importance, car plus il est élevé par temps chaud, plus il gêne l'évaporation, d'où un sentiment de malaise inévitable. Si la température extérieure dépasse certaines limites, 30° par exemple, la température du corps s'élève et il règle sa température par la production de sueurs profuses. Chez les individus gras, la température du corps s'accroît plus aisément, de sorte que déjà à des températures inférieures à 30°, surtout par temps humides, une transpiration abondante se produit.

Il convient encore de signaler qu'en plus de ces procédés de régulation thermique, l'homme emploie des *moyens artificiels* pour se garantir de la température extérieure. Parmi ces moyens, l'exercice, le vêtement et l'alimentation jouent le principal rôle. L'action de l'exercice et du vêtement se comprend sans autre explication. Pour ce qui est de l'alimentation, Rubner (4) a établi que la thermogenèse s'accroît le plus par l'albumine, moins par les hydrates de carbone et le moins par la graisse. Ses recherches légitiment la conclusion qu'une alimentation abondante offre une certaine préservation contre les basses températures, mais a, au contraire, une action fâcheuse lors des fortes chaleurs.

Après ce bref exposé, passons à l'étude du rôle de la température et de l'hygrométricité atmosphériques au point de vue climatologique. La *température de l'air* — et il faut toujours entendre par là la température prise à l'ombre — varie considérablement selon les climats et aussi, dans un même lieu, suivant les saisons ainsi que suivant les heures de la journée. Au point de vue de la climatothérapie, ce qui nous intéresse surtout ce sont les moyennes annuelles et mensuelles de la température, l'écart des oscillations thermiques journalières pour chaque mois, la température moyenne du matin, de midi et du soir pour chaque mois et les extrêmes moyens du mois et de l'année.

La *température moyenne de l'année*, qui se calcule d'après les moyennes mensuelles, est l'élément le moins utile pour l'appréciation d'un climat. Ce qui importe surtout c'est de connaître la *moyenne de chaque mois* pris individuellement et *celle du jour* qui correspond à la moyenne des observations portant sur les 24 heures et obtenue généralement par trois observations faites le matin, à midi et le soir.

La connaissance des *oscillations thermiques journalières* (amplitude journalière) est de grande importance ; cette amplitude s'exprime soit par la différence de la température moyenne des heures les plus froides et les plus chaudes du jour *(amplitude périodique)*, soit par la différence des minima et maxima moyens du mois *(amplitude non périodique)*. Les oscillations thermiques très amples dans une même journée et notamment le changement brusque de température sont toujours nuisibles, parce qu'ils provoquent facilement des refroidissements.

On désigne du nom d'*oscillation annuelle moyenne* la différence de température entre le mois le plus chaud et le mois le plus froid. On parle de *climat excessif*, lorsque cette différence est grande, de *climat tempéré* lorsqu'elle est faible.

On entend par *variabilité* de la température, les oscillations thermiques se produisant d'un jour à l'autre, et l'on parle d'un *climat constant* quand ces oscillations sont faibles, d'un *climat variable* quand elles sont fortes. En général, les oscillations sont plus grandes en été qu'en hiver.

En ce qui concerne spécialement l'*humidité atmosphérique*, il y a lieu de distinguer entre humidité absolue et humidité relative. L'*humidité absolue* est la quantité de vapeur d'eau renfermée dans un espace donné, tandis que l'*humidité relative* désigne en pourcentage le rapport de la quantité de vapeur d'eau actuellement existante à la quantité maximum que le même espace renfermerait pour une température donnée, si l'air y était entièrement saturé. La connaissance du degré hygrométrique absolu de l'air ne présente pas une importance particulière, vu que les sensations déterminées par l'humidité atmosphérique dépendent non de l'humidité absolue, mais de l'humidité relative.

Après ce qui a été dit plus haut sur l'influence réciproque de la température et de l'hygrométricité dans leur action sur l'homme, il est évident que pour juger de la nature d'un climat, il faut tenir compte dans une égale mesure de ces deux facteurs.

La radiation solaire et la radiation terrestre.

Jusqu'à présent nous n'avons eu en vue, en parlant de la température atmosphérique, que celle mesurée à l'ombre. Mais il n'y a pas que la chaleur de l'air, celle émanée directement du soleil, la *chaleur rayonnante solaire* doit être également prise en sérieuse considération. Ce serait une erreur d'admettre que la radiation solaire doive nécessairement accroître la chaleur atmosphérique. Par lui-même l'air est au contraire diathermane, c'est-à-dire laisse simplement passer les rayons calorifiques, de sorte que, sans en rien modifier la température de l'air, ils agissent directement sur les corps sur lesquels ils tombent. Seule, la vapeur d'eau absorbe une partie des rayons et ainsi les rayons calorifiques se trouvent plus ou moins affaiblis. On voit par là que l'opposition entre « température prise au soleil » et température prise à l'ombre n'a guère de valeur, comme le fait ressortir Hann (1) dans son traité de climatologie bien connu. La température prise au soleil ne peut logiquement être opposée à la température mesurée à l'ombre, puisque cette dernière exprime l'état thermique de l'air, tandis que la première n'a aucun rapport avec la température atmosphérique, mais dépend de la nature du corps exposé aux radiations solaires. La mensuration de la chaleur rayonnante du soleil peut se faire avec le thermomètre dit solaire ou à vide ; mais elle ne se pratique que dans des stations fort clairsemées.

Nous avons souvent l'occasion d'observer les puissantes actions des radiations solaires sur nos impressions thermiques. Si lors des jours froids nous nous tenons au soleil, nous ressentons le froid bien moins et cela non parce que la température de l'air est plus élevée au soleil qu'à l'ombre, mais parce que les rayons solaires sont pour notre corps une source très importante de calorique. La grande quantité de chaleur que les radiations solaires communiquent au corps explique que, malgré la basse température de l'atmosphère, on n'est pas désagréablement affecté par le séjour à l'air libre. Ainsi, par exemple, on peut rester assis en plein air à Davos, dès 8 heures du matin, légèrement vêtu, alors que la température à l'ombre est de — 1° C., parce qu'à ce moment le thermomètre solaire marque déjà + 22°.

L'accroissement de chaleur que nous recevons du soleil est souvent notablement plus grand que la quantité de calorique que le corps produit lui-même, de sorte que celui-ci se trouve dans la nécessité de se garantir d'un excès de calorification par les moyens indiqués plus haut, et avant tout par l'évaporation aqueuse. Cet accroissement thermique peut être très considérable ; cela ressort d'une observation faite par Rubner (7) : c'est que, dans le cas où la température de l'air s'abaisse à — 12°,8, alors que le thermomètre à vide marque 25°,5, c'est-à-dire marque une température plus élevée de 38°,3, le séjour en plein air est aussi agréable que si la température à l'ombre était de + 6°,2.

Pour comprendre dans l'ensemble de ses effets l'action des rayons solaires, il faut tenir compte de ce que les *objets terrestres* (sol, rochers, murs, etc.), directement exposés au soleil, deviennent, en réfléchissant les rayons calorifiques, à leur tour une source assez notable de chaleur. Cette action est surtout intense s'il s'agit de réflexion par des surfaces miroitantes, par exemple nappes d'eau, couches de neige, glaciers ; cette *chaleur réfléchie* contribue puissamment au réchauffement du milieu ambiant.

LA LUMIÈRE

L'importance de la *lumière* va de pair avec celle de la chaleur, attendu que l'une et l'autre sont des radiations solaires, se distinguant simplement par la longueur d'onde des vibrations de l'éther et par la différence des effets produits en tombant sur des objets de nature différente.

Nous avons assez souvent l'occasion de constater sur nous-mêmes que par un temps clair et ensoleillé nous nous sentons plus à l'aise et d'humeur plus gaie que par un temps gris et couvert, et que physiquement et psychiquement nous sommes plus vifs et plus alertes. Chez beaucoup de personne, et en particulier chez les malades et les nerveux, cette *influence psychique de la lumière solaire* est particulièrement prononcée, de sorte que, ne fût-ce qu'à ce point de vue, l'influence de la lumière doit être appréciée à sa valeur.

L'éclairement par le soleil est très inégal suivant la saison, les heures du jour et suivant les lieux. Aux hautes latitudes l'insolation est, en été, plus énergique qu'aux basses latitudes, tandis qu'en hiver c'est précisément l'inverse. Aussi, dans les contrées voisines de l'équateur, jouissons-nous, pendant les mois d'hiver, de la lumière du jour et de l'éclairement solaire bien plus longtemps que dans nos pays. L'altitude a une grande influence sur l'intensité de l'éclairement; dans les régions hautes elle est plus considérable que dans les basses et, sur les montagnes, elle peut encore être notablement renforcée par la réflexion sur les surfaces neigeuses et les glaciers.

L'action de la lumière sur l'organisme, déjà en partie connue par les travaux de Moleschott et d'autres savants, a été étudiée et appréciée d'une manière particulièrement sérieuse à une époque plus récente. Depuis les recherches décisives de Finsen, il a été publié un grand nombre de travaux traitant de l'influence de la lumière sur les processus biologiques et sur le décours des maladies; et bien que les questions à considérer ici soient encore à l'étude et que les résultats obtenus jusqu'à ce jour ne nous permettent pas de porter un jugement définitif, il n'en est pas moins solidement établi que les rayons lumineux ont une action considérable sur l'organisme animal et constituent un agent puissant relativement aux divers processus qui s'y déroulent. On sera donc forcé de reconnaître que les efforts récents faits pour utiliser plus que par le passé, dans la thérapeutique, les radiations solaires, — soit prises en bloc (par exemple bains de soleil), soit dans leurs composantes individuelles, chimiquement efficaces, — sont pleinement justifiés.

Quant aux *actions spéciales de la lumière*, nous ne pouvons donner ici que des indications sommaires, très générales. La forte insolation augmente la pigmentation de la peau (brunissement et taches de rousseur). La lumière très intense provoque une dermite. Il est aussi permis d'admettre comme vraisemblable une action de la lumière sur les fonctions cérébrales; d'après Hermann Weber on en trouve une preuve dans la dépression psychique et le manque d'énergie intellectuelle qu'on observe si fréquemment chez les individus qui se trouvent transplantés de leur patrie ensoleillée sous un ciel où le soleil reste caché pendant des mois par les brouillards et les nuages.

Un fait de très haute importance, c'est que les *rayons lumineux possèdent des propriétés bactéricides*, et que précisément les bactéries pathogènes ont leur virulence atténuée ou sont anéanties par la lumière directe du soleil. Le manque de propreté qui nous affecte parfois si désagréablement dans les pays méridionaux n'est pallié, dans une certaine mesure, que par l'insolation intense qui y règne et par l'action bactéricide des rayons solaires.

D'après ce qui précède on conçoit aisément que la pleine insolation des stations d'altitude et de nos stations méridionales a une grande part aux résultats obtenus.

LES PRÉCIPITATIONS ATMOSPHÉRIQUES

La *pluie* a en tout premier lieu une action bienfaisante en tant qu'elle purifie l'air et ce serait une erreur absolue de considérer comme malsain tout climat caractérisé par des pluies abondantes. La pluie devient pour une station climatique un facteur nuisible dans le cas seulement où elle tombe si abondante et avec une si grande persistance que les malades ne peuvent sortir à l'air libre. Elle est d'autant moins gênante qu'elle a un écoulement plus facile ou que le sol l'absorbe plus vite. La quantité d'eau qui tombe annuellement dans une localité donnée dépend, outre la latitude, de bien d'autres facteurs ; en général les pluies sont le plus abondantes dans le voisinage de la mer et diminuent graduellement en s'en éloignant ; elles augmentent généralement à mesure qu'on s'élève au-dessus du niveau de la mer. Cependant les conditions locales jouent un rôle important ; il en est ainsi en particulier du voisinage des montagnes, d'étendues d'eau, mais avant tout, comme nous le verrons plus loin, des vents régnants. Il faut remarquer expressément que *pluie et humidité atmosphérique ne présentent nullement un parallélisme constant*. Tel lieu peut être presque totalement dépourvu de pluie, alors que l'état hygrométrique y est très élevé.

La *neige* qui tombe, à l'état de pluie cristallisée, aux basses températures, ne doit pas non plus être considérée toujours comme un facteur nuisible au point de vue climatothérapique. Lorsque le sol est couvert de neige, son réchauffement par la lumière solaire est supprimé. L'air est plus pur en raison de l'absence de poussières et se laisse mieux traverser par les radiations solaires, et la réflexion des rayons calorifiques par les surfaces neigeuses est une source de chaleur assez notable pour le milieu ambiant. Si le sol ne se réchauffe pas autant, du moins il ne perd pas aussi vite sa chaleur, vu que la neige est mauvaise conductrice de la chaleur, et ce fait est bien mis en évidence par la conservation d'une foule de plantes sous leur couverture de neige. Seule la fonte des neiges est nuisible au point de vue de la climatothérapie, parce que pendant cette période de fonte des refroidissements peuvent se prendre facilement.

Nous devons mentionner encore les *nuages* et les *brouillards* qui, originairement, ne diffèrent pas les uns des autres, attendu que nous qualifions nuages les brouillards élevés. Ils prennent naissance essentiellement par la transformation de la vapeur d'eau atmosphérique en très fines gouttelettes d'eau. La nébulosité du ciel varie selon le moment du jour et selon les saisons. Elle est généralement moindre dans les régions continentales que sur les bords de la mer et sur les îles.

Dans les montagnes les nuages se forment dans des régions déterminées, situées plus haut en été qu'en hiver.

Les *brouillards* se présentent, notamment, aux heures du soir et du matin, puis en particulier au-dessus des prairies herbeuses et souvent sont liés à de la rosée et à des gelées blanches, lorsque le rayonnement nocturne est intense. De même le sol des régions tourbeuses et marécageuses est souvent couvert de brouillard la nuit et au matin ; il en est de même des étangs et des lacs, lorsque le niveau des eaux souterraines est élevé. Ces brouillards ne sont généralement pas très épais, tandis que ceux qui se forment au-dessus des grandes villes, aux dépens de la fumée des cheminées et de l'évaporation aqueuse, sont impénétrables et enveloppent toute la région, contribuant au degré moindre d'insolation.

LA PRESSION ATMOSPHÉRIQUE

La *pression atmosphérique* se mesure, comme on le sait, par la hauteur d'une colonne de mercure qui fait équilibre, dans le vide barométrique, à la pression extérieure. La pression en des lieux divers dépend de la latitude, et essentiellement de la hauteur au-dessus du niveau de la mer. En général, on admet que la pression au niveau de la mer équivaut à 760 millimètres de mercure ; c'est ce qu'on appelle pression d'une atmosphère. Vers l'équateur, la pression atmosphérique est particulièrement basse et mesure environ 758 mm. ; elle monte en s'en éloignant et atteint sa plus grande hauteur entre les 30ᵉ et 40ᵉ degrés de latitude (762 à 765 mm. de mercure), puis diminue de nouveau en se rapprochant des pôles et est la plus basse entre les 60ᵉ et 70ᵉ degrés de latitude (aux Spitzberg, par exemple, 756 mm.).

La pression atmosphérique diminue progressivement en s'élevant au-dessus du niveau de la mer. Cette décroissance subit de façon déterminée l'influence de la température extérieure, de sorte qu'en connaissant cette température on peut calculer la pression atmosphérique à toute hauteur. En parlant des climats d'altitude, nous reviendrons sur ce sujet.

COURANTS ATMOSPHÉRIQUES ET VENTS

Tous les *courants aériens* sont déterminés par les *différences et alternances de température, d'humidité et de pression atmosphérique.* Pour bien comprendre l'origine des courants aériens, il faut avant tout ne pas perdre de vue que de l'air échauffé et par suite devenu moins dense tend à monter et se trouve toujours remplacé par un afflux d'air plus froid et plus dense. Ce fait nous explique la formation de deux types de vents les plus importants, des *brises de mer et de terre*, des *vents de montagne* et *de vallée*.

Sur le littoral maritime, la terre se réchauffe, le matin, plus que la mer ; l'air de la terre réchauffé monte et s'écoule d'en haut vers la mer, tandis que les couches d'air en contact avec la mer s'écoulent vers la terre et y constituent la brise de mer. Inversement, après le coucher du soleil, les couches d'air en contact avec le sol se refroidissent plus vite que sur la mer et ces couches fraîches s'écoulent vers la mer en constituant la brise de terre.

Dans les régions montagneuses on observe un phénomène analogue; le matin, le sol de la vallée se réchauffe plus vite et la couche d'air en contact avec lui s'élève le long de la montagne et la brise qui en résulte est ressentie en haut comme vent de la vallée, tandis que le soir le sommet des montagnes se rafraîchit plus vite, de sorte que l'air plus froid descend vers la vallée en constituant le vent de la montagne.

En ce qui concerne l'*action des courants aériens* et des vents sur l'homme, l'expérience journalière nous apprend que l'air froid nous cause une sensation moindre de froid du moment que nous pouvons nous protéger contre le vent, et qu'en temps de forte et lourde chaleur le courant aérien nous est plutôt agréable. L'air n'est jamais absolument calme en aucun lieu ; seulement les courants faibles ne sont pas perçus par nous. Il n'existe donc pas de calme plat. Dans la pratique, on appelle ainsi néanmoins des courants ne dépassant pas 1^m,50 par seconde. Lorsque le courant aérien atteint 8 mètres par seconde, nous l'appelons vent modéré ; quand il atteint une vitesse de 15 mètres, c'est un vent violent.

Rubner et Wolpert (8) ont fait des expériences exactes relativement à l'action des vents sur l'homme, en se servant pour mettre l'air en mouvement d'un moteur électrique pourvu d'une roue à ailettes. Ils constatèrent que par un vent modéré (8 mètres par seconde), la respiration est d'abord un peu excitée, puis redevient graduellement plus calme, et que si en même temps la température n'est que de 12 à 13° C., la sensation de froid est intense. Le vent met en jeu tout l'appareil de la thermogenèse. L'accroissement de l'évaporation, par ce vent, avec une température de 12 à 13°, est extrêmement faible; pour des températures de 17 à 32°, cette évaporation ne s'accroît guère davantage, et à 34° le vent perd toute action sur la thermogenèse ; il est devenu, d'après l'expression de Rubner, un bain d'air indifférent. Au dessus de 34°, le vent a une action desséchante très intense, accroissant énormément l'évaporation aqueuse. *Cette action puissante sur l'évaporation aqueuse constitue l'un des effets physiologiques les plus importants du vent,* par ce fait qu'elle permet de mieux supporter un degré élevé d'hygrométricité et annule dans une certaine mesure les suites fâcheuses qu'il pourrait avoir. Les propriétés nuisibles du vent ressortent surtout lors des basses températures ; plus la température s'abaisse, plus le vent augmente la déperdition de calorique.

Au point de vue climatologique, la *direction des vents* est de haute importance, vu qu'un climat des zones tempérées est précisément caractérisé par les vents dominants qui y règnent. Sans doute, les divers vents, vents du nord, du sud, de l'est, de l'ouest, etc., ne présentent pas la même caractéristique pour tout pays et toute saison. Ainsi le vent de l'est, par exemple, peut déterminer dans telle région une chaleur sèche, dans telle autre une chaleur humide, ou encore un froid sec ou humide ; dans une même contrée, il peut être chaud en été, froid en hiver. Aussi faut-il, pour chaque station climatique, étudier de façon particulière l'action des vents dominants sur le climat. En général, sous nos latitudes, les vents d'est nous amènent un temps clair et sec, et en hiver du froid, en été de la chaleur, tandis que les vents d'ouest déterminent un temps couvert et humide, et en hiver apportent de la chaleur, en été du froid. Les vents du nord sont d'ordinaire froids chez nous, les vents du sud chauds.

Dans un grand nombre de contrées existent des vents possédant un nom spécial et engendrés par des influences climatiques nettement locales, ou bien, souvent aussi, d'origine lointaine, mais modifiés par des conditions locales. Voici les noms des principaux : le *simoun* (vent-poison), vent chaud et sec, émanant du désert et soufflant sur l'Arabie, la Perse et la Syrie. Il a comme analogue le *chamsin,* qui souffle au printemps sur l'Égypte. En Sicile, et particulièrement à Palerme, soufflent à diverses saisons des vents du sud et du sud-est, originaires du Sahara, et désignés sous le nom de *sirocco* et susceptibles d'être humides ou secs. Le *sirocco de la mer Adriatique* est un vent particulier, soufflant surtout en automne et produisant un temps lourd et pluvieux. Un vent très important à considérer, au point de vue de la Riviera, est le *mistral*, vent sec et froid du nord-ouest, qui souffle parfois d'une manière fort désagréable au printemps. Son congénère est le *bora*, des côtes de l'Istrie et de la Dalmatie. Le *föhn* de la Suisse et le *vent chaud* du Tyrol sont des vents de « revolin » qui soufflent souvent avec une grande violence notamment au printemps et en automne.

COMPOSITION DU SOL

La structure de la surface terrestre présente de l'importance au regard de tous les facteurs climatiques comme nous l'avons fait pressentir en énumérant les éléments climatiques individuels. Quelques points particuliers y relatifs seront encore traités à propos des climats d'altitude ; il nous suffira ici de donner les quelques indications suivantes.

L'échauffement du sol sous l'influence du rayonnement solaire peut être très grand. Mais il est modifié par la nature de la couche superficielle et par son humidité. Ainsi, par exemple, les terrains sablonneux et les rochers s'échauffent plus vite que les terrains argileux. Un sol humide devient moins chaud qu'un sol sec, parce que l'eau présente une chaleur spécifique très élevée.

L'eau est très diversement absorbée par le sol, selon la nature de la couche superficielle. Les sols sablonneux et siliceux laissent filtrer l'eau très facilement, tandis que la terre glaise, l'argile et les terrains marécageux n'absorbent que très peu d'eau, toutes conditions de grande importance pour les effets de la pluie dans une station climatique. Nous avons déjà parlé de l'influence de la *neige*.

Un *sol humide* n'est jamais favorable à la santé. Chacun sait ce que les rhumatisants, les goutteux et bien d'autres malades ont à souffrir de l'humidité. Mais le sol est surtout nuisible là où l'eau souterraine atteint un niveau élevé, comme dans les fonds marécageux et dans les terrains tourbeux et paludiques, qui ne dessèchent jamais d'ailleurs entièrement. Ces régions sont des nids de mousti-

ques et de cousins, porteurs, comme on le sait, des germes de la
malaria et de la fièvre jaune, et il faut éviter avec soin d'y fonder
une station balnéaire. Par la méthode d'*assèchement* (drainage) du
sol on peut, il est vrai, améliorer artificiellement la constitution du
sol, et rendre de signalés services au point de vue de l'hygiène.
Ainsi on a réussi, dans certains districts d'Angleterre, où la malaria
était endémique, à enrayer celle-ci totalement par le drainage du
sol.

La *diversité de la végétation* présente également une grande importance climatologique et influe sur la température et l'humidité
de l'air. Lorsque le sol est couvert d'herbe, de trèfle ou d'autres
plantes basses formant une couche dense, il ne peut s'échauffer au
même degré qu'un sol sablonneux ou rocheux, parce que la végétation affaiblit l'action des rayons solaires et que l'évaporation continue rafraîchit les couches d'air inférieures. Les prés et les surfaces
herbeuses rendent par conséquent l'air plus frais et plus humide.
Nous avons déjà parlé de la formation de brouillards au-dessus des
prairies et des terrains marécageux.

La *forêt* a une importance climatothérapique capitale. Sous forêt
nous avons toujours la sensation d'une plus grande fraîcheur de
l'air; cela ne paraît pas cependant conforme à la réalité; la sensation de fraîcheur provient vraisemblablement de ce fait que la radiation solaire n'est pas aussi intense qu'en rase campagne. La température de l'air forestier présente en conséquence une plus grande
uniformité. Dans la forêt règne toujours un calme atmosphérique
relatif. La forêt peut donc affaiblir la vitesse de tous les vents; cette
protection contre le vent est cause encore d'une moindre production
de poussière. Mais le facteur climatique le plus important ici, c'est
l'humidité de l'air. L'air est toujours plus humide dans la forêt qu'en
rase campagne. D'ailleurs, d'autres facteurs interviennent encore
pour rendre l'air de la forêt salutaire; ce sont, par exemple, les ef-
fluves résineuses et aromatiques des arbres, bien que l'application
pratique à en faire ne soit guère facile.

ÉLECTRICITÉ ATMOSPHÉRIQUE ET RADIOACTIVITÉ DE L'AIR

Nous ne savons que peu de chose touchant le potentiel électrique de l'air dans différents climats, de sorte qu'il ne nous est pas possible de rien affirmer au sujet de l'action physiologique de l'électricité atmosphérique, bien que l'on puisse admettre que ce facteur est loin d'être indifférent pour l'organisme. A. Lœwy et Fr. Müller (9) ont établi que dans la *montagne* la conductibilité électrique de l'air est beaucoup plus élevée que dans la plaine et qu'il y existe une unipolarité négative très forte. Sur le *littoral maritime*, au contraire, la conductibilité électrique n'est que de peu plus forte que dans l'intérieur des terres; mais il y existe également une forte unipolarité négative.

De nouvelles recherches, faites surtout par Elster et Geitel (10), ont montré que l'air est en outre *radioactif*. Ces auteurs ont établi la radioactivité de certaines variétés de terrains. L'écorce terrestre est donc la source d'une émanation radioactive qui se trouve contenue dans l'air en contact avec le sol et passe de là par diffusion dans l'atmosphère. La radioactivité atmosphérique est plus forte au-dessus des terres qu'au-dessus de la mer et augmente avec l'abaissement de la pression atmosphérique. Aux grandes altitudes le contenu de l'air en émanation radioactive est donc bien plus grand qu'en plaine.

CHAPITRE II

Division et caractères des Climats

Il n'est pas possible de donner une classification des climats répondant à toutes les exigences. Plusieurs des anciennes méthodes de division ont l'inconvénient de n'envisager qu'*un seul* facteur climatique. An point de vue climatothérapique, la division qui accorde le plus d'importance à l'action physiologique du climat étant la plus utile, c'est toujours encore la classification proposée il y a des années par Hermann Weber qui répond le mieux au but. Weber admet deux grandes divisions :

1º *Climats des îles, des côtes et climats maritimes ;*
2º *Climats des pays éloignés de la mer.*

En établissant des subdivisions, on tiendra compte, **pour chaque** localité, des conditions de température et d'humidité.

A. CLIMATS DES ILES, DES COTES ET CLIMATS MARITIMES

Le climat maritime et son action physiologique.

Bien que l'*air marin* ne présente pas une *composition* foncièrement particulière, il offre cependant quelques particularités caractéristiques. Il se distingue par la proportion relativement élevée d'ozone qu'il contient et renferme moins d'acide carbonique que l'air de l'intérieur des terres; en revanche, son état hygrométrique est plus élevé en raison de l'évaporation persistante de l'eau de la mer.

La question de savoir si l'air marin renferme du *sel* (NaCl) a donné lieu jadis à de nombreuses discussions ; d'après les recherches les plus récentes, tel n'est pas le cas d'ordinaire. Ce n'est que par les fortes marées et les vents violents que des gouttelettes isolées d'eau sont entraînées par le vent ; mais comme ces dernières ne sont jamais transportées au loin et tombent graduellement sur le sol, cette imprégnation de l'air des côtes par du sel marin ne semble présenter aucune importance. Il en est de même de la présence, jadis admise par beaucoup, de l'iode et du brome dans l'air marin. L'*iode* n'a même pas été trouvé dans l'eau de mer elle-même ; on ne le rencontre que dans les cendres des algues marines ; il ne peut donc guère exister dans l'air. Le *brome* est contenu, il est vrai, à l'état de bromure de sodium et de bromure de magnésium dans l'eau de mer, dans une proportion d'environ 0 gr. 32 par litre ; occasionnellement il peut donc parvenir dans l'air au même titre que le sel marin. Mais comme ce fait ne se présente que rarement et d'un façon passagère, on ne sera guère tenté de lui attribuer une importance thérapeutique.

Les grands avantages offerts par l'air marin découlent de sa *pureté*, attendu que cet air est dépourvu de toute poussière et de toute souillure. Néanmoins ce serait exagérer que d'appliquer ce fait à toutes les stations de bains de mer. Dans les localités visitées par des milliers de personnes, la seule accumulation de tant d'individus détermine déjà une souillure de l'atmosphère, de sorte que l'air marin ne peut y être trouvé que sur le bord immédiat de la mer et en pleine mer. Même l'air du littoral immédiat peut se trouver souillé par la décomposition des plantes (algues) et des animaux (coquillages et méduses) rejetés par la mer et par la pratique fâcheuse qui règne en certains lieux de laisser étalés sur le bord même les poissons morts.

L'air marin renferme d'autant moins de *germes* qu'on se trouve plus loin de la terre ferme et en particulier du pays situé dans la direction d'où soufflent les vents dominants. L'air pris au milieu des océans est totalement privé de germes.

La *température de l'air* des côtes et des îles est essentiellement influencée par la mer. Comme les rayons calorifiques pénètrent bien plus profondément dans la mer (20 à 30 mètres) que dans la terre (tout au plus jusqu'à 1 mètre), la mer absorbe, sous l'action des radiations solaires, plus de chaleur que la terre. Il en résulte aussi que la mer ne s'échauffe de beaucoup pas aussi vite que la terre ferme, surtout parce qu'à la surface il se produit constamment une évaporation notable. En été la température sur mer est donc toujours plus fraîche que sur terre à latitude égale ; mais en hiver c'est nécessairement l'inverse, parce que l'eau de mer est plus profondément chaude et se refroidit en conséquence plus lentement que la terre ferme.

Les *conditions thermiques* près de la mer sont donc plus *uniformes* que sur le continent et les différences saisonnières sont moindres. L'été est plus frais sur les côtes et dans les îles, l'hiver plus chaud, et le passage d'une saison à une autre plus graduel que sur la terre ferme. De même, les oscillations hygrométriques sont moins marquées. Les *courants aériens* sont toujours plus accentués et plus réguliers près de la mer que dans l'intérieur des terres, vu qu'il n'existe point d'obstacle au vent. La direction dominante des vents est de la plus grande importance. En effet, le climat maritime nettement accentué et pur ne se rencontre que là où le vent souffle toujours de la mer et non de la terre. Au sens strict cela n'existe que pour les petites îles, assez éloignées de la côte, à environ 50 kilomètres de celle-ci, comme la *Corse*, *Madère* et *Helgoland*. Les stations insulaires de la mer du Nord reçoivent jusqu'à un certain point le vent maritime pur, tandis que la plupart des bains de mer reçoivent le vent tantôt de la mer, tantôt du continent, et c'est pourquoi l'on désigne leur climat comme *climat de côtes*. Selon que les vents dominants soufflent davantage de la mer ou de la terre ferme, le climat se rapproche du climat maritime pur ou du climat continental.

L'*éclairement* est également plus intense près de la mer, mais il dépend aussi de la nature du littoral, vu qu'une côte de sable blanc et uni réfléchit plus de lumière qu'une côte de coloration foncée, couverte de végétation.

Effets physiologiques du climat maritime

Il n'est guère facile de distinguer les effets de l'air marin de ceux des bains de mer, et dans certains cas il n'est presque pas possible de savoir si les résultats obtenus sont dus plutôt à l'air qu'aux bains. Mais ce qui est certain, c'est que l'air marin a une grande part, sinon toujours la plus grande part aux résultats produits par un séjour au bord de la mer. La grande pureté de l'air marin, l'absence de poussières, les faibles oscillations de la température, sont évidemment des facteurs thérapeutiques de première importance; de plus les courants aériens énergiques ont également une grande influence. L'air marin par lui-même agit déjà, selon l'expression si juste de Hermann Weber, comme une sorte de bain, et pour la peau et pour les poumons, vu que grâce au mouvement de l'air marin la déperdition de la chaleur corporelle par la surface cutanée et par les poumons se trouve accrue. On peut donc à juste titre considérer une *cure maritime* comme une sorte de *traitement par l'exercice*, puisque les fonctions des vaisseaux cutanés, des muscles superficiels et des nerfs se trouvent fortifiées et s'habituent à des excitations plus énergiques. La muqueuse respiratoire bénéficie sans doute d'un processus d'invigoration analogue, puisqu'en dernière analyse c'est toujours le facteur « exercice » qui joue le rôle principal. C'est ce qui explique qu'un séjour prolongé à la mer produit une certaine préservation contre les refroidissements. Le système nerveux est certainement aussi stimulé par l'action excitante du froid sur la peau, de sorte que les personnes intellectuellement surmenées ou atteintes de dépression psychique retrouvent, après un séjour à la mer, leur plaisir à travailler et leur énergie.

Le très grand bénéfice tiré d'une dépense accrue de calorique consiste dans l'*augmentation des processus thermogéniques* de l'organisme, et avant tout du métabolisme musculaire. Les contractions musculaires déterminées par voie réflexe augmentent l'énergie musculaire et les échanges gazeux respiratoires.

Il est certain que les recherches concernant l'action du climat maritime sur le métabolisme ne résistent pas toutes à une critique sévère; telles sont surtout les assertions relatives à l'augmentation de l'urée, de l'acide sulfurique et des chlorures et à la diminution des phosphates et de l'acide urique dans l'urine; néanmoins on peut conclure à un accroissement du métabolisme dans l'organisme ne fût-ce que par l'amaigrissement souvent observé malgré le plus grand appétit. Cet amaigrissement ne persiste pas d'ailleurs et le plus souvent le poids regagne ce qu'il avait perdu et même le dépasse. Tout récemment A. Lœwy et Franz Müller (11) ont fait des expériences sur l'échange gazeux total au moyen de l'appareil respiratoire de Zuntz sur les mêmes personnes d'abord à Berlin, puis après leur arrivée à Westerland; et ils ont constaté que, même en excluant l'action excitante directe du climat maritime (froid, vent). par le repos absolu au lit, il se produisait dès à partir du deuxième jour un accroissement notable de l'oxygénation et de la formation d'acide carbonique. Le mécanisme exact de cette action n'est pas encore bien élucidé.

Les susdits effets du climat maritime ne sont naturellement pas identiques à eux-mêmes sur toutes les côtes et dans toutes les îles, vu les différences qui peuvent se présenter quant à la température, l'humidité et les courants aériens. Tels que nous les avons exposés ici, ils conviennent en toute première ligne au climat maritime frais, moyennement humide, qui règne dans les îles allemandes de la mer du Nord.

Il est donc indispensable de traiter des particularités caractéristiques qu'offrent les différents climats maritimes dans leur action sur l'homme, et nous suivrons ici la division établie par Hermann Weber.

I. Climats humides des îles et des côtes

En raison des grandes différences de température que présentent ces climats, Weber les divise en chauds et frais.

Le climat humide et chaud des îles et des côtes est caractérisé par une humidité relative assez grande, une température moyenne d'hiver élevée, de très faibles oscillations quotidiennes de la température, et présente un *caractère nettement sédatif* et pour quelques-uns même accablant. Son action thérapeutique s'adresse en première ligne aux organes respiratoires, en calmant l'irritation de la toux. En revanche, on observe parfois un manque d'appétit et une tendance à la diarrhée.

Dans ce groupe rentrent *Madère,* les *îles Canaries*, les *Açores*, puis — sans qu'on les ait envisagées jusqu'à présent comme stations climatiques — Ceylan, les îles Sandwich, les Bermudes, les îles Virginie, Cuba, la Jamaïque, la Floride, les îles de la Société et les îles Fidji.

Le climat côtier et insulaire frais et humide comprend des stations des côtes ouest et nord-ouest d'Europe, puis les *Hébrides*, les îles *Orkney* et *Shetland* situées au nord-ouest et au nord-est de l'Ecosse, la *Côte occidentale de Norvège*, l'île suédoise *Marstrand* — toutes localités placées sous l'influence du gulf-stream, de sorte que les courants aériens venant du large, plus ou en moins saturés d'humidité et chauds, laissent tomber une partie de leur humidité sous forme de pluie.

Ce climat est caractérisé par des différences peu accentuées de la température eu égard aux saisons et aux alternances de jour et de nuit, mais est peu ensoleillé, avec un ciel presque toujours couvert. Il produit également des *effets sédatifs* en particulier pour les muqueuses respiratoires. Cependant chez beaucoup il détermine une sensation d'accablemeut et assez souvent même une dépression accentuée.

II. Climats moyennement humides des îles et des côtes

a. CLIMATS MARITIMES MOYENNEMENT HUMIDES ET RELATIVEMENT CHAUDS

Les localités rentrant dans ce groupe sont diversement situées, soit dans des îles, soit sur des côtes et présentent par conséquent d'assez grandes différences de caractères climatiques. Les *stations méditerranéennes* qui en font partie — c'est-à-dire la *Riviera di Levante* — présentent une température plus élevée que ne comporte leur latitude, des oscillations thermiques peu prononcées et un été presque dépourvu de pluie, avec un automne généralement très pluvieux. L'humidité relative n'est somme toute que peu considérable, mais soumise à de fréquentes oscillations. On observe des conditions climatiques tout à fait analogues à Venise et aux stations côtières du Quarnero : *Abbazia, Lovrana, île Lussin.*

Le climat des stations situées plus au sud et à l'ouest, sur les côtes, se rapproche déjà en partie du climat côtier chaud et humide. Tels sont *Mogador* et *Tanger, Alger, Gibraltar, Ajaccio, Palerme, Corfou, Zante, Biarritz* et *Arcajon, Vigo, Saint-Sébastien.*

L'influence du climat moyennement humide et chaud sur l'homme varie suivant le degré hygrométrique de l'atmosphère. Les stations humides et chaudes, telles que celles énumérées en dernier lieu, exercent aussi bien au printemps et en automne qu'en hiver une action sédative sur les muqueuses des voies respiratoires, tandis que le climat côtier du Quarnero n'est sédatif qu'au printemps et en automne, et au contraire irritant et desséchant pour les muqueuses en hiver.

b. CLIMATS MARITIMES MOYENNEMENT HUMIDES ET RELATIVEMENT FRAIS

Parmi les localités rentrant dans ce groupe, les *côtes d'Angleterre et d'Irlande* occupent une place éminemment spéciale, déterminée par les conditions climatiques particulières propres aux Iles Britanniques. Il sera traité spécialement de leur climat à l'occasion de la description des stations côtières anglaises.

Dans ce même groupe rentrent en outre les bains de mer de la *côte nord et nord-ouest de France,* du *littoral belge et hollandais,* des *stations allemandes de la mer du Nord et de la Baltique.* Comme nous l'avons déjà fait ressortir, ce sont les bains de mer allemands de la mer du Nord qui présentent de la manière la plus prononcée les caractères excitants, stimulants de l'air marin pur.

III. Climats maritimes et côtiers secs

Au climat maritime « sec » n'appartiennent guère que des localités chaudes — les climats maritimes secs et froids ne présentant aucune utilité au point de vue thérapeutique. — Parmi ces localités chaudes se rangent avant tout les stations de la *Riviera occidentale* et celles qui avoisinent *Naples* et *Salerne*, puis quelques localités de la côte méditerranéenne d'Espagne *(Barcelone, Valence, Alicante), Malaga* et *Malte*. Le climat se distingue par une température hivernale élevée, par un ciel clair et beaucoup de soleil, et possède en conséquence un caractère vivifiant et égayant. Les grandes différences de température en passant de l'ombre au soleil sont nuisibles ainsi que le brusque abaissement de température au soleil couchant, la poussière et les vents parfois violents. Le climat maritime sec a une *action tonifiante et excitante* et est indiqué, par conséquent, chez les anémiques, puis dans les catarrhes bronchiques avec sécrétion abondante et dans certaines formes de phtisie. Il est plutôt défavorable aux personnes à système nerveux irritable. Il est de même contre-indiqué dans les catarrhes secs du larynx et des bronches et dans les cas de phtisie floride.

B. CLIMATS DES PAYS PLATS ET ÉLOIGNÉS DE LA MER

Les principales différences entre le climat maritime et le climat continental portent sur les *oscillations thermiques* qui, dans les pays éloignés de la mer, sont beaucoup plus accentuées qu'au bord de la mer et sur *l'humidité atmosphérique* qui, sur la terre ferme, est généralement moindre que près de la mer.

Les grandes différences que présente le climat continental selon les régions observées sont déterminées par des facteurs multiples; mais aucun n'a une plus grande importance et n'est plus caractéristique pour le climat que la hauteur au-dessus du niveau de la mer. Il est donc parfaitement légitime d'accorder au climat d'altitude une place à part et par suite de diviser les climats continentaux en deux groupes principaux, les climats d'altitude et les climats de plaine.

I. Climat d'altitude ou de montagne. Ses effets physiologiques

Le rôle principal dans les différences que présente le climat avec la hauteur croissante au-dessus du niveau de la mer, revient à la *latitude géographique*. Aux basses latitudes, le climat ne prend le caractère de climat d'altitude que dans des régions bien plus élevées que dans la zone tempérée; ainsi on ne trouve ce climat, dans l'Himalaya ou dans les Andes péruviennes, qu'au-dessus 2000 mètres, tandis que sous nos latitudes il existe déjà, nettement accentué, à une hauteur de 1000 mètres et à de plus hautes latitudes, en Norvège, par exemple, dès 600 mètres. Dans la zone tempérée on parle déjà de climat d'altitude pour des hauteurs de 700 mètres et au-dessus, tandis que des hauteurs de 300 à 700 mètres sont rangées dans le climat de montagne ou préalpin. Le climat d'altitude est lui-même subdivisé en une *région subalpine* (700-1000 mètres), une *région alpine* (1000-1900 mètres) et une *région hyperalpine* (1900 mètres et au-dessus).

Dans les modifications que subit le climat avec l'altitude croissante au-dessus du niveau de la mer, à peu près tous les facteurs climatiques entrent en jeu.

Pression atmosphérique. — Nous avons dit dans le chapitre I que la pression diminue progressivement avec la hauteur et qu'en même temps la proportion d'oxygène atmosphérique s'abaisse, enfin que cet abaissement dépend dans une certaine mesure de la température. Ajoutons ici que la pression atmosphérique varie entre $0°$ et $25°$ de $0^{mm},32$ pour $1°$ à 1000 mètres d'altitude, de $0^{mm},56$ à 2000 mètres d'altitude, de $0^{mm},76$ à 3000 mètres, de $0^{mm},91$ à 4000 mètres. D'après un tableau de Hann (1), la pression atmophérique est donc à :

1000 mètres à $0°$ de 671^{mm}; à $10°$ de 675^{mm}; à $25°$ de 679^{mm}
2000 mètres à $0°$ de 590^{mm}; à $10°$ de 596^{mm}; à $25°$ de 604^{mm}
3000 mètres à $0°$ de 517^{mm}; à $10°$ de 525^{mm}; à $25°$ de 536^{mm}
4000 mètres à $0°$ de 452^{mm}; à $10°$ de 461^{mm}; à $25°$ de 475^{mm}

La pression diminuant, l'air devient plus pauvre en oxygène; pour le reste, l'atmosphère de la haute montagne ne présente pas de changement dans sa composition.

Récemment cependant, comme nous l'avons dit, on a reconnu à l'air des propriétés *radioactives*, et Saake (12) a, par des mensurations électriques de l'atmosphère, faites dans la haute vallée d'Arosa, établi que l'air de la haute montagne renferme 3 à 5 fois plus d'émanation radioactive que l'air de la plaine. Les éléments nous manquent encore totalement pour juger si l'efficacité thérapeutique du climat d'altitude est de quelque manière en rapport avec la radioactivité.

Température de l'air. — La température diminue avec l'altitude, parce que, en raison de la faible teneur en vapeur d'eau de l'atmosphère et de la raréfaction de l'air, l'absorption des rayons calorifiques par l'air se trouve amoindrie. Mais cette diminution de la température n'est pas uniforme et varie en outre suivant les saisons. En général les localités élevées sont en hiver relativement plus chaudes qu'en été, et il est de règle que sur les hauts plateaux la température estivale est plus élevée que sur les pentes et les sommets des montagnes ; en revanche, dans les hautes vallées le froid hivernal est plus intense que sur la montagne. Les oscillations annuelles et quotidiennes de la température sont de moindre amplitude dans les localités élevées que dans les bas pays, de sorte que sous ce rapport le climat d'altitude se rapproche du climat côtier. Sans doute ces oscillations sont essentiellement influencées par les conditions locales. La présence de vastes étendues d'eau, la protection contre le vent et d'autres facteurs locaux jouent ici un grand rôle. En général les hautes vallées sont soumises à des variations plus marquées que les montagnes.

Intensité des radiations solaires. — Pour les mêmes raisons qui déterminent une diminution de la caloricité dans les montagnes — en rapport surtout avec la raréfaction de l'air et son moindre degré d'humidité — l'intensité des radiations solaires augmente avec l'altitude, de sorte qu'il y a une grande différence entre la température au soleil et celle à l'ombre. Si d'une part il faut considérer l'intensité de ces radiations comme un facteur très avantageux, en ce qu'elle rend possible un séjour prolongé à l'air libre, abstraction faite de la température atmosphérique, la différence de température en passant du soleil à l'ombre force à prendre des précautions, sous peine d'être vite pris d'un refroidissement.

Humidité atmosphérique. — *L'humidité absolue* de l'air diminue plus vite encore que la pression atmosphérique avec l'altitude, à tel point que par exemple à une altitude de 2000 mètres, la quantité de vapeur d'eau n'est plus que la moitié de ce qu'elle est au niveau de la mer, tandis que la pression atmosphérique ne s'est pas encore abaissée d'un quart (Hann, 1). L'*humidité relative* de l'atmosphère varie très rapidement dans la haute montagne, de sorte que la saturation plus ou moins complète et une grande sécheresse alternent rapidement. Ces conditions dépendent surtout des vents dominants, en ce que des courants descendants déterminent de la sécheresse, des courants ascendants de l'humidité prise dans les fonds. En été, l'humidité relative est plus grande qu'en hiver. Contrairement au régime qui règne dans la plaine basse, on observe dans la haute montagne un hiver plutôt sec et un été plutôt humide. C'est surtout cette sécheresse de l'air en hiver qui, en favorisant l'intensité du rayonnement solaire, confère aux stations d'altitude leur valeur climatologique comme stations hivernales.

Pluies. — Pour ce qui est des pluies en montagne, leur abondance s'accroît jusqu'à une certaine altitude et diminue de nouveau au-dessus de cette zone. La limite de ces deux zones est plus basse en hiver qu'en été et dépend du reste de circonstances locales, et surtout de la constitution de la surface du sol. Un terrain humide occupé par des végétaux dégage plus de vapeur d'eau, perd moins de chaleur par rayonnement et parfois augmente la tension de la vapeur atmosphérique. La condensation en eau, c'est-à-dire la pluie, se fait déjà là, à une plus faible hauteur que dans des régions à sol rocheux, séchant rapidement, cédant moins de vapeur d'eau à l'atmosphère et par conséquent, contribuant à diminuer son humidité relative, grâce à ce que ce sol réchauffe davantage l'air par rayonnement.

Quant à la *distribution des pluies*, l'orientation des montagnes relativement à la direction des vents de pluie est de première importance. Ainsi, si les montagnes ne sont pas orientées suivant cette direction, mais sont orientées transversalement par rappport à elle, les pluies seront plus abondantes du côté de la face opposée au vent, parce que la vapeur d'eau de l'air humide ascendant se condense, tandis que de l'autre côté des montagnes la quantité de pluie est moindre.

La soi-disant *limite des neiges*, au-dessus de laquelle la neige ne fond jamais en été, — la *neige éternelle* — dépend aussi en grande partie de circonstances locales ; elle varie selon la conformation des montagnes, d'après la possibilité d'un rayonnement solaire intense, d'après l'orientation vis-à-vis des vents, etc., et s'abaisse plus sur les pentes septentrionales que sur les pentes méridionales, parce que ces dernières sont plus fortement exposées à l'action solaire. Dans les Alpes, la limite des neiges se trouve à 2.700 mètres sur les flancs nord, à 2.800 mètres sur les flancs sud.

Vents de montagnes. — Les montagnes ne sont pas seulement exposées aux courants aériens généraux, mais aussi à des courants locaux, dont les plus importants sont les *vents quotidiens périodiques de jour et de nuit*, qui se font sentir avec le plus de force dans les vallées. Dans certaines localités ces vents ont reçu des noms particuliers. Ainsi, sur les bords du lac de Garde, le vent de jour qui s'élève de la vallée vers la montagne est appelé *ora*, le vent nocturne qui descend vers la vallée *passano*. Près du lac de Côme, le vent de jour est désigné sous le nom de *La Breva*, le vent de nuit sous celui de *Tivano*. Voici la signification de ces vents de jour et de nuit au point de vue climatologique : Le vent de jour ascendant, qui entraîne la vapeur d'eau des couches basses de l'atmosphère, augmente l'humidité des couches supérieures et détermine la formation des nuages et des chutes de pluie, tandis que l'atmosphère de la vallée reste sèche. Le vent de nuit descendant fait redescendre les couches d'air chargées de vapeur d'eau, de sorte que c'est l'air des hauteurs qui reste sec et celui de la vallée qui devient le siège d'une condensation sous forme de brouillard.

En outre de ces vents de jour et de nuit périodiques, les *vents* dits de *révolin* ont surtout une grande importance climatique. Parmi ceux-ci, le *fœhn* est un vent chaud, sec, violent, qui descend de la montagne, soufflant surtout avec force dans les vallées orientées du sud-ouest au nord-ouest ou du sud au nord, moins dans celles dirigées du sud-est au nord-est et très rarement dans celles qui

courent de l'ouest à l'est. Le föhn souffle de préférence en automne
et en hiver. La *vallée de l'Ill* (Vorarlberg), les vallées supérieures du
Rhin, la vallée de la Reuss et la vallée inférieure du Rhône y sont
le plus exposées. Il se déchaîne parfois avec la violence d'un ouragan
dans les vallées du nord des Alpes, et souffle avec moins d'intensité
sur les lacs de la Haute-Italie. Au point de vue climatologique, le
föhn contribue assez puissamment à l'accroissement de la température ; mais ses effets sur l'homme sont défavorable, en ce qu'il
détermine une forte évaporation d'eau et un grand abattement.

Les montagnes qui d'un côté déterminent des courants aériens
nés sur place, constituent d'autre part une barrière puissante contre
la pénétration des vents dans les vallées qu'elles encerclent. Arrê-
tant en particulier les vents froids, elles ont une influence décisive
sur le climat dans bien des régions. Ainsi en ce qui concerne, par
exemple, l'action des Alpes au point de vue climatologique, il suffit
de constater que les régions de l'Italie qui ne sont plus protégées
par elles et cela jusque vers Naples, possèdent un climat plus froid
que des localités plus septentrionales, telles que la Riviera qui, par
sa situation au pied des Alpes, est garantie des vents froids.

Pureté de l'air. — Après ce qui a été dit plus haut, il est inutile
d'insister sur l'influence heureuse du manque de poussières, de
suies, de fumées pour le climat des hautes montagnes. La proportion plus grande d'ozone, contenu dans l'air des montagnes,
plaide également en faveur de sa pureté. Il y a lieu surtout de
remarquer la diminution des microorganismes avec les altitudes
croissantes. A 2000 mètres l'atmosphère est presque entièrement
privée de germes.

D'après des recherches récentes, *l'électricité atmosphérique* est
également accrue aux altitudes (p. 20). Nous ne savons pas, il est
vrai, si ce fait a quelque importance physiologique.

EFFETS PHYSIOLOGIQUES DU CLIMAT D'ALTITUDE

Les idées qu'on se faisait jadis des effets du climat d'altitude
ont été reconnues inexactes d'après des recherches plus récentes.

Ainsi on a constaté très souvent entre autres, que la sécheresse et la grande pureté de l'air, la forte insolation jouent au point de vue physiologique et aussi thérapeutique un aussi grand rôle que la raréfaction. Certes, nous ne sommes pas encore à même, aujourd'hui, d'élucider tous les effets du climat d'altitude, pas plus que d'aucun climat en général, en les rapportant à des facteurs nettement déterminés. Récemment les effets physiologiques du climat d'altitude ont fait l'objet de travaux particulièrement approfondis, entrepris par Zuntz, A. Lœwy et leurs élèves. Ces physiologistes se sont livrés à des recherches très pénibles dans la haute montagne; comme témoignage des résultats obtenus, nous signalerons le grand ouvrage publié par Zuntz, Lœwy, Müller et Caspari (13). C'est à cet ouvrage et aux chapitres que Lœwy (14) a consacrés à ce sujet dans *Handbuch für physikalische Therapie* que sont empruntées les considérations suivantes.

Action sur la respiration. — Dans le climat d'altitude, le nombre des respirations se trouve d'abord augmenté chez la plupart des personnes. Cet *accroissement de la fréquence respiratoire,* qui est différent selon les individus, et à l'état de repos corporel ne comporte que 3 à 5, rarement 10 à 12 mouvements respiratoires par minute, est tout passager. Par un séjour prolongé sur la montagne, la fréquence respiratoire revient à la normale, comme l'ont constaté Hermann Weber sur un grand nombre de personnes et d'autre part A. et J. Lœwy et L. Zuntz (15).

Avec la fréquence respiratoire augmente aussi *l'amplitude de la respiration,* c'est-à-dire le volume d'air inspiré chaque minute, et ce facteur varie également suivant les individus. Cet accroissement ne saurait dépendre uniquement de la raréfaction atmosphérique, vu que dans la haute montagne il est plus grand, comme l'ont montré J. Lœwy et Zuntz (15), que dans le cabinet pneumatique où l'on a raréfié l'air au même degré.

La *profondeur de la respiration* diminue en général dans l'ascension en hauteur, mais redevient normale peu à peu, dès que la fréquence respiratoire d'abord accrue s'atténue; par de longs séjours aux altitudes la respiration peut même devenir plus profonde que dans la plaine.

De même que la *profondeur respiratoire, la capacité vitale* diminue. Mais cette diminution n'est que de courte durée, de 2 à 3 jours d'après les essais de Lœwy. Il se produit alors graduellement une augmentation de la capacité vitale susceptible de dépasser de beaucoup ce qu'elle est en plaine. Il est probable que c'est avec cette capacité qu'est en rapport le *développement thoracique* qu'on observe fréquemment chez les personnes malades ou bien portantes après un séjour dans la haute montagne.

H. Weber a pu établir dans 14 cas, concernant des personnes à thorax délicat, non encore atteintes d'une affection pulmonaire, qu'après un séjour de 3 à 12 mois dans des régions élevées, le thorax s'était élargi de 1 à 2 1/2 centimètres. Pas plus que la capacité vitale, ce développement thoracique ne peut être rapporté à la raréfaction de l'air ; il est plus probable que l'une et l'autre, comme l'admet Lœwy, sont le résultat du grand travail d'ascension dans la montagne.

Les susdites modifications de la mécanique respiratoire sont liées à une activité plus grande des *muscles respiratoires,* qui par cela même se trouvent *fortifiés.* Les mouvements du poumon étant plus étendus, il reçoit plus de sang, et en raison de cette congestion physiologique il acquiert une force de résistance plus grande et les processus catarrhaux sont susceptibles d'être améliorés. Grâce aux travaux de Bier, concernant les effets de l'*hyperémie veineuse,* ces considérations offrent une base expérimentale.

Action sur le métabolisme. — De même que le mécanisme de la respiration, le *chimisme de la respiration et de tout le métabolisme* est modifié chez presque toutes les personnes dans le climat d'altitude. Zuntz, Lœwy et leurs collaborateurs (13) ont établi par des recherches exactes ce qu'admettaient avant eux d'autres auteurs sans le prouver, notamment ce fait que *le climat d'altitude modifie le métabolisme général même dans le repos corporel complet,* l'absorption d'oxygène et la formation d'acide carbonique se trouvant accrues, et qu'à égalité de travail musculaire l'absorption d'oxygène est plus considérable sur la haute montagne qu'en plaine. Cette action du climat d'altitude ne se produit cependant qu'au début du séjour dans la montagne, avant qu'il ne se soit produit un acclimatement. Une fois celui-ci produit, cette action ne se fait plus sentir ; elle persiste cependant plus longtemps que l'action exercée sur la mécanique respiratoire. Dans les essais faits sur eux-mêmes par A. et J. Lœwy (14), par exemple, le métabolisme restait encore accru au bout de 15 jours, et dans ceux de Zuntz et Durig (16), effectués sur le sommet du mont Rose, au bout de 3 semaines. C'est précisément cette *persistance de l'accroissement du métabolisme* dans la haute montagne qui est d'une si haute valeur thérapeutique. Quant aux agents climatiques en action ici, ils sont encore mal déterminés. Outre les stimulants physiques, la raréfaction joue certainement un rôle. Cette vue ne saurait être infirmée par ce fait qu'à raréfaction égale dans la montagne et dans le cabinet pneumatique, les effets exercés sur le métabolisme sont différents. Car il est certain que c'est la durée du séjour qui constitue ici la condition essentielle ; pour les expériences dans le cabinet pneumatique, c'est une question d'heures, pour les essais d'altitude, une question de jours et de semaines.

Action des pressions très basses. — L'action de la raréfaction se fait sentir d'une manière très prononcée dès que l'on aborde des régions trop élevées pour leur utilisation thérapeutique. Avec l'altitude croissante et la diminution corrélative de la pression atmosphérique, la proportion d'oxygène de l'air devient finalement si faible qu'il en résulte des troubles généraux (dépression, lassitude, céphalalgie), susceptibles de dégénérer en un état grave (impossibilité de se mouvoir, dyspnée intense), et qu'on réunit sous la dénomination de *mal des montagnes*. C'est toujours, comme le fait ressortir A. Lœwy, à l'encontre surtout de Mosso (17), le *défaut d'oxygène* qui cause le mal des montagnes. Il n'est pas exclu d'ailleurs que l'augmentation d'émanation radioactive dans l'air, corrélative avec la diminution de pression, contribue à la production du mal de montagne (Saake, 12) (1).

---

(1) Haldane et Priestley (25) sont d'avis que le mal des montagnes est moins accentué lorsque l'air renferme une proportion relativement grande de CO_2.

Sous l'influence du manque d'oxygène, le métabolisme présente mainte anomalie importante. L'absorption d'oxygène est en déficit comparativement à la production d'acide carbonique, d'où résulte une augmentation du quotient respiratoire. Il est probable que des expériences plus exactes faites sur le métabolisme intermédiaire, sous l'influence de la décompression atmosphérique du climat d'altitude, donneront des résultats analogues à ceux obtenus par les expériences portant sur l'action d'un apport insuffisant d'oxygène : dans ces dernières on a observé, outre une excrétion accrue d'azote (A. Fränkel et S. Levy, 18), l'excrétion par l'urine de produits d'oxydation incomplète, de glycose et d'acide lactique (Hoppe-Seyler, Araki, 19) et d'acide glycuronique (P. Mayer, 19). Déjà ce genre d'expériences a reçu un commencement d'exécution; A. Lœwy (20) a fait ressortir cette intéressante constatation que, pendant le séjour à de grandes altitudes, une quantité accrue d'acides aminés apparaissent dans l'urine, acides qui ne sont autre chose que des produits de la désagrégation de l'albumine et dont l'excrétion est donc le signe d'une destruction anormale des substances protéiques.

Le facteur individuel joue un grand rôle dans l'apparition des troubles. Il y a des personnes qui en présentent dès 3000 mètres d'altitude, d'autres n'éprouvent pas encore de malaise au-dessus de 4000 mètres. Les recherches de Lœwy (14) ont permis de déterminer exactement les raisons de ces faits.

Lorsque, dit Lœwy, le processus d'oxydation est faible et qu'en même temps l'afflux d'oxygène est notable, c'est que la quantité d'oxygène contenu dans les alvéoles pulmonaires, et dont dépend la saturation du sang par l'oxygène, est considérable. Le besoin d'oxygène différent selon les individus n'influe donc, comme l'a montré Lœwy, que peu sur la tension de l'oxygène dans les alvéoles ; celle-ci dépend surtout de l'abondance de l'afflux d'oxygène, et cette abondance est réglée par la mécanique respiratoire. Si la respiration est profonde (avec inhalation de 500 à 700 cmc. d'air à chaque mouvement respiratoire), la tension de l'oxygène dans les alvéoles est plus élevée que pour une respiration superficielle (250 à 350 cmc. d'air). Comme les individus, dont les alvéoles pulmonaires renferment beaucoup d'oxygène, ont un avantage sur ceux chez lesquels la tension intra-alvéolaire est moindre, au point de vue de l'utilisation de l'oxygène par l'organisme, on conçoit que les personnes qui respirent profondément sont moins prédisposées au mal des montagnes que celles dont la respiration est superficielle. Aussi Lœwy constata-t-il que les personnes en expérience, qui supportaient sans trouble le séjour à une altitude de 3000 à 4000 mètres, respiraient suivant un mode lent et profond. De plus, comme la quantité d'oxygène absorbée par le sang est aussi conditionnée par la proportion d'hémoglobine contenue dans le sang, et est d'autant plus considérable que la proportion d'hémoglobine est plus grande, on conçoit aisément que la prédisposition au mal des montagnes est plus marquée chez les anémiques. Lœwy est donc arrivé à cette conclusion que *les altitudes dépassant 3000 mètres ne conviennent pas aux personnes à respiration superficielle et aux anémiques*. Si ces deux conditions se trouvent associées, les troubles peuvent déjà faire leur apparition au-dessous de 3000 mètres.

Après cette digression sur l'action de la raréfaction de l'air dans les hautes régions, revenons aux effets physiologiques produits par le climat d'altitude ordinaire.

Action sur la circulation. — Avec l'altitude le *pouls s'accélère*, même lors du repos au lit. Cette accélération peut être de 40 pulsations par minute ; elle diffère naturellement suivant les individus. D'ailleurs, ici aussi, l'accoutumance se produit, après 10 à 16 jours, il est vrai, de sorte que graduellement le pouls revient à son rythme normal. Ce n'est qu'à de très grandes altitudes, qui n'entrent plus en considération au point de vue de la thérapeutique, que la fréquence du pouls peut rester élevée après des mois (Mosso, 17). L'exercice musculaire accroît les fréquences du pouls dans la montagne bien plus que dans la plaine. Ainsi A. Lœwy (15) a constaté, sur lui-même, que l'ascension lente en montagne, qui par elle-même ne produirait aucun trouble, déterminait chez lui une accélération du pouls allant jusqu'à 150-176 pulsations par minute, tandis qu'un même travail d'ascension en plaine ne déterminait qu'une fréquence de 110 à 120. D'après les observations de Lœwy, cette énorme accélération du pouls n'a par elle-même aucune

signification pronostique défavorable, et il est d'avis que, pour se
rendre compte de l'énergie de résistance du cœur, il est bien plus
important de déterminer au bout de combien de temps le pouls revient à la normale. C'est ce qui arrive le plus souvent au bout de
20 à 30 minutes. Mais si la fréquence du pouls persiste plus longtemps, pendant des heures par exemple, cela prouve que le cœur
a dû fournir un travail dépassant ses forces. Puis se présentent
aussi des phénomènes subjectifs, palpitations, oppression et malaise
général. Il faut remarquer qu'après un entraînement suffisant aux
altitudes, l'accélération du pouls arrive à ne plus dépasser sa fréquence habituelle en plaine, lors d'un travail musculaire (Zuntz,
Loewy, Müller et Caspari, 13, chap. XII). La *pression sanguine* ne se
trouve pas modifiée aux altitudes visées par la thérapeutique.

Action sur l'hématopoïèse. — De nombreux chercheurs se sont
occupés depuis un quart de siècle de l'influence du climat d'altitude sur l'hématopoïèse. Mais ce n'est que tout récemment que les
recherches ont abouti à des résultats satisfaisants. L'accroissement
du nombre des globules du sang allégué par les premiers chercheurs a été niée par d'autres en ce sens qu'il ne serait pas absolu,
mais plus grand par rapport au sérum que celui des autres éléments
cellulaires.

La question a été surtout éclaircie par les travaux de Zuntz,
Loewy et leurs collaborateurs (13). Dans le passage subit de la plaine
vers les altitudes, on observe tout d'abord les fluctuations du
nombre des globules sanguins, telles qu'elles se produisent dans
tout climat par l'alternance des facteurs climatiques, et il ne s'agit
pas là certainement d'un changement du nombre absolu des cellules, mais d'une modification de la distribution des cellules du
sang dans les divers districts vasculaires, par l'effet de processus
vaso-moteurs.

Comme particulièrement intéressantes signalons les recherches
de Loewy (15) qui a constaté, sur le mont Rosa, des augmentations
et des diminutions de plusieurs millions de globules dans l'espace
de quelques heures, selon les conditions de l'observation (soit après
un séjour prolongé sur les glaciers, soit dans les huttes chauffées,

soit encore selon qu'on opérait dans l'obscurité ou à la lumière). Ces résultats offrent d'ailleurs une grande importance, car les changements dans la distribution de globules sanguins se trouvant déterminés par l'état variable de contraction des muscles lisses de la peau, il en résulte une tonification de ces muscles et un accroissement de la force de résistance contre les influences climatiques.

Indépendamment de ces effets à rapide production, le séjour prolongé dans les hautes montagnes détermine une augmentation progressive réelle des globules rouges. Cet accroissement s'observe dès les premiers jours, atteint peu à peu, dans l'espace de 2 à 3 semaines, son maximum et se continue pendant toute la durée du séjour, pour s'abaisser de nouveau seulement après le retour dans la plaine. Ce phénomène s'observe avec d'autant plus de netteté que les altitudes sont plus considérables, et déjà dans nos montagnes de moyenne altitude l'accroissement se chiffre par un à un million et demi, et plus haut par trois millions. La preuve formelle qu'il s'agit d'une réelle multiplication des globules a été donnée par les observations faites sur des chiens d'une même portée, dont une partie a été maintenue en plaine, une autre partie sur la haute montagne, et chez lesquels on a déterminé la proportion totale d'hémoglobine. Il fut constaté que cette proportion était d'environ 20 % plus élevée chez les animaux des hauteurs que chez ceux de la plaine. La cause de cette surproduction de globules fut trouvée dans une action spéciale du climat d'altitude sur la moelle des os. Chez les animaux retenus en montagne on trouva une moelle jaune et rouge. Chez leurs congénères de la plaine une moelle jaune. *Le climat d'altitude agit donc comme un excitant sur l'activité hématopoiétique de la moelle osseuse.* Des recherches ultérieures montrèrent que le facteur efficace ici consiste dans la raréfaction de l'air, en d'autres termes dans la *pauvreté de l'air en oxygène*. Car Jaquet (21) a pu observer un accroissement presque égal de l'hémoglobine totale chez des lapins qu'il maintenait sous des cloches où l'air était raréfié.

Parmi les autres effets du climat d'altitude, il y aurait à signaler qu'aux moyennes altitudes le *travail musculaire* est plus aisé qu'en plaine, en raison du moindre accroissement de la température du corps, dont le dégagement de calorique est plus facile qu'en plaine, tandis que dans celle-ci le surchauffement du corps provoque plus vite de la fatigue. Cependant cet effet se trouve limité à une certaine altitude, certainement variable selon les individus, et ne dépassant pas une moyenne de 2000 mètres. A une altitude supérieure c'est l'inverse, car, comme l'ont observé Zuntz et Schumburg (22), et plus tard A. et F. Loewy et L. Zuntz (15), l'activité corporelle décroît. Ce qui tient certainement à un défaut d'oxygène, notamment à un défaut *local* d'oxygène dans les muscles qui travaillent.

Le climat d'altitude a aussi une action sur *l'appareil digestif*. En général dans la haute montagne *l'appétit augmente*, grâce à un accroissement du métabolisme, pour redevenir normal au bout de peu de temps chez les individus bien portants. Chez les malades et les débilités cet accroissement de l'appétit paraît persister plus longtemps et contribuer à une amélioration réelle de l'état général de la nutrition. On comprendra facilement que, grâce à l'activité corporelle plus grande liée au séjour dans la montagne, l'activité intestinale se trouve également stimulée et la constipation et les stases dans le territoire de la veine porte favorablement influencées.

Action sur le sommeil. — De moyennes altitudes provoquent en général un sommeil profond et bienfaisant, tandis qu'à des altitudes supérieures le sommeil est presque toujours agité et troublé par des rêves. Chez beaucoup de personnes il peut même se produire des oppressions et de la dyspnée. Certes le facteur individuel joue un grand rôle ici. Les uns dorment encore bien à 3000 mètres d'altitude, d'autres ont le sommeil déjà troublé à 1000 mètres. Sans doute l'habitude joue également un rôle important, et après le trouble du début le sommeil peut graduellement redevenir normal.

Enfin, il nous reste à parler de *l'action* du climat d'altitude *sur la peau et sur les yeux*. En raison de la plus grande sécheresse de l'atmosphère et de la ventilation plus puissante, la peau devient sèche et rude. Mais ce sont surtout les radiations lumineuses intenses qui produisent les effets les plus importants. Il en résulte une pigmentation plus forte et parfois une rougeur érythémateuse de la peau. Chez les personnes sensibles, notamment, il peut se produire, par l'exposition directe aux rayons solaires, par exemple sur les surfaces neigeuses, des altérations intenses, des gonflements de la face avec formation de vésicules et de papules, liés à des troubles graves de l'état général, à de la fièvre, etc. Ce sont en toute première ligne les rayons chimiques violets et ultra-violets qui produisent ces phénomènes. Il est certain que ceux-ci ne se produisent pas lorsqu'on soustrait les téguments nus à l'action des rayons violets par des voiles rouges ou par des fards rouges ou jaunes.

La lumière intense peut aussi irriter les *yeux*. Les *conjonctives* s'injectent et se tuméfient, il se produit du larmoiement et une sensibilité douloureuse des yeux ; il peut même survenir une *hyper-excitation de la rétine*, de sorte qu'il se produit une diminution du pouvoir visuel pouvant aller jusqu'à la cécité complète. C'est surtout lors de la traversée de vastes champs de neige, lorsque les yeux ne sont pas protégés par des verres foncés, que se présente cette variété spéciale de cécité par la neige. Elle est heureusement toujours transitoire.

Indications de l'emploi thérapeutique du climat d'altitude

Des considérations précédentes sur les effets du climat d'altitude découlent les indications de son utilisation thérapeutique. Sans traiter ici des menus détails, remarquons seulement que ce climat a une action favorable dans tous les cas où une *stimulation des divers appareils organiques, une tonification et un accroissement de la force de résistance généraux* sont nécessaires. Mais pour cela il faut que la force de résistance déjà existante suffise pour permettre aux divers organes de supporter un surcroît de travail. Les *indications principales*, sur lesquelles on reviendra à propos de chaque maladie en particulier, se rapportent en conséquence au développement défectueux du thorax, à la faible capacité vitale, donc aux prédispositions à la phtisie, à la faiblesse de l'action cardiaque, aux états anémiques, à la faiblesse générale, au manque d'appétit, à certaines formes de catarrhe des voies respiratoires et de tuberculose, à la constipation occasionnée par l'exercice insuffisant, à la sensibilité spéciale de la peau vis-à-vis des influences atmosphériques, à l'insomnie nerveuse (ici altitude moyenne seulement) et à certains troubles nerveux fonctionnels.

Le climat d'altitude est contre-indiqué chez toutes les personnes très débilitées, atteintes d'un haut degré d'anémie, souffrant de maladies du cœur insuffisamment compensées, chez les artério-sclérotiques, dans les maladies du rein et dans l'emphysème. Les sujets doués d'une irritabilité nerveuse exagérée voient souvent aussi leur état s'aggraver.

II. — Les climats de plaine

Le climat de plaine se divise en deux variétés, le *climat de plaine sec* et l'*humide*, essentiellement différents par leurs effets. Au point de vue climatologique, le premier présente des caractères bien plus prononcés que le second.

Climat de plaine sec

Au point de vue thérapeutique, le climat de plaine sec et froid n'entre pas en considération ; nous n'avons en vue que le climat sec et chaud dont le Sahara africain est le type le plus saillant. Il se distingue par une grande sécheresse et une forte insolation, par un air très chaud durant le jour, un rayonnement et une réfrigération intenses pendant la nuit, par un ciel clair et serein et des pluies très rares. Jusqu'à présent le climat désertique proprement dit n'a guère reçu d'applications thérapeutiques. C'est dans les environs du Caire, spécialement à Hélouan, qu'il a été surtout utilisé. La grande sécheresse et la forte insolation communiquent au climat désertique un *caractère excitant* utilisable surtout dans les catarrhes profus des bronches, les affections rhumatismales et les néphrites chroniques. On reviendra sur les caractères spéciaux de ce climat en parlant des stations égyptiennes.

Climats de plaine chaud et humide et chaud et frais

Dans le climat de plaine chaud et humide ou plutôt moins sec on peut ranger une série de localités qui, par leur faible élévation au-dessus du niveau de la mer, et en raison de leur situation méridionale et particulièrement protégée, de leur humidité relative plus ou moins grande par suite du voisinage de la mer ou de grands lacs, possèdent une température hivernale élevée et ne présentent que de faibles oscillations thermiques. Dans ce groupe rentrent quelques stations des Pyrénées, telles que *Pau, Amélie-les-Bains*, les *stations riveraines des lacs de la Haute Italie* et celles avoisinantes telles qu'*Arco*, et enfin *Montreux* avec ses succursales sur le lac de Genève. Il est difficile de donner des indications générales sur les propriétés et les effets de ce climat attendu que les différentes localités appartenant à ce groupe présentent de grandes diversités climatiques résultant d'influences locales. Les unes présentent un climat plutôt calmant, d'autres un climat stimulant. La plupart, telles que *Pau* et *Arco*, conviennent admirablement comme stations hivernales, d'autres, *Cardone, Bellagio, Lugano*, sont à recommander pour y passer de préférence le printemps et l'automne. C'est en traitant de ces diverses stations que les particularités qui s'y rapportent seront principalement mises en relief.

On observe de nombreuses gradations pour passer des places modérément humides et chaudes aux places modérément humides et fraîches, dont le climat est plus ou moins indifférent. Un grand nombre de ces stations, par exemple Wiesbaden, Baden-Baden, sont fréquentées de préférence vers la fin du printemps et au commencement de l'été, puis de nouveau dans les premiers mois d'automne, tandis qu'en plein été la température y est trop élevée, en hiver trop basse et trop variable pour beaucoup. Cependant la plupart de ces stations sont utilisées pour y passer l'été. Leur climat dépend naturellement de la latitude où elles sont situées, mais est surtout influencé par la situation dans une vallée étroite ou large, sur une hauteur boisée, par le voisinage de grandes étendues d'eau, par la constitution du sol, la végétation, etc. Bien que le climat de ces stations ne présente pas de caractères spécifiques, il n'est pas pour cela sans aucune valeur thérapeutique. Car un grand nombre de ces stations estivales permettent d'obtenir, dans une foule de cas, des résultats thérapeutiques suffisants, par la grande pureté de l'air, l'influence avantageuse des forêts et les attraits du paysage qui ne doivent pas venir en dernière ligne. Il y a d'ailleurs une série de malades, par exemple beaucoup de neurasthéniques qui, très sensibles à toutes les influences climatiques fortement différenciées, se sentent précisément très à leur aise dans un climat indifférent. Ce même genre de climat convient éminemment à un grand nombre d'individus débilités et en convalescence, à la foule des gens qui, après un travail intellectuel excessif, recherchent le repos et la détente, à tous ceux enfin qui passent la plus grande partie de l'année dans l'atmosphère plus ou moins impure des grandes villes.

CHAPITRE III

Climat océanien et Voyages maritimes

———

Avant de passer à la description des stations climatiques, nous devons envisager l'*Océan* lui-même comme un agent curatif, donc insister sur l'importance thérapeutique des *voyages en mer*, d'autant plus que, grâce à l'initiative de H. Weber, l'attention des médecins s'y porte précisément avec un intérêt croissant.

Il est certain que l'action du climat maritime ne peut jamais se manifester sur les côtes et les îles avec une pureté aussi absolue qui sur la mer même ; dès lors un séjour prolongé sur l'océan doit présenter de grands avantages. Si nous envisageons les principaux facteurs de climat océanien, c'est avant tout la pureté de l'atmosphère, l'uniformité de la température, l'éclairement plus intense et l'action vivifiante des vents qui, dans les voyages sur mer, acquièrent leur plus haute valeur. En général, ces facteurs exercent une influence sédative en même temps que fortifiante, améliorent le sommeil et excitent l'appétit. Il nous est permis encore d'admettre que le repos psychique, l'absence de tout surmenage, l'éloignement des occupations journalières et des soucis de la vie ordinaire contribuent puissamment à l'efficacité des voyages maritimes.

Cependant le succès d'un voyage en mer peut être compromis par une série de *troubles* et parfois devenir tout à fait illusoire. Le plus désagréable de ces troubles est le *mal de mer*. Tandis qu'une foule de personnes ne sont jamais prises de ce mal et que d'autres retrouvent tout leur bien-être au bout de quelques jours, il y en a d'autres qui en souffrent pendant tout le temps qu'elles se trouvent sur le bâteau et finissent par tomber dans un état d'épuisement absolu.

Des voyages en mer *prolongés* peuvent encore occasionner d'autres troubles. Ainsi l'action excitante tant prônée qu'exerce le climat océanien sur l'appétit et l'état de la nutrition ne vaut souvent que pour des voyages de courte durée. Il n'est pas douteux que l'air marin accroît par lui-même l'appétit. Mais dans les grands voyages, en faisant abstraction des vaisseaux de luxe modernes accessibles seulement aux personnes très aisées, le manque de légumes frais, la difficulté d'être toujours approvisionné en viande et en lait frais, et l'usage des conserves constituent une alimentation si uniforme que beaucoup d'individus sont pris d'un dégoût prononcé pour le régime monotone des bateaux, en perdent l'appétit et, au lieu de gagner en vigueur, se trouvent finalement très débilités.

Dans les voyages *sous les tropiques* d'autres facteurs nuisibles interviennent encore. Tout d'abord, dans les zones torrides, l'appétit se trouve naturellement diminué, le sommeil, ordinairement très bon sur mer, est troublé, et surtout les *calmes tropicaux* exercent une influence déprimante pouvant nuire considérablement à la santé des individus faibles. Il en résulte qu'on ne peut recommander aux personnes de constitution délicate et faible des voyages dans lesquels on touche aux tropiques ; seules des traversées de courte durée sont indiquées pour elles. En faveur de cette opinion nous avons l'expérience acquise par Hermann Weber qui, dans de longs voyages dans l'hémisphère sud a constaté chez les personnes vigoureuses une augmentation de poids, chez les personnes faibles de l'amaigrissement, tandis que dans des voyages moins longs dans les régions chaudes de la zone tempérée, il a observé beaucoup plus rarement une diminution de poids chez les individus débiles. Les succès des voyages en mer sont surtout éclatants chez les personnes dont l'état général demande à être relevé, ou chez celles qui souffrent de surmenage et de dépression intellectuelle, mais bien portantes d'ailleurs. Les formes morbides, que les voyages en mer influencent le plus favorablement, sont avant tout la faiblesse irritable du système nerveux, la convalescence prolongée, certains cas de tuberculose et les catarrhes chroniques des voies respiratoires, à la condition que ces voyages s'effectuent pendant la saison qui est défavorable aux malades dans leur patrie ; ce sont encore les affections rhumatismales chroniques non goutteuses — car celles-ci s'aggravent souvent — et la malaria chronique. *Sont formellement contre-indiqués* les voyages en mer chez les malades enclins au mal de mer, dans la grande faiblesse générale, dans les maladies du cœur et des vaisseaux, dans la tuberculose très avancée.

En ce qui concerne les affections pulmonaires, quelques remarques sont encore à faire. C'est précisément dans la phtisie qu'il faut porter la plus grande circonspection dans l'examen des cas, si l'on veut éviter des mécomptes. Les constatations faites par H. Weber ne sont pas précisément encourageantes.

D'après ses observations on n'obtient de succès réel que dans les premières phases de la maladie, par de longs voyages en mer. Mais les chances d'amélioration ou de guérison ne sont guère plus grandes que par l'emploi des méthodes diététiques-hygiéniques modernes, et en particulier par le traitement dans les sanatoriums de haute altitude, d'autant plus que ce dernier a l'avantage d'être d'une application plus facile et d'un contrôle suivi plus sérieux. Weber ne recommande donc les voyages en mer prolongés qu'aux malades atteints de catarrhe du sommet au début et de constitution relativement forte et qui ont une prédilection spéciale pour ce genre de voyages et ne se soumettent qu'avec peine aux exigences d'un traitement en sanatorium. Des voyages de courte durée dans la Méditerranée peuvent être encore avantageux pour des individus débiles et dans des cas de phtisie avancée.

Quant aux causes du peu de succès relatif de voyages en mer pour les phtisiques, elles dépendent en partie des inconvénients déjà signalés, en partie de l'absence forcée sur les bateaux du traitement diététique général et de l'observation attentive par un médecin, tels qu'ils sont d'usage dans les sanatoriums; il en résulte que les avantages à retirer du séjour de plusieurs semaines dans une atmosphère marine pure sont compensés par ces facteurs nuisibles.

Ce fut donc une pensée heureuse de Hermann Weber (23) de conseiller la construction de *sanatoriums flottants* pour les phtisiques; ni l'observation médicale soigneuse, ni le traitement diététique ou hygiénique ne sont plus impossibles dans ces conditions, et m ême les méthodes physiques de traitement, l'hydrothérapie, les exercices médico-mécaniques, etc., peuvent y être employés.

La proposition de Weber ne tarda pas à être favorablement accueillie ; ainsi tout récemment Maurer et Michaelis (24) ont décrits minutieusement les aménagements à faire sur un bateau sanatorium pour phtisiques. La ligne Hambourg-Amérique a déjà mis en service quelques bateaux où les dispositions indiquées se trouvent réalisées à un certain degré. Il serait à désirer que ces efforts prennent corps de plus en plus, car nous pouvons espérer que ces sanatoriums flottants seront de la plus grande utilité et que les résultats donnés par des voyages en mer sur des bateaux de ce genre seront plus utiles qu'ils l'ont été jusqu'à présent, non seulement aux phtisiques, mais encore à une foule d'autres malades (1).

Etant admis que l'aménagement spécial des bateaux pour malades est destiné, dans un avenir prochain, à faire des voyages en mer un facteur thérapeutique plus important qu'il ne l'a été jusqu'à ce jour, il est utile de dire quelques mots des divers voyages en mer à prendre particulièrement en considération au point de vue thérapeutique.

1° *Le voyage en Amérique du Nord* n'est pas proprement à conseiller aux malades, ne fut-ce qu'à cause de sa brièveté, mais peut être recommandé à ceux qui ont besoin de délassement corporel et de changement de milieu.

2° *Le voyage à Madère et aux Iles Canaries* est aussi trop court pour les malades qui doivent rester *longtemps* soumis au climat maritime. Mais il est très indiqué pour les malades qui ont besoin de reprendre des forces et pour les convalescents, surtout à la suite de pneumonie et de pleurésie, et pour les malades atteints de catarrhe des voies respiratoires supérieures, et même pour les phtisiques, notamment s'ils doivent faire un séjour prolongé aux îles.

3° *Le voyage en Méditerranée,* qui ne se fait qu'en hiver, présente une grande variété par les escales en divers lieux. Il est indiqué

---

(1) Récemment a paru un livre assez détaillé sur ce sujet : E. Friedrich : *Die Seereisen zu Heil- und Erholungszwecken,* Berlin, 1906.

.dans les catarrhes chroniques des voies respiratoires, dans la tuberculose et le rhumatisme chronique.

4° *Le voyage aux îles de l'Inde occidentale* ne doit se faire qu'en
hiver. Durée du voyage jusqu'aux *Barbades*, 12 jours ; ce voyage
n'est indiqué que pour les malades qui éprouvent un bien-être plus
grand aux hautes températures qu'aux basses (la température
moyenne des Barbades est en janvier de 25° C.), mais ne convient
pas à ceux chez lesquels une température élevée produit de l'abattement, de l'anorexie et des troubles digestifs. H. Weber a constaté
de bons effets dans les catarrhes d'hiver chroniques des voies respiratoires supérieures et dans l'emphysème, mais pas de résultat particulièrement favorable dans la tuberculose.

5° *Le voyage au Brésil* (Pernambouc, Bahia et Rio de Janeiro),
dans l'Uruguay (Montevideo) et *dans l'Argentine* (Buenos-Aires),
prend de 15 à 25 jours. Il présente cet inconvénient qu'il exige la
traversée de la zone torride. Le départ de l'Europe doit avoir lieu
dans les mois d'été, parce qu'alors on arrive dans l'Amérique du
Sud par la saison fraîche. Les voyages à Montevideo et à Buenos-
Aires sont préférables, parce que l'état sanitaire y est meilleur qu'au
Brésil, et que les villes côtières du Brésil sont particulièrement à
éviter pour les malades. Weber a vu ces voyages, avec séjour prolongé à *Buenos-Aires* et à *Montevideo*, présenter une réelle efficacité
dans l'emphysème et la phtisie.

6° *Le voyage au Cap de Bonne-Espérance* traverse également la
zone torride. Durée du voyage jusqu'à la ville du Cap, 18 à 21 jours.
Lorsque le pays possédera de bons hôtels et des sanatoriums, ce
voyage sera d'une grande utilité pour les malades de la poitrine,
qui feraient un séjour prolongé dans les stations voisines de la ville
du Cap, avec tous les avantages d'un climat d'altitude.

7° *Le voyage aux Indes orientales, en Chine et au Japon* (durée du
voyage jusqu'à Bombay, environ 24 jours ; à Calcuta, 32 ; à Hong-
Kong, 38 ; à Shanghaï, 43 jours, et de là encore 8 jours jusqu'à
Yokohama), ne convient qu'aux malades qui supportent facilement
le temps chaud et ne sont guère sensibles aux fortes transitions de
température.

8° *Le voyage en Australie et en Nouvelle-Zélande* est de beaucoup le plus profitable aux malades qui doivent faire un séjour prolongé dans le climat océanique, à la condition qu'ils soient assez vigoureux et résistants pour supporter de longs voyages maritimes. La durée du voyage est d'environ 6 semaines. Il convient de partir d'Europe entre la fin de septembre et le commencement de novembre pour revenir entre la fin mai et la fin juin. Parmi les routes à prendre, aussi bien au retour qu'à l'aller, il convient de choisir celle qui contourne le cap de Bonne-Espérance, parce que les transitions de température subies de la sorte sont très graduelles. Le chemin par le cap Horn, qu'on prend souvent pour le retour, expose à un assez grand froid pendant la première partie du voyage et à une très forte chaleur lors du passage des tropiques, et ne convient qu'aux malades très vigoureux; les phtisiques doivent toujours prendre la route du Cap. Un séjour de 4 à 8 semaines est avantageux. A ce séjour conviennent surtout *Hobart Town*, en *Tasmanie*, et quelques localités élevées dans le voisinage de *Sydney*.

BIBLIOGRAPHIE

1. HANN, Handbuch der Klimatologie, 1897.

2. A. Lœwy, Die Respiration und Zirkulation bei Aenderungen des Druckes und des Sauerstoffgehaltes der Luft. Berlin, 1895.

3. F. Tyndall, Essays on the floating matter in the air. London, 1881.

4. M. Rubner, Klimatotherapie. Klimatologisches und Physiologisches im « Handbuch der physikalischen Therapie » von Goldscheider und Jacob. Leipzig, 1901.

5. A. Lœwy, Pflüger's Archiv 46, 1889. Johannson, Skandin. Archiv für Physiologie, Bd. 7, 1897, und Bd. 16, 1904.

6. Bergmann, J. Müller's. Archiv 1845.

7. Rubner, Handb. der physik. Therapie, Bd. I, p. 56.

8. Rubner, ibid, p. 46. Wolpert, Archiv für Hygiene, Bd. 31, p. 206.

9. A. Lœwy und Fr. Muller, Physikalische Zeitschrift, Bd. 5, 1904.

10. Elster u. Geitel, Physikalische Zeitschrift, 1902.

11. A. Lœwy u. Fr. Muller, Pflüger's Archiv, Bd. 103, 1904.

12. Saake, Münchener med. Wochenschr. 1, 1904.

13. Zuntz, Lœwy, Muller, u. Caspari, Höhenklima und Bergwanderungen in ihrer Wirkung auf den Menschen. Berlin, 1906.

14. A. Lœwy, Physiologie der Höhenklimas, dans Handbuch der physikalischen Therapie, Bd. I. Leipzig, 1901.

15. A. Lœwy mit J. Lœwy u. L. Zuntz, Pflüger's Archiv f. Physiol., Bd. 66, 1897.

16. Durig und Zuntz, Archiv f. Physiol., 1904. Suppl. Bd.

17. Mosso, Der Mensch auf den Hochalpen. Leipzig, 1899.

18. A. Fraenkel, Zeitschr. f. klin. Med., Bd. 2, 1881. S. Levy, Ibid., Bd. 4, 1882.

19. Hoppe-Seyler, Asphyxieglykosurie, Denkschrift für Virchow. Araki, Zeitschr. f. physiol. Chem. Bd. 19. P. Mayer, Zeitschr. f. klin. Med., Bd. 47, 1902.

20. A. Lœwy, Deutsche med. Wochenschr. 48, 1905.

21. Jaquet, Ueber die physiologische Wirkung des Höhenklimas. Basel 1904. Abderhalden, Zeitschr. f. Biol. Bd. 43.

22. Zuntz u. Schumberg, Pflüger's Archiv Bd. 63, 1896.

23. H. Weber, Zeitschr. f. physikal. u. diätet. Therapie. 1899.

24. Maurer u. Michaelis, Das Kurschiff für Lungenkranke. 1903.

25. Haldane a. Priestley, Journ. of physiol., Bd. 32, 1905.

CHAPITRE IV

Description des Stations Climatiques

LITTORAL MÉDITERRANÉEN, NORD DE L'AFRIQUE, MADÈRE ET ILES CANARIES

Dans la description des stations climatiques nous adopterons essentiellement la classification géographique, autant que les caractères du climat le rendront possible. Nous commencerons par les stations côtières et les îles pour passer ensuite aux stations continentales.

Envisageons d'abord le littoral méditerranéen.

Le climat des stations méditerranéennes subit l'influence de la Méditerranée, qui est notablement plus chaude que l'océan Atlantique, parce qu'elle est à l'abri des courants polaires dont le détroit de Gibraltar empêche la pénétration. C'est la température de la Méditerranée qui constitue la cause principale pour laquelle ses côtes sont en général plus chaudes que d'autres localités situées sous le même degré de latitude. Cependant il existe de notables différences entre les climats des différentes parties de la Méditerranée, et ces différences dépendent surtout de l'altitude, de la proximité variable et de la configuration des montagnes qui encerclent une grande partie des côtes.

LA RIVIERA DI PONENTE

La *Riviera di Ponente* ou *Riviera occidentale*, qui s'étend de Toulon jusqu'à Gênes, est constituée par un littoral étroit, ouvert sur la

Méditerranée vers le sud ou le sud-est, dont le sol est sec et surtout calcaire, et que dominent en arrière des chaînes montagneuses plus ou moins élevées. Selon la proximité et l'altitude de ces montagnes et la situation de chaque localité dans une baie ou sur une hauteur, la station est plus ou moins à l'abri des vents.

Le climat de la Riviera di Ponente, qui rentre dans le groupe des climats côtiers secs et chauds, offre un *caractère excitant et tonique* et se distingue par une température hivernale élevée, atteignant pour les six mois d'hiver, de novembre à avril, une moyenne de 11° C., par la sécheresse relative de l'air (l'humidité relative de l'hiver est en moyenne de 65 à 70 %), par le petit nombre de jours de pluie, par une grande clarté du ciel et par une radiation solaire fréquente et chaude. Le nombre des jours entièrement couverts de l'hiver est faible et atteint tout au plus 16 à 20 ; le nombre des jours de pluie de novembre à avril est de 40 à 50, et pendant au moins 100 à 120 jours les malades peuvent passer des heures à l'air libre. L'alternance des vents de terre et de mer détermine une ventilation suffisante. Mais assez souvent il se produit des vents violents ; c'est surtout le *mistral*, froid et sec, qui souffle en février et en mars qui est désagréable. L'abaissement brusque de la température au coucher du soleil est également nuisible. Donc, pour ne pas s'exposer à un refroidissement, les malades doivent être très prudents et rester autant que possible dans leur chambre au moment du coucher du soleil.

La saison, à la Riviera, va de fin octobre à fin avril. Il y a lieu de recommander à beaucoup de malades de ne pas retourner directement dans les régions du Nord, mais de passer quelques semaines dans les stations de transition telles que Montreux, Glion, Lugano, Logarno et autres localités de la Suisse ou des lacs italiens.

Le séjour hivernal à la Riviera convient surtout aux individus souffrant de faiblesse générale, aux convalescents, aux personnes atteintes de vieillesse prématurée et surmenées intellectuellement, sur lesquelles le Midi ensoleillé a une action vivifiante, invigorante et rasserénante; puis les malades atteints d'affections chroniques telles que le *diabète* et la *goutte*, retirent un grand bienfait du séjour à la Riviera grâce à l'amélioration de leur état général. La Ri-

viera est encore indiquée dans les catarrhes chroniques du larynx
et des bronches, avec sécrétion abondante, dans les affections chroniques des reins, la scrofule et les formes torpides de phtisie. Les
localités qui sont surtout recherchées par les personnes avides de
distractions et de plaisirs, telles que Nice et Monte-Carlo, ne conviennent pas en général aux phtisiques. Le climat de la Riviera est
mal supporté dans le catarrhe chronique du larynx et des bronches,
dans l'asthme nerveux, l'hystérie, la grande surexcitabilité du système nerveux. Chez les malades facilement excitables il peut se produire de l'insomnie et d'autres troubles, qui sont moins à redouter
dans les localités un peu plus éloignées de la mer, comme Grasse
par exemple.

Hyères n'est pas aussi bien que beaucoup d'autres stations de la
Riviera, protégé contre les vents, et ne saurait donc être recommandé, au printemps, aux malades sensibles à cause du mistral.
Mais, d'autre part, Hyères a l'avantage d'être situé à une lieue environ de la mer et prend ainsi une place particulière parmi les stations de la Riviera. Il convient aux malades à système nerveux excitable mieux que ces dernières. Ainsi H. Weber a vu disparaître à
Hyères de la toux nerveuse, de l'asthme et des névralgies chez un
grand nombre de malades qui avaient séjourné sans résultat à San-
Remo, Menton et Bordighera.

Costebelle est situé plus près de la mer, un peu plus humide
qu'Hyères et mieux abrité des vents froids.

Saint-Raphaël, situé dans la baie de Fréjus, n'est pas suffisamment protégé contre les vents froids.

Cannes est une des stations les plus belles et les plus fréquentées
de la Riviera. Une arête montagneuse, sur laquelle est bâtie la
vieille ville, encadre une baie ouverte à l'orient et à l'occident. La
baie orientale protége mieux contre le mistral et pénètre plus profondément dans les terres, circonstance qui, pour des malades sensibles, ne supportant pas bien la mer, a son importance. Les collines boisées, au nord de la ville, qui s'étendent vers la petite localité du *Cannet*, abritent complètement du vent. La température

moyenne d'octobre y est de 16°,7, celle de novembre de 11°,6, celle de décembre jusqu'à février de 9°,8, enfin pour mars et avril elle atteint 12°.

Grasse, célèbre par la splendeur de ses fleurs, est situé à 310 mètres au-dessus du niveau de la mer, à 14 km. 5 de Cannes vers l'intérieur. C'est une station surtout indiquée comme transition au printemps, pour les malades qui passent l'hiver dans les parties plus basses du littoral ou dans des régions plus méridionales.

Antibes n'est pas assez protégé contre les vents, pour un grand nombre de malades.

Nice (ville d'environ 80.000 habitants), avec son climat ensoleillé, sec et excitant, était jadis un lieu de refuge privilégié pour les phtisiques, mais est plutôt recherché aujourd'hui par des personnes qui ont besoin de repos et de distractions. Les vents violents, qui y sont assez fréquents, les rapides variations de température et la poussière calcaire souvent très désagréable sont autant de contre-indications pour les malades irritables et à système vasculaire excitable. Nice est indiqué dans les formes torpides de la neurasthénie, dans les catarrhes bronchiques profus et les inflammations chroniques des reins. La température moyenne d'octobre et de novembre est de 16°,6, pour décembre à février de 9°,5, pour mars à mai de 14°,5. L'humidité relative est en moyenne, en hiver, de 59 %.

Villefranche est plus chaud et mieux abrité que Nice.

Beaulieu, placé entre Nice et Monte-Carlo, jouit d'une vogue toute récente grâce aux attraits de sa situation éminemment pittoresque et très abritée. Son insolation intense lui a valu le surnom de « Petite Afrique ».

Monte-Carlo, malgré sa situation magnifique et supérieurement abritée, ne convient pas à des malades gravement atteints, mais à des convalescents et à des personnes qui ont besoin de repos et capables de résister à la séduction des jeux,

Menton compte parmi les meilleures stations de la Riviera. Il est situé sur une baie ouverte seulement au sud et qu'une arête rocheuse saillante divise en une baie orientale et une baie occidentale. La baie orientale présente, au pied d'une paroi rocheuse escarpée, tout près de la mer, le point le plus abrité de la Riviera. Malgré cela, beaucoup préfèrent la baie occidentale qui, moins protégée, a l'avantage de permettre aux malades de demeurer plus loin de la mer. Les indications de Menton sont celles de la Riviera en général : catarrhes chroniques des organes respiratoires sans grande excitabilité de la muqueuse, formes torpides de la tuberculose, résidus d'exsudats pleurétiques, scrofule, chlorose et néphrite. La température moyenne pour novembre est de 12°,4, pour décembre de 9°,4, pour janvier de 7°,9, pour février de 9°,5, pour mars de 10°,4. L'humidité relative présente une moyenne de 65 %.

Cap Martin, situé entre Menton et Monte-Carlo, à 50 mètres au-dessus du niveau de la mer, a le grand avantage d'être presque entièrement libre de poussière, et son climat a une action sédative particulière sur le système nerveux.

Bordighera, la première station italienne, est construit sur une saillie de la côte, reçoit plus amplement que les autres localités de la Riviera di Ponente la brise de la mer et possède ainsi un climat particulièrement tonique.

Ospedaletti, situé au fond d'une baie assez profonde, ouverte seulement au sud, est bien abrité des vents et surtout de ceux du nord.

San-Remo (ville de 20.000 habitants), se distingue par une protection complète contre tout vent froid. Son climat se range parmi les plus chauds et relativement les plus uniformes de la Riviera di Ponente. San-Remo convient au même degré que Menton à la plupart des maladies des poumons. D'après H. Weber les malades souffrant de rhumatisme chronique se trouvent mieux de cette station que de toutes les autres de la Riviera. La température moyenne d'octobre est 14°,7, de novembre 13°,3, de décembre 10°,9, de janvier 9°,5, de février 11°,2, de mars 12°,2, d'avril 15°,

LA RIVIERA DI LEVANTE

La *Riviera di Levante* s'étend de Gênes à Pise. Le climat y est en hiver un peu plus humide et frais qu'à la Riviera di Ponente, mais un peu plus chaud et plus sec qu'à Venise et aux stations autrichiennes de la côte de l'Adriatique (Abbazia).

Nervi, près de Gênes, la station la plus importante de la Riviera du Levant, est bien abrité des vents et exposé un peu seulement au vent du sud-est (sirocco), qui se ressent surtout en novembre. En somme, Nervi peut rivaliser avec la plupart des stations de la Riviera di Ponente et est très fréquenté par des malades atteints d'affections pulmonaires et de catarrhes du larynx et des bronches. La seule promenade possible le long de la côte rocheuse si pittoresque est complètement exempte de poussière et très protégée contre les vents. La température moyenne de novembre est 13°, de décembre 10°, de janvier 9°, de février 10°, de mars 11°, d'avril 14°,3. L'humidité relative présente une moyenne de 60,6 %.

Rapallo et *Santa-Margherita*, sur la baie de Rapallo, ainsi que *Portofino*, non loin de Nervi, ont gagné de la vogue ces dernières années et comptent parmi les plus belles stations de toute la Riviera.

Enfin, il faut encore nommer Chiavari, Sestri-Levante et Spezia.

ITALIE DU SUD

Sur le littoral sud de l'Italie, non loin de Naples, se rencontrent *Castellamare di Stabia* et *Sorrente*, sur la côte sud du golfe de Naples. Ils sont abrités contre les vents du sud, mais de façon insuffisante contre les vents froids du nord. En raison de leur climat ensoleillé, identique à celui de la Riviera di Ponente, ces stations sont à recommander au printemps, comme transition, aux malades qui ont passé les mois d'hiver en Egypte ou en Algérie.

Amalfi est une des localités les plus ensoleillées de l'Italie, possède une situation très salubre et un climat hivernal très agréable.

Salerne a beaucoup perdu de son ancienne réputation comme station climatique, vu que la malaria s'y présente assez souvent en raison de la proximité de régions marécageuses.

La belle île de *Capri* n'est quelque peu protégée contre les vents du sud et, de même que l'île d'*Ischia*, très exposée en hiver, est peu fréquentée par les malades sérieusement atteints.

SICILE

Le climat d'hiver en Sicile occupe une position moyenne entre celui de la Riviera et celui de l'Egypte. Plus chaud, plus humide et plus uniforme que le climat de la Riviera, il est plus frais, plus humide et plus uniforme que celui du Caire. Les localités principales, *Palerme*, *Catane*, *Syracuse*, ne sont pas assez abritées des vents et offrent beaucoup de poussière, désavantage qui ne doit cependant être pris en considération, en raison de la douceur extraordinaire du climat, que s'il s'agit de personnes très sensibles. Parmi les autres stations, on peut nommer *Girgenti* et avant tout le splendide *Taormine*, qui a l'avantage d'être situé un peu plus haut au-dessus du niveau de la mer (118 mètres). La température moyenne à Palerme est de 20°,3 en octobre, de 15°,9 en novembre, de 12°,5 en décembre, de 10°,9 en janvier, de 11°,6 en février, de 13°,3 en mars, de 15°,6 en avril. Degré hygrométrique moyen : 65 à 70 %.

La Sicile convient à la plupart des maladies des organes respiratoires, les formes éréthiques de la neurasthénie et les néphrites chroniques.

CORSE

Ajaccio, capitale de la Corse, possède des conditions climatiques particulièrement favorables. L'air y est un peu plus humide qu'en Sicile — degré hygrométrique moyen de l'hiver 70 % — et le climat se distingue surtout par la rareté des pluies (pendant l'hiver 25 à 30 jours de pluie seulement) et par le faible abaissement de température le soir, de sorte que, contrairement à ce qui arrive pour la plupart des stations de la Riviera, les soirées elles-mêmes sont chaudes. La température moyenne des mois d'hiver est à peu près celle de la Sicile, donc un peu plus élevée qu'à la Riviera. Comme le sol d'Ajaccio est constitué par du granit grossier, il se développe peu de poussière, et de plus Ajaccio est supérieurement protégée contre les vents, d'autant mieux que le froid mistral n'y est jamais aussi désagréable que parfois à la Riviera di Ponente, car en traversant la mer il a eu le temps de se réchauffer et de perdre de sa sécheresse. En raison de ses avantages climatiques, Ajaccio est une localité qui convient éminemment aux malades atteints de catarrhes des voies respiratoires et de tuberculose. Cette station devrait même être recommandée plus qu'elle ne l'a été jusqu'à ce jour aux tuberculeux, en tant qu'il s'agit de malades dont l'état permet d'effectuer la traversée (12 heures à partir de Nice) et d'autant mieux que les malades peuvent ne pas quitter l'île même en été, et émigrer au sanatorium estival de Vizzavona, à 2 heures d'Ajaccio, établi à une altitude de 1200 mètres, au milieu de forêts. La meilleure saison pour Ajaccio s'étend du début de novembre au milieu d'avril.

L'île de *Malte* est trop peu protégée contre le vent pour pouvoir figurer parmi les stations climatiques.

Les *Iles Baléares, Palma,* la ville principale de l'île *Majorque,* possède un climat d'hiver chaud, humide et uniforme.

VENISE

Venise est moins chaud que toute station de la Riviera et est assez exposé aux vents. La température hivernale est à peu près la même que celle de Meran et de Montreux. La température moyenne des trois mois d'hiver est de 4°,1, celle du printemps 13°,2, celle de l'été de 23°, celle de l'automne de 14°. L'hygromètre marque en moyenne un degré élevé : 87 %. Entre le début d'octobre et la fin d'avril on peut compter sur environ 50 jours de pluie. L'alternance brusque du vent sec du nord ou du nord-est avec le vent humide et chaud qu'est le sirocco, est très nuisible pour les malades sensibles. Aussi Venise a-t-il quelque peu perdu son ancienne renommée au point de vue des affections de la poitrine ; en revanche le calme, l'absence totale de poussière, constituent un grand avantage, de sorte que les personnes atteintes de phtisie avec toux d'irritation, de catarrhe sec chronique du larynx et d'excitation avec insomnie nerveuse se trouvent très bien d'un séjour à Venise, surtout en mars et avril. Mais qu'on se garde d'y envoyer les malades trop tôt, car février peut y être très froid et désagréable. Il y a contre-indication nette pour les catarrhes avec abondante sécrétion et les affections rhumatismales.

L'île du *Lido,* près de Venise, est très fréquentée, lors des mois chauds, comme bain de mer.

LA COTE AUTRICHIENNE

Les stations de la côte autrichienne de l'Adriatique sont plus humides et un peu plus fraîches que les stations de la Riviera. Le climat y est plus variable et la plupart sont exposées aux vents, en particulier au bora, qui soufflent surtout en hiver et au commencement du printemps. *Abbazia,* la station la plus importante de la côte, très fréquenté depuis quelques années, est situé sur le littoral oriental de l'Istrie. Abbazia n'est pas bien protégé contre le vent du nord-est, le bora, qui souffle surtout en hiver ; mais il est moins sensible dans les parties élevées de la station et le bora ne souffle que pendant quelques jours avec assez de violence pour forcer le malade sensible à garder la chambre. La température est pour janvier 4°,4, février 4°,9, mars 8°,2, avril 12°,2, mai 16°,6, juin 20°,1, juillet 22°,6, août 22°,1, septembre 18°,9, octobre 14°, novembre 9°,1, décembre 6°. Abbazia se distingue par de grandes oscillations hygrométriques pour chaque mois. Les mois les plus humides sont : mars 79 %, octobre 85 %, novembre 82 %, décembre 79 %. Abbazia est à la fois station climatique et bain de mer et présente des installations remarquables pour bains de mer chauds, hydrothérapie, cures de raisin, de lait et de kéfir. Les bains de mer sont possibles de mai à octobre. La température de l'eau atteint encore en octobre une moyenne de 18°.

D'après Glax, Abbazia est indiqué dans les maladies de l'appareil circulatoire (d'octobre à mai), dans les affections nerveuses fonctionnelles et organiques (surtout lors de la saison balnéaire), dans les catarrhes secs chroniques des voies respiratoires, notamment d'octobre à avril, puis comme station de transition dans les épanchements pleurétiques, la scrofule, le catarrhe des sommets et les infiltrations chroniques, au printemps et en automne.

Le long du littoral oriental de l'Adriatique on rencontre les îles *Lussin*, *Lissa* et *Lesina*. On fréquente depuis peu surtout *Lussin-Piccolo* et *Lussin-Grande*, dans l'île de Lussin, avec leur climat insulaire chaud et modérément humide.

ILES IONIENNES

Parmi les stations des îles Ioniennes, *Corfou*, situé sur la côte orientale de l'île du même nom, occupe le premier rang. Corfou possède, il est vrai, un climat très doux, mais l'été y est très chaud, et en hiver de fortes variations de température et d'humidité se produisent en raison de l'invasion souvent très soudaine des vents d'est. C'est pourquoi Corfou ne convient pas très bien aux phtisiques, qui jadis y venaient beaucoup, d'autant plus que la tuberculose est très répandue parmi les indigènes et favorisée par les habitations peu hygiéniques de la population pauvre. Récemment les conditions hygiéniques se sont certes améliorées, et l'on songe à créer à Corfou un sanatorium climatique international.

ÉGYPTE

Le climat de l'Egypte est caractérisé par un ciel clair et sans nuages, par le faible degré relatif de l'humidité, la grande pureté de l'atmosphère, la haute température de l'air et la forte insolation. Les différences des températures de jour et de nuit sont sensibles. *Alexandrie*, avec son climat plus humide et plus uniforme qu'au Caire, n'est pas à vrai dire une station climatique, tandis que *Ramleh*, à environ 6 kilomètres 1/2 au nord-est d'Alexandrie, est devenu une station balnéaire maritime toute moderne pour l'été. Cette localité convient aux malades surtout en avril, vu que vers cette époque le temps est généralement plus agréable qu'au Caire.

Le Caire (ville de 600.000 habitants) est situé à 2 kilomètres de la rive droite du Nil. Le climat y est très chaud et sec. La température moyenne des quatre mois d'hiver, de décembre à mars, est de 15°. Les matinées et les soirées sont généralement un peu fraîches. En automne et en hiver la température est très uniforme ; en mars et avril au contraire, pendant que règnent les vents du chamsin, les sautes brusques de température sont très fréquentes. Ces vents qui arrivent du sud et du sud-ouest sont extraordinairement chauds et secs et amènent du désert des masses de sable fin. La température de l'air peut alors atteindre et dépasser 38°; et l'humidité relative peut s'abaisser jusqu'à 10 % et à 3 %. Lorsqu'au chamsin succède brusquement un vent de nord-ouest ou d'ouest, la température s'abaisse soudain et l'humidité relative s'accroît tout aussi subitement. Pendant les périodes où souffle le chamsin les différences quotidiennes de température peuvent atteindre 10°. Abstraction faite de ces périodes, l'humidité relative n'est jamais très faible ; elle est de 60 à 70 % et peut s'élever davantage encore.

Il ne pleut guère au Caire qu'en hiver et au printemps et cela pendant 17 jours seulement. Le Caire présente tous les avantages d'une grande ville, mais c'est là précisément ce qui en rend le séjour peu favorable à des malades. Ceux-ci se trouvent mieux du séjour dans les stations voisines du Caire.

Hélouan, au sud du Caire (à atteindre en 25 minutes), est situé au milieu du désert arabique, à 5 kilomètres à l'est du Nil. Cette petite ville est entourée par le désert de toutes parts, d'où le climat désertique qui la caractérise. La température moyenne de l'hiver est de 14°,5 ; par suite de la grande sécheresse du sol sablonneux, l'air s'y rafraîchit moins qu'au Caire. L'humidité relative moyenne est de 57 à 59 %. De décembre à mars Hélouan est en moyenne éclairé par le soleil pendant 7 heures. La pluie, qui ne tombe que pendant 4 à 6 jours dans l'année, ne dure chaque fois que peu de minutes. Hélouan possède aussi une série de sources thermales de composition diverse, qu'on emploie surtout en bains, mais aussi en boisson.

Louqsor et *Assouan*, qu'on peut atteindre en 14 à 20 heures à partir du Caire, sont des localités encore plus chaudes et plus sèches qu'Hélouan et ne sont que très peu exposées au vent. Assouan plus chaud et plus sec encore que Louqsor, est éclairé en hiver par le soleil pendant 11 à 12 heures.

Les stations égyptiennes précitées sont indiquées dans les maladies suivantes : diverses formes d'albuminurie et de néphrite chronique, convalescence de néphrite aiguë, emphysème, bronchectasie, bronchite chronique avec sécrétion profuse. La phtisie à l'état aigu ou arrivée à un degré avancé n'a aucun bénéfice à attendre de l'Egypte. Seules les formes torpides, chroniques, peuvent y être améliorées, à la condition qu'elles ne soient pas liées à des troubles intestinaux, ni à un cœur trop irritable, et que les malades soient assez vigoureux pour entreprendre le long voyage qui conduit en Egypte. Le séjour dans ce pays convient en outre à la goutte et au rhumatisme chroniques, et en pareil cas les sources d'Hélouan sont adjuvantes. Enfin on peut recommander l'Egypte comme salutaire à toutes les personnes qui souffrent de l'hiver passé dans un pays froid. La contre-indication est formelle pour les malades atteints de diarrhée chronique ou d'une tendance à celle-ci. Aucun malade ne doit rentrer directement de l'Egypte dans les climats du nord, mais faire un séjour dans une station de transition comme Amalfi, Castellamare di Stabia, Sorrente, Corfou, ou la Riviera.

ALGÉRIE

Alger, sur la côte septentrionale de l'Afrique, est un peu plus chaud que la Sicile et la Riviera di Ponente. L'humidité atmosphérique est plus grande qu'à cette dernière et moindre qu'à Madère. Alger n'est pas assez protégé contre le sirocco ; de plus les sautes assez fréquentes de température et la fine poussière calcaire sont nuisibles. Cette station n'est elle-même guère recommandable à des malades, en raison de ses installations sanitaires défectueuses ; en revanche on peut recommander *Mustapha supérieur*, au-dessus d'Alger, avec ses villas et ses magnifiques jardins et sa végétation subtropicale. Là les malades atteints de phtisie au début, d'emphysème ou de catarrhe chronique des bronches, peuvent passer l'hiver avec le même bénéfice qu'à la Riviera.

Parmi les autres stations du nord de l'Afrique, on peut mentionner : *Blidah, Hammam R'Ihra,*, à 550 mètres d'altitude et pourvu de sources thermales, déjà connues des Romains et employées aujourd'hui encore en bains dans le rhumatisme chronique, puis *Oran*, dans le voisinage duquel se trouvent les « bains de la Reine », *Hamman Meskoutin* avec ses sources thermales sulfureuses, enfin *Biskra*.

MADÈRE, LES ILES CANARIES ET LES AÇORES

L'île volcanique de *Madère*, possession portugaise, est située à plus de 800 kilomètres de la côte occidentale de l'Afrique. Sa capitale, *Funchal*, est située au fond d'une baie, au sud de l'île, et est protégée contre le nord par des montagnes, qui atteignent une altitude de 1800 mètres. Le climat de Funchal est généralement pris comme le type d'un climat insulaire chaud et humide et se distingue par une grande pureté de l'atmosphère et par une grande uniformité aussi bien en été qu'en hiver. Il offre donc une action sédative très prononcée, qui peut être même débilitante pour quelques-uns. La température moyenne de janvier est de 15°,6, de février 15°,4, de mars 15°,7, de mai 18°, de juin 19°,8, de juillet 21°,7, d'août 22°,6, de septembre 22°,2, d'octobre 20°,5, de novembre 18,°4, de décembre 16°,4. L'humidité relative varie de 65 à 69 %. Les vents ne sont pas rares et peuvent même être violents. Le vent désertique désagréable du sud-est, assez sec, le *Leste*, ne souffle, il est vrai, qu'en mars et avril. Grâce à son climat chaud et uniforme, Madère est un séjour de prédilection pour les malades atteints d'affections catarrhales, liées à une toux d'irritation, et notamment pour les tuberculeux dont l'affection n'est pas encore trop avancée et qui ne souffrent pas de diarrhée.

6

Le climat des *îles Canaries* est très analogue à celui de Madère. Elles sont situées à environ une journée de voyage au sud de Madère, plus près de la côte africaine. La plus étendue et la plus importante de ces îles est *Ténériffe*. Sa capitale, *Orotava*, que de Humboldt désignait comme l'une des localités les plus splendides du monde, est située dans une vallée du nord de l'île, faisant face à l'Atlantique et protégée en arrière et des deux côtés par de hautes montagnes. Le climat est très uniforme et un peu plus chaud encore qu'à Madère. Au mois le plus froid, en janvier, la température moyenne est de 16°,3, au mois le plus chaud, en août, elle est de 23°. On n'observe, dans le courant de l'année, guère que 59 jours de pluie et cela presque exclusivement aux mois d'hiver. En raison de la constitution poreuse, volcanique du sol, celui-ci sèche avec une rapidité extraordinaire. Les vents violents sont fort rares et, s'il en survient, ils ne persistent que quelques jours. Un peu moins humide que le climat de Ténériffe est celui de la Grande-Canarie, plus voisine de la côte africaine, et dont la ville principale est *Las Palmas*. On y a construit le sanatorium *Santa-Catalina* pour les maladies de poitrine.

Les Açores sont de petites îles volcaniques, appartenant au Portugal, situées au milieu de l'océan Atlantique. Elles présentent un climat insulaire typique, très uniforme, et sont un peu moins chaudes que Madère. Comme les vents violents et les ouragans y sont fréquents, elles conviennent moins aux malades que Madère et Ténériffe. *San Miguel,* la plus grande de ces îles, possède des sources hyperthermales, qu'on emploie dans le traitement des affections rhumatismales chroniques.

CHAPITRE V

Stations climatiques du littoral ouest et nord du continent européen

LA COTE D'ESPAGNE

Le littoral de l'Espagne présente plusieurs stations qui se distinguent par la douceur de leur climat. Mais peu d'entre elles présentent des installations appropriées et peuvent servir de stations climatiques. On peut citer ici *Alicante, Carthagène, Malaga, Gibraltar* et *Algésiras*. C'est surtout Malaga qui est célébré pour son climat doux. La température moyenne du printemps y est de 18°, celle de l'été de 25°, 2, celle de l'automne de 21°, 9, celle de l'hiver de 12°,5.

Sur la côte septentrionale de l'Espagne est situé *Saint-Sébastien*, qui est directement soumis à l'influence climatique de l'océan Atlantique; c'est une des stations maritimes les plus belles du monde; elle est très fréquentée principalement en été, mais aussi au printemps et en automne.

LA COTE OCCIDENTALE DE LA FRANCE

A *Biarritz*, qui est situé près de Bayonne, sur la côte rocheuse si pittoresque du golfe de Biscaye, la température moyenne est pour le printemps de 10°,5 pour l'été de 20°, pour l'automne de 14°,5, pour l'hiver de 7°,8. L'humidité relative moyenne est d'environ 75 à 80 %. Les vents du sud-est et de l'est sont très fréquents en hiver et au printemps et peuvent dégénérer en véritables tempêtes. La mer y est très mouvementée et la température moyenne de l'eau est de 11°,9 de janvier à mars, de 13°,5 en avril, de 16°,5 en mai, de 19°,8 en juin, de 22°,5 en juillet et août. Le climat de Biarritz est assez excitant et contre-indiqué pour les malades excitables et surtout pour ceux qui souffrent des poumons. Comme Biarritz possède d'excellentes installations pour les bains d'eaux-mères — ces eaux-mères viennent d'une localité voisine, de *Briscous,* — la station convient bien aux enfants scrofuleux et aux femmes souffrant d'exsudats des annexes ; la cure peut être également liée en hiver à l'emploi de ces bains. Les malades qui sont restés cachectiques par suite du séjour sous les tropiques, et surtout les paludiques, passent avec fruit les mois les plus froids de l'année à Biarritz.

A côté de Biarritz, il faut mentionner encore *St-Jean de Luz* et *Arcachon.* Arcachon est situé sur un bassin qui communique avec le golfe de Gascogne. Sa température moyenne d'hiver est de 8°, celle d'été de 18°,8, celle de printemps de 12°,7, celle d'automne de 14°. L'humidité relative moyenne oscille en hiver entre 77 et 90 %, en été entre 63 et 69 %. Comme le climat d'hiver d'Arcachon est très doux et très calmant, un séjour (saison du 1er novembre à la fin mai) est indiqué pour les malades excitables atteints d'affections pulmonaires, pour les phtisiques souffrant de fièvre et d'hémoptysie et pour les personnes présentant du catarrhe des voies respiratoires supérieures. En été (du 1er juillet au 1er octobre), Arcachon par ses bains de mer est très utile aux personnes affaiblies, aux scrofuleux, et spécialement aux enfants. Les installations balnéaires sont remarquables ; il y existe aussi un hôpital maritime pour enfants scrofuleux et rachitiques.

Entre Arcachon et Brest, on trouve une série de stations littorales que les Français fréquentent pour leurs bains de mer et comme villégiature. Il suffit de nommer *Royan, La Tremblade,* [*Saint-Denis d'Oléron*], *Les Sables d'Olonne, Pornic* et *Le Croisic.* Dans quelques-unes de ces localités se trouvent des hôpitaux maritimes pour les enfants pauvres. Sous ce rapport, les Français qui, depuis 40 ans, ont construit un grand nombre d'hôpitaux de ce genre pour les enfants pauvres, dépassent de beaucoup toutes les autres nations.

LE LITTORAL SEPTENTRIONAL DE LA FRANCE, LES COTES DE LA BELGIQUE ET DE LA HOLLANDE

Sur le littoral septentrional de la France, en Normandie et en Bretagne, se trouvent un grand nombre de stations balnéaires d'été, qui sont fréquentées surtout en juillet et août et notamment par un grand nombre d'Anglais. Nommons ici : *Roscoff, Tréguier, Paimpol, Dinard, St-Malo, Avranches* et *Granville.*

A une distance de 25 à 29 kilomètres de la côte française sont situées les îles anglaises *Jersey* et *Guernesey,* qui peuvent, jusqu'à un certain point, être comparées aux îles méridionales. Bien qu'elles soient assez exposées aux vents, elles présentent néanmoins un climat relativement uniforme et chaud, de sorte que Symes Thompson et Lazarus-Barlow peuvent dire avec juste raison que, dans bien des cas où un voyage à Madère ou aux îles Canaries entraîne trop de dérangements ou de dépenses, on devrait conseiller un séjour aux îles normandes, qui conviendrait bien, notamment dans les maladies des organes respiratoires. Les stations principales sont : *St-Hélier,* à Jersey, et *St. Peter's Port,* à Guernesey. Si nous suivons plus loin la côte de France, nous rencontrons une série de stations balnéaires d'été, situées dans le voisinage de l'embouchure de la Seine : *Cabourg-Dives, Houlgate-Beuzeval, Villers-sur-Mer, Trouville* et *Deauville.* Trouville surtout est l'une des stations de bains de mer les plus fashionables. A l'est de l'embouchure de la Seine, nous avons : *Étretat, Fécamp, St-Valéry-en-Caux, Dieppe, Le Tréport-Mers, Berck-sur-Mer, Boulogne.* La plupart de ces stations sont fréquentées par des personnes désirant se reposer et se distraire. *Berck-sur-Mer* a un caractère plus sérieux en raison de ses hôpitaux pour les enfants scrofuleux et rachitiques ; le plus grand de ceux-ci, en même temps le plus grand hôpital maritime d'enfants qui existe, a été construit par l'Assistance publique de Paris, dès 1861, dans le style des baraquements ; aujourd'hui il est en briques et peut recevoir 700 à 800 enfants.

Sur la côte belge de la mer du Nord est situé le célèbre *Ostende,* dont les bains de mer sont des plus fréquentés. La ville est construite en grande partie sur les dunes ; la plage très plate, à sable fin, est, au moment de la basse mer, large d'environ 300 mètres. Le climat d'Ostende présente un caractère mixte, les brises de terre et de mer y alternant. Non loin d'Ostende se trouvent les petites stations balnéaires belges de *Mariakerke, Middelkerke* et *Nieuport-Bains*. A l'est d'Ostende est situé *Blankenberghe*, dont le climat est analogue à celui d'Ostende et la plage également à sable fin et sans arbres. Dans le voisinage de Blankenberghe, on trouve *Heyst* et *Knocke*. En continuant à suivre la côte de la mer du Nord, nous parvenons à *Scheveningen*, qui est en Hollande. Là les dunes qui se terminent à la plage plate, à sable fin, s'étendent à 2 kilomètres ½ vers l'intérieur du pays et sont en partie boisées. Scheveningen a l'avantage d'être situé dans le voisinage de La Haye, auquel il est relié par une allée ombragée magnifique.

Au nord de Scheveningen est situé *Zandvoort*.

LES BAINS DE MER ALLEMANDS DE LA MER DU NORD

Les stations maritimes allemandes de la mer du Nord rentrent, comme les localités françaises, belges et hollandaises précitées, dans le groupe des climats maritimes frais moyennement humides. Mais tandis que ces dernières stations sont soumises à un régime mixte continental et marin, les bains de mer allemands de la mer du Nord réalisent tous les avantages du climat maritime pur, vu qu'ils ne sont pas situés sur le littoral même, mais sur de petites îles étroites et par conséquent ne subissent pas l'influence de la brise de terre.

Tout ce qui a été dit de l'action physiologique de l'air marin se rapporte en première ligne aux stations allemandes de la mer du Nord, car c'est là qu'il présente, de la manière la plus prononcée, ses effets excitants et stimulants. Au moment de la basse mer, la mer du Nord découvre partout une plage de sable blanc large de plusieurs mètres. Par suite de l'absence de végétation et de la réflexion intense du sable blanc, l'insolation est parfois si grande que beaucoup de baigneurs, éblouis par cette blancheur vive, sont obligés de porter des lunettes préservatrices.

En se fondant sur ce qui a été dit plus haut des actions physiologiques du climat maritime, les stations balnéaires des côtes septentrionales de l'Europe et en particulier celles allemandes de la mer du Nord, sont toujours à recommander lorsqu'il s'agit d'exercer une action excitante sur les différents systèmes de l'organisme et d'obtenir une activité plus grande et une plus grande force de résistance des appareils régulateurs — sans oublier que dans cette action les bains de mer jouent également un rôle adjuvant, comme nous le verrons plus loin. Il ne faut jamais perdre de vue, cependant, que la force de résistance du malade doit être suffisante pour satisfaire aux exigences accrues du fonctionnement de ses organes.

En ce qui concerne les maladies du système nerveux, nous avons à envisager ici principalement les troubles fonctionnels avec abaissement de l'excitabilité nerveuse. Dans un grand nombre de cas de dyspepsie nerveuse, dans bien des formes de migraine, de même que dans la chlorose et l'hypofonctionnement de la peau (tendance aux refroidissements), les bains de mer de la mer du Nord sont d'une grande utilité. Ils sont indiqués, en outre, dans la prédisposition à la phtisie et avant tout dans la scrofule. Les enfants scrofuleux se trouvent très bien d'un séjour sur les bords de la mer du Nord, notamment depuis qu'on a commencé à y construire des hôpitaux maritimes. Quant aux personnes très affaiblies et épuisées, et aux individus excitables, la mer du Nord, et notamment Norderney, Sylt et Helgoland, est trop énergique pour elles, donc formellement contre-indiquée. La saison des bains de mer du Nord va du 1er juin au commencement d'octobre.

Les îles de la Frise orientale. — *Borkum, Juist, Norderney, Baltrum, Langeoog* et *Wangeroog* — possèdent un climat maritime assez pur avec température uniforme. La température moyenne pour Norderney est au printemps de 6°,5, en été de 15°,7, en automne de 9°,7, en hiver de 1°,2. Pour Borkum les chiffres sont presque les mêmes. *Borkum* présente des chaînes de dunes longues et élevées; *Norderney* se distingue par sa plage unie, large et sablonneuse et possède l'hôpital maritime Impératrice-Frédéric pour enfants pauvres scrofuleux et débiles. Norderney est la plus fashionable et la plus fréquentée de ces stations et a d'excellentes installations pour bains de mer chauds, procédés hydrothérapiques, cures de lait et de petit-lait.

Parmi les *îles de la Frise septentrionale*, c'est *Sylt* avec *Westerland*, *Wenningstedt* et *Kampen*, *Föhr* avec *Wyk*, puis *Amrum* avec *Wittdün* et *Satteldüne*, qui sont les plus connues. Westerland surtout a acquis une grande vogue dans ces dernières années et a été pourvu de tout le confort moderne et d'installations balnéaires de premier ordre. Westerland possède également un établissement sanitaire pour enfants (non malades, mais fatigués) et un asile d'enfants pour la classe pauvre. Wyk, dans l'île de Föhr, est protégé contre les vents froids du nord et du nord-ouest par une double rangée d'arbres, plantés près de la plage, sur le soi-disant rempart de la plage, mieux à l'abri, par conséquent, que les autres stations de la mer du Nord, et jouit par suite d'un climat bien plus doux et moins violemment excitant. C'est donc une station qui convient tout particulièrement aux personnes et aux enfants faibles. Depuis peu on recommande aussi Wyk comme séjour d'hiver aux personnes atteintes d'affections pulmonaires, et on y a construit un sanatorium avec des salles de repos à couchettes. L'île *Amrum*, à l'ouest de Föhr, offre le même genre de climat que les autres îles de la mer du Nord.

Mentionnons encore parmi les stations de la mer du Nord : *Wilhelmshaven, Dangast, Cuxhaven* et *Büsum. Helgoland*, île rocheuse située au milieu de la mer du Nord, et qui se dresse comme un roc presque vertical constitué de grès bigarré, occupe un rang privilégié. Eloignée de plus de 60 kilomètres de la terre ferme, cette île présente tous les avantages du climat maritime pur à un plus haut degré encore que les autres îles de la mer du Nord. Le climat y est donc extraordinairement excitant et vivifiant. La température y est très uniforme. La moyenne de juin est de 13º,4, celle de juillet de 16º, celle d'août de 16º,5, celle de septembre de 14º,6. Les malades atteints de fièvre de foin font volontiers un séjour dans l'île, parce qu'ils n'y subissent point d'accès de leur mal grâce à l'absence totale de prairies et d'arbustes.

LES BAINS DE MER ALLEMANDS DE LA BALTIQUE

L'action des *bains de la Baltique* est essentiellement *plus douce* que celle des bains de la mer du Nord. Comme la plupart des stations sont situées directement sur le littoral, elles sont soumises principalement aux vents de terre. Le *climat* y présente donc un caractère plutôt *continental* et l'influence énergiquement excitante de l'air marin y fait défaut. L'action de la lumière est aussi moins prononcée sur les bords de la Baltique que sur ceux de la mer du Nord. Comme la Baltique ne présente ni flux ni reflux, les plages de sable n'y sont nulle part aussi étendues que sur le littoral de la mer du Nord. Même là où existe une étroite plage de sable, celle-ci est plus ou moins souillée, de coloration en général grise ou brunâtre et inégale, de sorte qu'elle ne réfléchit pas la lumière solaire aussi fortement que le sable blanc pur et uni de la mer du Nord. De plus, la côte de la Baltique présente généralement une abondante végétation, de sorte que les radiations solaires se trouvent amorties par cela même.

Les stations de la Baltique sont avant tout des stations d'été et conviennent en première ligne aux personnes fatiguées ou faibles, aux neurasthéniques excitables, aux enfants scrofuleux, d'autant plus que presque partout ce sont de magnifiques forêts, de beaux jardins ou parcs. Quelques stations — *Kolberg*, *Dievenow* et *Swinemünde* — possèdent des sources salines utilisables à titre de bains salins.

Les stations balnéaires les plus importantes de la Baltique sont les suivantes : *Düsternbrook* près de Kiel, *Travemünde* près de Lübeck, *Heiligendamm* près de Doberan, *Warnemünde* près de Rostock, *Sassnitz*, *Krampas*, *Binz* et *Lauterbach* sur l'île de Rügen, *Heringsdorf*, *Ahlbeck*, *Swinemünde* sur l'île d'Usedom, *Misdroy*, *Dievenow* sur l'île Wollin, *Kolberg*, *Rügenwalde*, *Zoppot* et *Westerplatte* près de Danzig, et *Cranz* près de Königsberg.

Heiligendamm possède des forêts étendues et un climat doux et égal ; Doberan possède des sources ferrugineuses terreuses, utilisées surtout en bains. Il existe des installations pour bains de boues ferrugineuses, bains salins et cures de lait et de petit-lait. Sassnitz, sur l'île de Rügen, est situé sur une presqu'île, à la sortie d'une gorge et se distingue par sa situation pittoresque.

Heringsdorf possède des bois étendus et est bien protégé contre les vents violents. Il présente une plage relativement blanche, large, sablonneuse. La température moyenne des mois d'été est d'environ 17°,5. C'est la station la plus fréquentée et la plus élégante de la Baltique et elle possède tout le confort des stations modernes. On y prend des bains salins (source saline située près de Heringsdorf), des bains de boue (provenant d'une tourbière voisine), des bains carbo-gazeux et des bains de sable. Swinemünde, qui jouit d'une plage de sable solide et de promenades forestières, possède une source saline; mais on y prend encore des bains de boue, de sable, d'acide carbonique, électriques, etc.

Misdroy présente également une plage relativement large et sablonneuse et des collines atteignant jusqu'à 120 mètres, couvertes de beaux bois. Le climat de Misdroy est doux même en hiver, de sorte que cette station convient comme séjour d'hiver à la phtisie au début et aux catarrhes chroniques des bronches.

Kolberg offre un caractère plus sérieux que la plupart des autres stations de la Baltique, parce qu'on y trouve les bains salins les meilleurs. C'est donc une station surtout recommandable dans les maladies des femmes et des enfants. A l'établissement de bains salins est annexée une salle d'inhalation. On y donne aussi des bains de boue. Kolberg présente d'excellentes installations pour l'application des agents physiques et un institut de gymnastique orthopédique. Pour les enfants on y trouve deux établissements, l'établissement sanitaire brandenbourgeois et la maison de vacances berlinoise.

Zoppot est l'une des stations les plus douces de la Baltique et se recommande spécialement aux malades impressionnables et faibles. Zoppot possède un établissement sanitaire de 100 lits pour les enfants. Le climat de Cranz est beaucoup plus excitant, car les vents maritimes y soufflent plus que dans la plupart des autres stations de la Baltique, de sorte que le climat s'y rapproche de celui des stations de la mer du Nord.

LES BAINS DE MER SCANDINAVES

Au *Danemark*, tout le long de la côte, en commençant par Copenhague, se rencontrent de nombreuses stations possédant de beaux bois et parcs, donc le climat est comparable à celui des bains de mer de la Baltique et qui sont très recherchées durant l'été. Citons seulement ici *Klampenborg*, *Skodsborg* près de Copenhague, *Marienlyst* près de Helsingör, et *Hellebek*. A *Refsnaes* se trouve un hospice maritime pour enfants scrofuleux.

Sur le *littoral suédois* mentionnons : *Marstrand* sur une petite île du Cattégat, bain de mer estival très recherché et fashionable. *Flyrsö* près de Gothenburg possède un hospice maritime pour enfants scrofuleux. Plus au nord se trouve *Lysekil* et *Strömstad*, connu pour ses bains de boue. A *Ronneby* existent des eaux ferrugineuses et des bains de boue.

En *Norvège*, sur une petite île, non loin de Fredrikstad, se trouve le « Kyst sanatorium » de *Hankö*. *Laurvik* et *Sandefjord* sont des stations balnéaires maritimes très estimées, connues pour un mode spécial d'application de la boue maritime. *Fredriksvaern*, près de Laurvik et *Hegervik* près de Bergen possèdent des hospices d'enfants.

LES BAINS DE MER RUSSES DE LA BALTIQUE

Le climat des stations russes de la Baltique est très analogue à celui des stations allemandes. *Pernau*, dans le golfe de Riga, *Kemmern*, *Hapsal* et *Reval* sont des stations estivales recherchées. *Helsingfors*, dans la Finlande, possède également de bons bains de mer. Dans le voisinage du lac *Halila*, en Finlande, se rencontrent des sanatoriums pour phtisiques des classes pauvres ; en Livonie on a le sanatorium de *Lindheim*.

LES ILES BRITANNIQUES

Le climat des iles britanniques est influencé d'une façon caractéristique par la situation insulaire même et par le gulf-stream, ce courant chaud qui, dans l'Atlantique septentrional, s'étend des régions tropicales vers le nord et relève notablement la température moyenne annuelle de la côte occidentale de l'Europe. L'air réchauffé par le gulf-stream et saturé de vapeur, venant à se mélanger, à son arrivée sur les côtes anglaises, avec des couches d'air plus froides, il en résulte naturellement des condensations sous forme de brouillard et de pluie. *Les brouillards multiples et les nombreux jours de pluie* et en revanche le climat relativement chaud, qui se rapproche des climats des régions plus méridionales, l'Angleterre les doit en première ligne au gulf-stream. Les différences de température suivant les saisons sont faibles ; les étés anglais sont relativement frais, les hivers relativement chauds. La température vespérale et nocturne ne diffère pas beaucoup de celle du jour, parce que l'humidité atmosphérique s'oppose au rayonnement nocturne. Ce qui a de l'importance, notamment pour les personnes sensibles, c'est que l'humidité ne tombe pas, au coucher du soleil, sous la même forme que dans les localités sèches, par exemple, de la Riviera. Une autre différence entre le climat des côtes anglaises et le climat sous-tropical, c'est qu'il n'existe pas en Angleterre de saisons nettement humides, attendu que les chutes de pluie sont assez uniformes à toutes les saisons, quoique un peu plus importantes en automne et en hiver qu'au printemps et en été. Les brusques changements de temps sont particulièrement remarquables. En dépit de l'uniformité de la température aux diverses saisons, bien qu'on ne remarque presque jamais de chaleur ni de froid extrêmes, les changements subits de temps sont extraordinairement nombreux.

Le climat de l'Angleterre est donc caractérisé surtout par une *chaleur plus grande que ne comporte la latitude,* par une *uniformité relative de la température,* par un *degré hygrométrique élevé,* par un ciel trouble, souvent nuageux, par peu de soleil, des vents violents et des changements brusques de temps. Le climat présente donc un *caractère tonifiant,* mais exige une certaine force de résistance au vent et aux intempéries, de sorte qu'il ne convient pas aux personnes faibles ou très débilitées, tandis que dans un grand nombre de cas de surmenage intellectuel, de scrofules et de phtisie, pourvu que la constitution soit robuste, il est plutôt favorable.

Naturellement les conditions climatiques précitées sont quelque peu modifiées par des facteurs locaux. Le littoral oriental et sud-oriental est plus froid et plus sec que le littoral occidental et du sud-ouest et que celui de l'Irlande. La plus grande partie de la côte méridionale réunit les conditions d'hygrométricité relativement faible de la côte est et de chaleur plus grande de la côte ouest. Aucun autre pays ne présente autant de stations balnéaires maritimes que la Grande-Bretagne. La plupart de ces stations sont fréquentées seulement en été, et avec le plus d'avantage de la mi-juillet à la mi-septembre, et quelques-unes en hiver.

Sur la côte méridionale de l'Angleterre : dans le district de Kent, désigné sous le nom d' « Isle of Thanet », se trouve situé *Margate*, bonne station pour les enfants scrofuleux et débiles ; en 1791 y fut fondée la « Royal Sea-Bathing Infirmary », qui est probablement le plus ancien hospice pour enfants pauvres de l'Europe. Mentionnons encore *Ramsgate, Broadstairs, Westgate* et *Birchington.* Un peu plus à l'ouest se trouve *Folkestone,* l'une des stations estivales les plus populaires de l'Angleterre. La plus grande partie de la ville est bâtie sur une hauteur, est assez exposée au vent et possède un climat très vivifiant, tandis que la partie basse, plus rapprochée de la mer, est mieux protégée contre le vent et jouit d'un climat plus doux. Non loin de Folkestone, on rencontre *Sandgate, Hythe, Dymchurch, Little-Stone-on-Sea, Hastings* et *St. Leonard.* Ces deux dernières localités sont aussi recommandées comme stations d'hiver, mais ne conviennent qu'à des constitutions robustes. *Eastbourne* est une des stations d'été et d'automne les plus fréquentées; au sud-ouest d'Eastbourne on voit les célèbres rochers calcaires de Beachy Head, qui sont plus élevés que ceux de Stubbenkammer, près de Sassnitz, mais ne sont pas boisés.

Brighton, ville de 120.000 habitants, au sud de Londres, est l'une des stations balnéaires maritimes les plus connues d'Angleterre. Au printemps, Brighton est fortement exposé aux vents d'est, de sorte que son séjour ne convient guère aux malades à cette saison, mais peut être recommandé en automne et en hiver jusqu'au début de janvier. La température moyenne y est en décembre de

4°,5, en janvier de 4°,1, en juillet de 17°,8, en août de 16°,2 ; l'humidité relative moyenne y atteint 78 %. La mer y présente en juillet une température de 16°,8.

L'*île de Wight*, près de la côte du Hampshire, possède un grand nombre de falaises et de collines, pouvant atteindre jusqu'à 250 mètres. Les stations principales, situées vers la déclivité inférieure de l'île, sont assez protégées contre le vent. La ville principale, *Ventnor*, l'une des stations hivernales les plus fréquentées d'Angleterre, est exposée aux vents du sud et du sud-est ; le quartier de Ventnor, appelé *Bonchurch*, est mieux protégé contre les vents. Ventnor possède un climat d'hiver doux, uniforme, et l'insolation y est en hiver plus forte que dans la plupart des stations côtières d'Angleterre, parce que la radiation solaire y est accrue par la réflexion sur les falaises rocheuses. La température moyenne, pour janvier à avril est de 6°,4, pour mai et juin de 13°,1, pour juillet à septembre de 15°,9, pour octobre et novembre de 8°,9, pour décembre de 5°,8. L'humidité relative moyenne est de 81 %.

Bournemouth, sur le littoral sud du Hampshire, possède surtout de belles promenades le long de la mer. Le climat en est plus tonifiant que celui de Ventnor. C'est également une station hivernale très recherchée pour les affections chroniques des poumons et il s'y trouve divers sanatoriums privés pour phtisiques. La température moyenne est en novembre de 7°,3, de décembre à février de 4°,2 et et en mars de 5°,4.

Dans le voisinage immédiat de Bournemouth sont situés *Boscombe*, *Branksome* et *Parkstone*, dans le voisinage de Parkstone le sanatorium privé d' « Alderney Manor » pour affections pulmonaires.

Weymouth et *Sidmouth* possèdent un climat particulièrement doux et se distinguent par une insolation abondante pendant l'hiver.

Torquay, l'une des stations les plus attrayantes et les plus recherchées de Grande-Bretagne, est spécialement bien protégé contre les vents et remarquable par sa végétation abondante, en partie soustropicale. La température moyenne y est en novembre de 8°, en décembre de 6°, en janvier et février de 5° et en mars de 6°. Torquay possède de bonnes installations pour bains de toutes sortes.

En Cornouailles se trouve *Falmouth*, dans une belle situation bien protégée, et *Penzance*, tous deux un peu plus chauds que Torquay, mais pas tout à fait aussi bien protégés contre le vent.

A une distance de 40 milles anglais de Penzance, sont situées les îles *Scilly*, qui offrent une végétation tropicale et sont encore plus chaudes que Penzance.

Si nous suivons la côte plus loin à l'ouest, nous découvrons plusieurs stations admirablement situées, un peu plus exposées aux vents que celles de la côte sud, et par conséquent douées d'un climat encore plus vivifiant. Mentionnons ici : *St. Ives, New-Quay, Westward Ho, Woolacombe, Ilfracombe, Lynmouth, Lynton*.

Sur la côte ouest de l'Angleterre est située l'une des plus belles et des plus anciennes stations balnéaires, *Tenby*, dont le climat est très doux, puis en rencontre *Aberystwith, Barmouth, Llandudno, Hoylake* et *New-Brighton, Southport* et *Blackpool*; cette dernière station est surtout fréquentée par la population de Liverpool et de Manchester.

Quant aux stations de la *côte occidentale de l'Ecosse*, nous pouvons citer : *Millport, Largs, Helensburgh, Dunoon. Rothesay*, dans l'île de Bute, est particulièrement recherché. Ces stations sont plus humides et plus pluvieuses que celles de la côte orientale d'Ecosse et d'Angleterre, mais ont des étés plus chauds et se trouvent dans une situation plus pittoresque.

Sur la côte est d'Angleterre et d'Ecosse, moins humide et de climat plus excitant, on peut mentionner du nord au sud : *Nairn, Portobello, North Berwick* en Ecosse, *Redcar, Saltburn, Whitby* et *Scarborough* en Angleterre. Scarborough, la station balnéaire maritime la plus importante du nord de l'Angleterre, dans une situation pittoresque splendide, possède un climat très vivifiant, relativement sec et peut être visité même pendant les mois d'hiver par les personnes robustes.

Stations côtières d'Irlande.— *Queenstown,* sur la côte méridionale, se trouve dans une situation magnifique et jouit d'un climat très protégé et très doux, analogue à celui de Torquay ; c'est la station hivernale la plus connue d'Irlande. La température moyenne au printemps est de 10°, en été de 16°,5, en hiver de 6°,9. *Glengarriff* est, ainsi que Queenstown, très recherché comme station d'hiver et se trouve dans un des sites les plus pittoresques de l'Irlande ; la température en hiver y est plus élevée que dans la plupart des autres stations anglaises du littoral et offre la moyenne de 7°,1. Méritent encore d'être mentionnés : *Parknasilla, Waterville, Kilkee, Rostrevor* et *Warrenpoint,* dans le voisinage duquel se trouve un sanatorium privé pour les affections pulmonaires, et enfin *Bray,* le Brighton irlandais, au sud de Dublin, l'un des bains de mer les plus recherchés de l'Irlande.

Stations climatiques de l'intérieur de la Grande-Bretagne. — Le climat des localités de l'intérieur a un caractère tonifiant équivalent à celui des stations suisses situées à une altitude à peu près triple ; mais elles ne peuvent rivaliser, comme stations propres d'altitude, avec celles du continent, avant tout parce que leur manque l'énergie équivalente de l'insolation, et il en est peu qui puissent revendiquer la prérogative d'être des stations climatiques. Parmi ces dernières nommons : *Clifton* et surtout *Malvern* (160 mètres), sur la déclivité des monts Malvern, qui atteignent jusqu'à 440 mètres. Les chaînes boisées d'Angleterre avec leur climat vivifiant, uniforme, se prêtent très bien au séjour des individus malades des poumons. Il n'existe pas effectivement de pays qui possèdent autant de sanatoriums pour les affections pulmonaires que les Iles Britanniques. Partout, disséminés dans toute l'étendue du pays, on en trouve construits les uns pour les classes pauvres, parfois dépendant directement des hôpitaux des grandes villes, les autres sanatoriums privés. Nous ne mentionnerons ici que les suivants :

Sur la chaîne montagneuse de *Mendip,* il en existe plusieurs : à *Nordrach-upon-Mendip,* dans une situation protégée, boisée ; à *Hill-Grove,* à *Portbury* avec son sanatorium à cure d'air libre. A *New-Forest* (Hampshire), le sanatorium de *Linford,* près de Bournemouth. Aux monts *Cotswold*, le sanatorium de Cotswold (200 mètres); dans le voisinage de Midhurst : le sanatorium du roi Edouard VII, dans une situation très abritée, le sanatorium d'*Heatherside*, dépendant de l'hôpital Brompton de Londres, le sanatorium de *Crooksbury*, celui de *Whitmead*, enfin *Pinewood*, le « London Open-air-Sanatorium » pour la phtisie au début et une foule d'autres maladies.

Dans les *highlands écossais*, sont très estimés comme stations climatiques, pour leur climat vivifiant et leur situation pittoresque, les stations situées sur les bords des lacs écossais, en particulier du *Loch Lomond* et du *Loch Katrine*. Dans beaucoup de ces localités on trouve de bonnes installations d'hydrothérapie, particulièrement à *Bridge of Allan* et à *Dumblane*. Parmi les stations estivales les plus recherchées des highlands on peut citer *Pillochrie* et *Braemor*, qui possède un climat éminemment excitant et vivifiant.

CHAPITRE VI

Stations climatiques continentales

———

LA SUISSE

Stations hivernales de la Suisse

Nous envisagerons ici tout d'abord les stations suisses qui peuvent être fréquentées en hiver. Pendant les mois de novembre à mars, la température moyenne y oscille entre —6° et 0°, l'humidité moyenne relative entre 60 et 80 % et le nombre de jours de pluie ou de neige entre 50 et 60. La quantité de radiation solaire varie suivant les localités. Les hautes vallées jouissent plus longtemps de l'insolation que les basses vallées. Le contraste entre les températures au soleil et à l'ombre est des plus marqués. Ainsi, à Davos par exemple, la différence entre la température la plus élevée au soleil et la plus élevée à l'ombre peut atteindre 20°. Nous avons montré dans le chapitre I comment il se fait que les malades peuvent supporter ces différences de température et rester assis dans un air à 0°, sans éprouver aucune sensation de froid. Un fait saillant, c'est l'absence de toute gêne par le vent et par la poussière dans les hautes vallées alpines. Pendant l'hiver, la terre est couverte de neige et c'est précisément grâce à cela que l'air ne contient aucune poussière et que la chaleur solaire se trouve augmentée par les rayons réfléchis. En général, la neige commence à couvrir le sol vers la fin de novembre ou le début de décembre, et elle persiste jusqu'au commencement ou au milieu de mars. Les malades qui ont l'intention de séjourner en hiver dans les stations alpines, font bien de s'y rendre dès octobre ou au commencement de novembre, avant la chute des neiges, pour

avoir le temps de s'y acclimater entièrement. La période de la fonte
des neiges qui dure parfois plusieurs semaines, se caractérise par
un accroissement d'humidité et de fréquents changements de température ; par moments aussi de forts vents viennent à souffler. Les
malades doivent alors prendre des précautions particulières pour
ne pas se refroidir. Pour beaucoup, il est nettement indiqué de
changer de séjour à cette époque et de choisir des localités plus
basses, telles que Ragatz, Glion ou les lacs italiens.

Il n'est peut-être pas sans intérêt de comparer le climat des
hautes altitudes de la Suisse avec le climat d'altitude d'autres régions terrestres, dont il ne diffère pas essentiellement. Les stations
de l'Himalaya, des montagnes Rocheuses du Colorado (Amérique du
Nord), des Andes sud américaines et des plateaux du sud de l'Afrique, par exemple, possèdent en général un climat plus chaud et
moins humide, mais plus de vent et de poussière. Dans le Colorado,
la neige ne couvre le sol que pendant quelques jours en hiver ; il
n'y existe pas de période désagréable de fonte des neiges comme en
Suisse ; des localités telles que *Denver* et *Colorado* possèdent un
éclairement solaire plus prolongé que Davos. En revanche, elles
sont exposées à des vents et à des ouragans violents. Les stations
d'altitude des Andes se distinguent, en raison de leur situation dans
le voisinage de l'Equateur, aussi bien des stations de la Suisse que
de celles des Etats-Unis. La différence des températures de jour et de
nuit est très faible. Les lieux élevés de l'Himalaya se caractérisent
par les abondantes chutes annuelles de pluie, le climat des plateaux
sud-africains par une grande sécheresse, une insolation intense et
une grande pureté de l'air. Récemment on a beaucoup vanté le climat des plateaux du sud-ouest africain dont le séjour conviendrait
beaucoup aux phtisiques.

Dans cette revue des stations hivernales de la Suisse, qui naturellement conviennent aussi pour le séjour estival, nous commencerons par la plus ancienne d'entre elles, par *Davos.*

Davos est situé à 1560 mètres au-dessus du niveau de la mer,
dans la haute vallée des Grisons, et est totalement protégé contre
l'ouest, le nord-ouest et le nord. La température moyenne de janvier
y est de — 7°,4, celle de février de — 4°,2, de mars de — 2°,8, d'avril

de 2º, de mai de 6º,6, de juin de 9º,8, de juillet de 12º,4, d'août de 11º,5, de septembre de 8º,4, d'octobre de 3º, de novembre de — 2º,2, de décembre de — 5º,5. L'humidité relative moyenne est d'environ 78 %, mais en raison de la basse température, l'atmosphère fait l'impression d'être plus sèche. Le climat de Davos est bien meilleur en hiver qu'en été, parce que l'air y est plus pur, le nombre des jours sereins plus grand et l'atmosphère moins agitée qu'en été. L'insolation intense durant les mois d'hiver permet aux malades de se tenir au dehors pendant des heures par une température inférieure à 0º. Depuis des années, Davos est en possession de divers sanatoriums pour le traitement des affections pulmonaires.

Un peu plus haut que *Davos-Platz* se trouve *Davos-Dorf* (le village) et un peu plus bas *Davos-Frauenkirch*, avec un sanatorium privé, et *Wiesen* (1450 mètres).

Arosa (1840 jusqu'à 1860 mètres), station estivale et hivernale, se trouve à une altitude supérieure à celle de Davos. La partie la plus haute de la localité, où se trouve de plus un sanatorium pour les affections pulmonaires, est particulièrement bien disposée pour un séjour en hiver. La température moyenne de l'hiver est de — 5º,3, donc un peu plus élevée que celle de Davos, tandis que l'humidité relative moyenne y est moindre (65 %). L'insolation est plus forte encore à Arosa qu'à Davos.

St-Moritz (Bains de St-Moritz, 1775 mètres ; village, 1856 mètres) est situé dans la partie la plus élevée de la vallée de la Haute-Engadine. C'est à sa forte insolation, unie à sa richesse en eaux courantes, que St-Moritz doit sa riche végétation, rare à semblable altitude. La température moyenne des différents mois est, en commençant par janvier : — 8º ; — 7º,5 ; — 4º ; 0º,5 ; 5º ; 9º ; 11º,5 ; 10º,3 ; 7º,5 ; 2º,2 ; — 2º,5 ; — 7º. L'humidité relative moyenne varie de 40 à 50 %. St-Moritz est connu depuis une vingtaine d'années comme station hivernale, bien que H. Weber y envoyât déjà bien des années auparavant des malades et notamment des phtisiques pour y passer l'hiver. Mais la station ne doit être recommandée que dans les cas légers de tuberculose pulmonaire, et principalement à son degré initial. St-Moritz ne convient pas à des malades qui ont le

système vasculaire irritable, avec phénomènes d'artériosclérose et
de néphrite. En été (de la mi-juin à la mi-septembre) St-Moritz est
très fréquenté par le grand nombre de personnes qui, sans être sérieusement malades, cherchent le repos et les distractions. A St-
Moritz-Village se trouvent des sources ferrugineuses indiquées dans
les cas légers de chlorose et d'anémie. L'altitude de St-Moritz est
trop grande pour les anémies intenses.

Leysin (1450 mètres), sur le versant sud des Alpes vaudoises, est
à la fois station estivale et hivernale. La température de l'air est un
peu plus élevée qu'à Davos, l'humidité relative moindre. Aux mois
de février et de mars, l'éclairement par le soleil persiste de 9 à
10 heures par jour. Leysin est protégé contre les vents. Le traitement moderne à l'air libre de la tuberculose est appliqué dans les
divers sanatoriums de Leysin, tous situés plus haut que le village.

Parmi les autres localités encore à prendre en considération à
titre de stations hivernales, on peut mentionner *Les Avants*, situé
au-dessus de Montreux (1000 mètres). *Les Avants* se trouve dans
une vallée profonde, tout entourée de montagnes, donc bien protégé contre les vents. La température moyenne de l'hiver y est de
— 1°,8, l'humidité relative moyenne de 60,6 %. Les Avants convient en hiver à la tuberculose non fébrile à un degré peu avancé,
à la bronchite accompagnée de peu d'expectoration, aux convalescents surtout de pneumonie et de pleurésie.

Stations estivales alpines de la Suisse
(à plus de 1000 mètres)

La saison d'été dans les localités élevées de la Suisse n'est que de
peu de durée : elle n'est que de 3 et au plus de 5 mois.

Engadine. — La vallée de l'Engadine s'étend depuis le col de la
Maloya au sud-ouest jusqu'à la frontière autrichiennne au nord-est.
La partie de la vallée, en amont de Punt-Ota, comprise entre Zuz
et Zernez est appelée *Haute-Engadine* et se distingue par son altitude même et son climat vivifiant de la *Basse-Engadine*.

Les localités de la Haute-Engadine sont peut-être les stations d'altitude les plus fréquentées du monde. Elles doivent cette grande préférence, en plus du climat, aux beautés du paysage, au grand confort qu'elles présentent, et en grande partie à leurs excellentes routes de voiture, telles qu'on ne les rencontre guère dans d'autres stations d'altitude. Au sommet de la passe de la *Maloya* (1817 mètres) est construit l'*hôtel Kursaal* si fashionable. En outre, on peut mentionner, dans la Haute-Engadine : *Sils-Maria* (1811 mètres), *Silva-Plana* (1816 mètres), *Campfer* (1829 mètres), *Celerina* (1724 mètres), *Samaden* (1723 mètres), *St-Moritz* (1856 mètres) et *Pontresina* (1803 mètres). A côté de St-Moritz, dont nous avons déjà parlé comme station hivernale, Pontresina jouit d'une grande renommée. La température moyenne y est en juin de 9°, en juillet de 11°, en août de 10° et en septembre de 8°. Il est rare que la température atteigne 20° même pendant les journées les plus chaudes de l'été. Le voisinage des grands glaciers, les promenades ombragées aux alentours, la situation protégée, la tenue irréprochable des établissements offrent de grands avantages aux personnes qui recherchent le repos et l'animation dans un climat frais et ensoleillé.

La station principale de la Basse-Engadine est *Tarasp* (1185 mètres), avec les stations voisines : *Schuls* (1210 mètres) et *Vulpera* (1270 mètres). La température moyenne y est en juin de 12°,8, en juillet de 15°,4, en août de 14°,5 et en septembre de 12°,6; l'humidité relative y est faible, la radiation solaire très intense. Tarasp est bien protégé contre les vents. Vulpera se distingue par sa situation plus élevée et plus découverte et par sa plus grande proximité de la forêt. Tarasp possède plusieurs sources, parmi lesquelles les sulfatées sodiques sont surtout utilisées en boisson.

Dans le canton des Grisons, surtout riches en stations d'altitude, se trouvent : *Fideris* (1056 mètres) avec des eaux ferrugineuses, *Flims* (1102 mètres) avec forêt et lac à proximité, *Dissentis* (1150 mètres) avec une source ferrugineuse, *Klosters* (1212 mètres), *Coire* ou *Churwalden* (1212 mètres), *Brigels* (1302 mètres), *Bergün* (1389 mètres), *Sedrun* (1389 mètres), *Mühlen* (1416 mètres), *St-Antonien* (1420 mètres), *Zernez* (1454 mètres), *Wiesen* (1454 mètres) déjà mentionné comme station hivernale, *Parpan* (1565 mètres), *San-Bernardino* (1626 mètres), *Chiamutt* (1640 mètres), *Guarda* (1650 mètres) et *Fettan*, au-dessus de Tarasp (1657 mètres. A l'entrée septentrionale du tunnel du Gothard sont situés *Andermatt* (1414 mètres), *Hospenthal* (1484 mètres), *Rehalp* (1542 mètres) et la *Furka* (2430 mètres). Parmi les stations de la vallée du Rhône, signalons : *Zermatt* (1620 mètres), au milieu de hautes montagnes couvertes de glaciers, avec vue magnifique sur le Matterhorn; hôtel *Belalp* (2052 mètres), *Riedaralp* (1947 mètres), *Eggischhorn* (2193 mètres).

Dans le sud de la vallée du Rhône : *Evolène* (1378 mètres), *Chalets d'Arolla* (1900 mètres) et *Morgins-les-Bains* (1411 mètres) avec des eaux ferrugineuses. Dans les vallées et aux altitudes vers le nord de la vallée du Rhône, entre Visp et le lac de Genève : *Gryon* (1130 mètres), *Villars* (1274) mètres), *Chesières* (1220 mètres).

Dans l'Oberland bernois et dans d'autres parties du canton de Berne, les localités dépassant 1000 mètres d'altitude les plus connues sont : *Grindelwald* (1057 mètres) dans le voisinage de deux glaciers, bien protégé contre le vent du nord, moins bien contre le vent du sud (föhn), qui peut être assez violent surtout au printemps et en automne, *Wengen* (1275 mètres), *Muerren* (1650 mètres), *Lenk* (1105 mètres) *Bühlbad* (1186 mètres), *Axalp* (1524 mètres). Méritent une mention spéciale : *Beatenberg* sur le lac de Thun (1148 mètres), qui convient fort bien aux affections pulmonaires, grâce à sa situation protégée, et *Gurnigel* (1155 mètres), qui possède des forêts étendues et est l'une des localités les plus recherchées de l'Oberland bernois.

Parmi les autres stations de la Suisse dépassant 1000 mètres d'altitude, nous avons : *Schienberg* (1452 mètres), dans le canton de Lucerne, avec ses eaux ferrugineuses, et les points bien connus du Rigi tels que *Rigi-Klösterli* (1300 mètres), *Rigi-Kaltbad* (1441 mètres), *Rigi-First* (1446 mètres), *Rigi-Staffel* (1549 mètres), *Rigi-Scheidegg* (1648 mètres) et *Rigi-Kulm* (1800 mètres). Dans la région du Jura se trouvent *Chaumont* (1145 mètres) et *Weissenstein* (1284 mètres).

Stations d'altitude subalpines de la Suisse
(au-dessous de 1000 mètres), y compris les lacs suisses

Une série de localités très fréquentées se rencontrent sur les bords du lac de Genève, situé 380 mètres au-dessus du niveau de la mer. Au nord-est ce sont les stations suivantes: *Montreux* qui, parmi elles, tient le premier rang ; *Clarens, Vernex, Territet* et *Veytaux.*

Montreux possède un climat doux, chaud et humide, de caractère nettement sédatif, mais non débilitant, grâce à l'altitude et à la forte insolation. La température moyenne d'octobre y est, en commençant par octobre : 10°,4 ; 5°,1 ; 2°,5 ; 0°,8 ; 3°,8 ; 5°,1 ; 10°,6 ; 15°. L'humidité relative moyenne est en avril-mai de 72 à 73 %, en automne et en hiver de 78,8 à 83 %. Les oscillations thermiques sont faibles, le climat est plus uniforme que celui de la Riviera occidendale, par exemple, de sorte que des malades excitables, souffrant d'insomnie, se trouvent mieux à Montreux qu'à la Riviera. Les stations précitées sont bien abritées contre le vent, Territet et Veytaux un peu mieux encore que Montreux. On envoie à Montreux, outre le grand nombre de personnes qui ont besoin de se fortifier, les malades atteints d'affections laryngées et de bronchite sèche, les neurasthéniques excitables ; pendant les mois d'automne ces stations sont très appropriées à une cure de raisins. Pendant l'hiver, Montreux est recommandé dans les cas de phtisie stationnaire, et au printemps et en automne comme station de transition. Les indications relativement aux stations du lac de Genève peuvent encore être élargies, vu que, immédiatement sur les pentes des montagnes environnantes, donc faciles à atteindre rapidement, s'étagent une série de stations d'altitude, de sorte qu'on peut réaliser à divers degrés les actions climatiques. Parmi ces stations on peut citer : *Charnex,* au-dessus de Clarens ; *Les Planches,* au-dessus de Montreux ; *Mont-Fleuri,* au-dessus de Territet, et plus haut encore *Glion* (724 mètres), *Les Avants* (1000 mètres), qui a déjà été signalé comme station hivernale ; et *Caux* (1100 mètres). Entre autres stations du lac, mentionnons encore *Vevey,* près de Montreux, mais occupant une situation moins abritée, et *Ouchy,* le port de Lausanne. A citer aussi ici la station française d'*Evian-les-Bains,* située en face de Lausanne, sur la rive sud du lac.

Dans la vallée du Rhône, méritent d'être mentionnés : *Château d'Œx* (990 mètres), *Rougemont* (993 mètres) et *Visp* ou *Viège* (637 mètres).

Dans le canton des Grisons : *Rothenbrunnen* (614 mètres), convenant spécialement aux enfants scrofuleux, grâce à ses eaux ferrugineuses et iodées, *Ilanz* (718 mètres), *Tiefenkasten* (850 mètres), *Thusis* (730 mètres).

Dans le canton de St. Gall se trouve la célèbre station de *Ragatz* (521 mètres), dans la partie sud-ouest de la vallée du Rhin, à l'entrée de la gorge de Tamina, non loin des bains de *Pfæfers*, d'où lui sont amenées ses eaux thermales. Ragatz est une station climatique de premier ordre pour les périodes de la mi-mai à la fin de juin et de la mi-août à la mi-septembre. Le climat est doux et vivifiant, les forts vents sont rares. La température moyenne est en mai de 13°,7, en juin de 16°,5, en juillet de 17°,7, en août de 17°, en septembre de 14°,4, en octobre de 8°,5. L'humidité relative moyenne est, en juillet et août, inférieure de 4 à 5° à celle de Ragatz, et l'air y est un peu plus humide. Les avantages climatiques sont encore accrus par l'action des eaux thermales indifférentes.

Entre les lacs de Thun et de Brienz, dans le canton de Berne, se trouve *Interlaken* (568 mètres), doué d'un climat doux de montagne. Les températures moyennes y sont assez élevées. Elles sont, en commençant par janvier : 0° ; 2°,3 ; 5°,2 ; 10°,7 ; 14° ; 17,6 ; 20°,4 ; 18°,9 ; 16°,2 ; 10°,2 ; 3°,9 ; — 0°,7. Interlaken convient fort bien aux catarrhes chroniques des voies respiratoires, aux anémiques et aux scrofuleux, aux convalescents et aux neurasthéniques, d'autant plus qu'on y trouve des installations excellentes pour bains de toutes sortes, pour cures de lait, de petit-lait et de raisins.

Dans le voisinage du lac de Thun se trouvent *Heustrich* (648 mètres), dans l'Oberland bernois, avec un climat assez uniforme et doux, connu pour ses sources sulfureuses ; *Faulensee* (800 mètres), *Weissenburg* (878 mètres), *Giessbach* (660 mètres) et *Brienz* (604 mètres), sur le lac de Brienz, très chaud en été, offrant un séjour très agréable au printemps et en automne. Les bains pris dans le lac ont une action particulièrement tonifiante, en raison de la fraîcheur relative de l'eau qui, même en plein été, n'atteint pas plus de 20°.

Près du lac des Quatre-Cantons (440 mètres), se voient une série de stations d'altitude. Parmi celles-ci se distinguent, au nord du lac, *Gersau* (460 mètres), *Vitznau* (440 mètres), *Weggis* (444 mètres) pour leur climat particulièrement doux, protégées qu'elles sont au nôrd par le massif du Rigi, de sorte que ce sont des localités toutes désignées pour les malades atteints de catarrhes des sommets des poumons, d'autant mieux qu'on y trouve de bonnes installations balnéaires. *Brunnen* (440 mètres) est l'une des plus belles stations du lac, mais est exposé au vent du nord et au föhn. A une altitude plus grande on trouve *Gütsch* (550 mètres), *Axenfels* (654 mètres), *Schœneck* (760 mètres), qui possède un excellent établissement hydrothérapique, *Moorschach* (657 mètres), *Axenstein* (750 mètres), *Seelisberg* (801 mètres) et *Bürgenstock* (870 mètres). En particulier, ces trois dernières stations sont, grâce à leur climat doux subalpin, des stations d'été très appréciées par les personnes surmenées, et peuvent être recommandées aux chlorotiques, convalescents, scrofuleux et phtisiques au début.

Non loin du lac des Quatre-Cantons se trouve *Engelberg* (1019 mètres) qui, en été, de juin à septembre, est une des localités les plus fréquentées de la Suisse. La température moyenne y est durant cette période, en commençant par juin : 12°,3 ; 14°,4 ; 13°,3 ; 10°,7. Les variations de température y sont faibles, les vents violents rares. Comme Engelberg possède des établissements hydrothérapiques remarquables et des installations excellentes pour des bains de toutes sortes et des cures de lait et de petit-lait, il convient au suprême degré dans tous les cas où un climat d'altitude moyenne est indiqué.

Dans le canton de Zurich, nous avons *Uelliberg* (860 mètres), *Gyrenbad* (720-721 mètres) et *Nidelbad* (512 mètres).

Dans le canton d'Appenzell se trouvent de nombreuses localités, situées dans des campagnes accidentées, riches en vertes prairies. On y trouve un lait particulièrement bon et tout désigné pour des cures de lait et de petit lait. La station la plus connue est *Heiden* (806 mètres), où Frenkel a institué sa cure d'exercice de compensation dans le tabès ; puis c'est *Kappel* (634 mètres), *Ebnat* (642 mètres), *Appenzell* (781 mètres), *Weissbad* (820 mètres), *Wold-Statt* (823 mètres), *Teufen* (836 mètres) *Ridbad* (854 mètres), *Gonten* (884 mètres), *Trogen* (905 mètres) et *Gais* (935 mètres), localités très anciennement connues pour les cures de petit-lait.

Sur les bords du lac de Constance (400 mètres), où se rencontrent la Suisse, l'Autriche, la Bavière, le Wurtemberg et Bade, sont situés, du côté suisse : *Romanshorn*, *Rorschach* et *Mammern*.

Dans le Jura, entre Bâle et Genève, se voient quelques stations de moyenne altitude : *Langenbruck* (718 mètres), avec un sanatorium pour enfants tuberculeux, *Friedau* (715 mètres), l'établissement de *Twannberg* (870 mètres)

Dans le canton d'Aargau : *Brestenberg* (480 mètres), *Baden* (375 mètres) et *Schinznach* (350 mètres) avec des eaux sulfureuses.

Les lacs du nord de l'Italie, l'Italie, l'Espagne, la France, la Belgique, la Norvège et la Suède.

———

LES LACS DU NORD DE L'ITALIE

Toutes les localités sises sur les bords des lacs italiens sont plus ou moins protégées par les Alpes dans le nord et leur climat est essentiellement influencé par la proximité des montagnes et des nappes d'eau. Le climat de l'hiver y tient à peu près le milieu entre ceux de la Riviera et de Meran ou de Montreux ; il est plus chaud, plus humide et plus uniforme que celui de Meran par exemple, moins chaud et moins excitant, mais plus humide que celui de la Riviera occidentale. Les forts vents sont rares et en général l'air y est moins chargé de poussière qu'à la Riviera. La neige y tombe pendant 7 à 8 jours par an. Pendant l'été, les lacs de la Haute Italie sont généralement trop chauds ; on les fréquente de préférence au printemps et en automne ainsi qu'en hiver.

Les principales stations sont situées sur le lac Majeur : *Locarno*, qui appartient à la Suisse, *Pallanza, Baveno* et *Stresa*, en Italie. Locarno est entouré de hautes montagnes et se distingue par le calme de l'air et l'absence de poussière. *Pallanza* est situé en face des îles Borromée dans une baie magnifique du lac Majeur. Le climat se caractérise comme modérément excitant. Assez souvent exposé au vent Ora au printemps, *Pallanza* est abrité des autres vents. La température moyenne du printemps et de l'automne est :

Pendant le mois de	à Locarno	à Pallanza
Février	3°,4	5°
Mars	7°,4	7°,8
Avril	11°,3	12°,7
Septembre	17°,6	19°,4
Octobre	11°,3	12°,6
Novembre	7°,2	7°,3

Ces deux localités sont d'excellentes stations de passage et du reste indiquées dans les catarrhes du sommet au début, les catarrhes bronchiques et les néphrites chroniques.

Sur le lac de Varèse est située la petite station de *Varèse*.

Sur le lac de Lugano (275 m.) se trouve, au fond d'une baie ensoleillée, entourée de hautes montagnes, *Lugano*, localité suisse. Son climat tient à peu près le milieu entre le climat plus ou moins excitant et le climat nettement sédatif. Aussi Lugano convient-il comme excellente station de passage, surtout dans toutes les maladies des voies respiratoires. La température s'y comporte à peu près comme à Locarno.

Sur le lac de Côme nous trouvons *Menaggio*, *Cadenabbia*, *Bellagio* et *Cernobbio*, qui sont également très fréquentés comme stations de passage au printemps et en automne. Bellagio (180 m.) est de toutes ces stations celle qui occupe le plus beau site, bien qu'un peu moins bien abrité et ensoleillé que les autres.

Le lac de Garde (70 m.) est le plus grand et le plus bas situé des lacs de la Haute Italie. Son littoral ouest est particulièrement bien protégé et exposé au soleil ; il porte le nom de *Riviera du lac de Garde* ou de *Riviera de Salo*, avec une série de stations très fréquentées. Cette région s'étend de Salo, au nord-ouest du lac et vers le nord-est jusqu'à *Gargnano*, sur une distance d'environ 18 kilomètres. On a comparé la Riviera du lac de Garde à celle du lac de Genève, mais elle est encore plus chaude et plus ensoleillée. La température moyenne comporte d'octobre en avril : 13°,6 ; 8°,5 ; 4°,2 ; 3° ; 4°,4 ; 8°,6 ; 13°. L'humidité relative moyenne est de 76 %. Il y tombe très rarement de la neige en hiver, et alors guère plus de 3 jours. L'un des grands avantages de la Riviera du lac de Garde, c'es^t

d'être absolument à l'abri des vents, d'où l'absence de toute poussière. Les stations les plus importantes sont *Gardone-Riviera* et *Salo*, toutes deux largement fréquentées par les personnes atteintes d'affections du poumon et du larynx et constituant, comme Lugano et les autres localités des lacs italiens, de bonnes stations de passage.

A l'extrémité nord du lac de Garde est situé *Riva* qui, quoique autrichien, possède un caractère tout italien et des conditions climatiques analogues à celles de la Riviera du lac de Garde.

Sur le littoral sud du lac, sur une presqu'île, se trouve *Sirmione*, avec une source sulfureuse chaude. Non loin du lac de Garde, dans la vallée de Sarca, c'est la localité bien connue d'*Arco* (90 m.), qui fait partie du sud du Tyrol, mais se rapproche par ses conditions climatiques tellement des stations précitées du lac de Garde, qu'il est tout naturel d'en parler à leur suite. Arco possède un climat très doux, d'action calmante. La température moyenne est, pour les mois de l'année en commençant par janvier : 2°,3 ; 4° ; 7°,5 ; 12° ; 16°,6 ; 20°,9 ; 22°,6 ; 22°,3 ; 17°,9 ; 11°,8 ; 7°,6 ; 2°,7. L'humidité relative moyenne est de 72 %. L'air pur et calme, la température hivernale relativement élevée pour sa situation, l'uniformité de son climat et les faibles différences entre les températures de jour et de nuit, font d'Arco une station excellente pour les personnes débiles, pour les enfants et les vieillards, les phtisiques, les emphysémateux ; ces personnes peuvent la fréquenter en hiver aussi bien qu'au printemps et en automne.

STATIONS CLIMATIQUES DE L'INTÉRIEUR DE L'ITALIE

Beaucoup de ces stations sont en même temps et davantage des stations hydrominérales ; il en sera donc traité dans la deuxième partie de cet ouvrage. Celles qui peuvent être rangées en première ligne parmi les stations climatiques sont : *Macugnaga* (1260 m.), *Alagna* (1200 m.), *Gressoney-Saint-Jean* (1380 m.), *Gressoney-la-Trinité*, dans les vallées méridionales du mont Rose ; puis les stations estivales très recherchées : *Andorno* (550 m.) et *Varallo* (450 m.).

Au-dessus de *Sondalo* est construit le sanatorium de *Sondrio*, le premier sanatorium pour affections pulmonaires créé en Italie, inauguré en 1903, situé à 1250 m. d'altitude. Dans la vallée de Bognanco se trouve la petite localité de *Bognanco* (700 m.), qui a des visiteurs à la fin de l'été et en automne.

Dans les Apennins, à l'est de Florence, sont situés *Camaldoli* (830 m.) et *Vallombrosa* (960 m.). De plus, dans le voisinage de toutes les grandes villes se trouvent de nombreuses localités recherchées en été ; d'ailleurs on conçoit, sans qu'il soit nécessaire de donner d'autres explications, que la plupart des grandes villes surtout Florence, Rome et Naples, puissent être considérées comme des stations climatiques. Toutes les personnes qui, durant les mois froids d'hiver, dans le nord, ne se sentent pas bien portantes, celles qui, par exemple, souffrent de catarrhes, tirent les plus grands avantages d'un séjour d'hiver dans ces villes, qui présentent mille et mille attraits.

ESPAGNE ET PORTUGAL

Dans les vallées pyrénéennes méridionales, mentionnons les localités suivantes : *Panticosa* (1700 m.), près de la frontière française, surtout visité par les personnes malades du poumon, *Escorial* (1060 m.), qui est situé sur le flanc rocheux d'une montagne et est très fréquenté par les Espagnols pendant les mois chauds de l'été. Au Portugal, c'est surtout *Bussaco* (547 m.) qui a la vogue comme station climatique estivale.

FRANCE

Les Alpes françaises. — Les stations du lac de Genève ont déjà été mentionnées en traitant de la Suisse. Non loin de Genève, nous avons *Chamonix* (1050 m.), qui est surtout fréquenté par les touristes, il est vrai, et n'est pas une station pour malades, puis *Argentière* (1208 m.).

Saint-Gervais-les-Bains, Aix-les-Bains, Brides et *Uriage* sont des stations hydrominérales et il en sera traité plus loin. Parmi les stations surtout climatiques on peut mentionner *La Bauche* (500 m.), *Grenoble* (214 m.) et avant tout *Thorenc* (1280 m.) dans les Alpes-Maritimes, l'une des meilleures stations climatiques du midi de la France. La température moyenne en juin est de 17°, en septembre de 11°,5. Thorenc est une excellente station de passage pour les malades qui ont passé leur hiver sur la Riviera (5 heures de voiture de Cannes).

Les *Pyrénées françaises* se distinguent des Alpes suisses par leur situation plus méridionale et leur altitude moindre. Les glaciers des Pyrénées sont plus restreints, la végétation monte plus haut qu'en Suisse. On y trouve de nombreuses sources thermales et surtout des eaux sulfureuses.

Amélie-les-Bains (280 m.) possède un climat hivernal très doux et est très fréquenté en hiver par les malades souffrant de catarrhes chroniques des voies respiratoires. Nous parlerons plus loin de ses sources sulfureuses. *Prats-de-Mollo* (800 m.) est également une excellente station hivernale.

Vernet-les-Bains (620 m.), avec ses eaux sulfureuses bien connues, est surtout fréquenté en été. Sur une hauteur se trouve le sanatorium du *mont Canigou* pour phtisiques, le premier sanatorium de ce genre fondé en France (1890).

Bagnères-de-Luchon (660 m.), l'une des stations estivales les plus fashionables et les plus fréquentées de France, se trouve dans un site splendide et est entouré partout de montagnes. Ce sont surtout ses eaux sulfureuses qu'on y recherche, mais c'est en même temps une station climatique.

Pau (210 m.), dans les Basses-Pyrénées, possède un climat hivernal doux et sédatif ; il n'est pas aussi chaud, mais plus uniforme que celui de la Riviera occidentale. Il y fait bien un peu moins de soleil et plus de pluie qu'à la Riviera, mais Pau est bien mieux protégé contre les vents. D'autre part l'hiver y est plus chaud qu'à Montreux ou à Méran. La température moyenne d'octobre à avril est de : 13°,7 ; 8°,2 ; 6°,2 ; 5° ; 6°,3 ; 9° ; 12°,2. L'humidité relative moyenne est très élévée et atteint en hiver 80 à 82 %. Le climat de Pau est très favorable en hiver aux catarrhes secs du larynx et des bronches avec toux d'irritation, aux formes éréthiques de phtisie et aux neurasthéniques excités. Dans le voisinage de Pau se trouve le petit sanatorium de *Trespoey* pour phtisiques, ouvert de la mi-octobre à la mi-mai.

Dans les Hautes-Pyrénées est situé *Argelès* (466 mètres), qui convient très bien comme station de passage au printemps et en automne. On trouve en outre *Dax* (13 mètres) et *Cambo* (60 mètres), qui tous deux possèdent des sources thermales, mais ont également de l'importance comme stations climatiques grâce à leur climat doux; ce climat est analogue à celui de Pau et les deux localités sont fréquentées en hiver.

Les montagnes de l'*Auvergne*, des *Cévennes* et du *Centre*. On y trouve de nombreuses stations hydrominérales, dont il sera surtout question à propos de la balnéothérapie. Les suivantes peuvent en même temps servir de stations climatiques :

Royat (450 mètres) avec ses eaux chlorurées alcalines est l'une des stations les plus fréquentées de France. Non loin de Royat, à Durtol, se trouve un sanatorium pour les affections pulmonaires dans une situation très protégée. *Mont-Dore* (1050 mètres), est très abrité contre les vents par les montagnes qui l'entourent. Son climat doux et calmant contribue à l'efficacité des sources dans les catarrhes chroniques des organes respiratoires. Un sanatorium pour les affections pulmonaires se trouve à *Dienne* (1040 mètres) dans le Cantal; il faut encore mentionner le sanatorium d'*Aubrac* (Aveyron).

Dans le *Jura français* on trouve *Divonne* et *Hauteville*, stations estivales très agréables. Non loin d'Hauteville existe un hospice pour maladies du poumon, édifié par la ville de Lyon pour les indigents.

Dans le nord de la France se trouvent diverses localités telles que *Saint-Germain-en-Laye* et *Fontainebleau*, stations estivales dont leurs forêts rendent le séjour très agréable. En Normandie et en Bretagne mentionnons *Bagnoles-de-l'Orne* et *St-Amand-les-Bains* qui sont en même temps recherchés pour leurs sources. De nombreux sanatoriums pour les affections pulmonaires et pour les enfants scrofuleux ont été édifiés dans le nord de la France. Parmi les sanatoriums pour maladies du poumon on peut citer : *Bligny, Angicourt*, le sanatorium familial de *Montigny-en-Ostrevent* et le sanatorium de *Lay-St-Christophe*, près de Nancy. Entre autres hospices pour les enfants, mentionnons ceux de *Villiers-sur-Marne*, d'*Ormesson*, de *Villepinte*, de *Champrosay* et de *Forges-les-Bains*.

BELGIQUE

En Belgique nous trouvons avant tout *Spa* (250-270 mètres) dans les Ardennes belges, dans une vallée pittoresque bien protégée. Ses eaux ferrugineuses jouissent d'une vieille réputation. A proximité de Spa se trouve le sanatorium de *Bourgoumont* pour phtisiques. D'autres stations sont : *Chaudfontaine, Dinant, Namur* et *Château d'Ardenne*.

SUÈDE ET NORVÈGE

En raison de la haute latitude de la presqu'île scandinave, les caractères du climat d'altitude en Suède et en Norvège se rencontrent déjà à une altitude bien plus faible qu'aux latitudes moyennes, de sorte qu'à 600-700 mètres on trouve déjà un climat alpin bien prononcé et dont l'action est tout aussi tonique qu'aux régions plus hautes des Alpes.

Les montagnes de la Norvège passent pour très bien convenir au traitement de la tuberculose pulmonaire, d'autant plus que les nuits y sont plus courtes qu'en Allemagne et en Suisse. La station la plus connue de Norvège est le bain de *St-Olaf* (200 mètres), dont nous reparlerons plus loin. *Holmen-Kollen* (320 mètres) est fréquenté en été et en hiver et possède un sanatorium pour les maladies du poumon. Parmi les autres sanatoriums de ce genre les plus connus sont : *Tonsaasen* (600 mètres), au milieu de forêts magnifiques, *Gausdal-Hœifjelds* (720 mètres), *Grefsen*, près de Christiania, *Rekues* et *Lyster*, destinés aux classes pauvres, enfin les trois sanatoriums suédois de *Halahult, Hessleby* et *Œsterasen*.

CHAPITRE VIII

Allemagne

LA PROVINCE RHÉNANE ET LA RÉGION RHÉNANE SEPTENTRIONALE, LE TAUNUS, LE PALATINAT, LES VOSGES ET L'ODENWALD

Le nombre des stations d'été est si grand que nous ne pouvons nommer ici que les principales. Ainsi mentionnons *Clèves*, qui est très apprécié pour ses attraits pittoresques et son climat doux, puis parmi les nombreuses localités situées entre Bonn et Bingen : *Godesberg, Rolandseck, Kœnigswinter, Honnef, Neuwied, Boppart* et *St-Goar*. Dans quelques-unes existent des établissements hydrothérapiques bien connus, comme à *Godesberg, Bendorf, Laubbach*, près de Coblence, *Marienberg* et *Mühlbad*. Au-dessus de Honnef se trouve le sanatorium pour affections pulmonaires de *Hohen-Honnef*.

Dans les vallées et les forêts du Westerwald signalons : *Rengsdorf, Waldbreitbach*, à proximité duquel est édifié un sanatorium pour les indigents atteints du poumon. Au pied du Niederwald : *Rüdesheim* et *Assmannshausen*; dans l'Eifel : *Ahrweiler* et *Altenahr*.

Dans le Taunus nous trouvons *Wiesbade* (117 mètres), aussi connu par ses eaux minérales que recherché comme station climatique et surtout visité au printemps et en automne par les personnes qui ont besoin de repos. Comme Wiesbade est très protégé contre tous les vents âpres, son climat est effectivement très doux. La température moyenne du printemps et de l'automne est de 10°, en décembre de 3°, en janvier de 2°; l'humidité relative moyenne est environ de 78 %. Non loin de Wiesbade se trouve le sanatorium de *Naurod* destiné aux indigents malades du poumon. Quant aux thermes de Wiesbade, nous y reviendrons.

Dans la partie orientale du Taunus, où sont situées les localités balnéaires bien connues de Soden, Hombourg et Nauheim, on a *Königstein* (362 mètres) et *Cronberg*, très fréquentés par les Francfortois. Non loin de Königstein est situé *Falkenstein* (420 mètres) avec son célèbre sanatorium fondé par Dettweiler. A *Ruppertshain* se trouve un grand sanatorium pour phtisiques pauvres.

Dans le Palatinat bavarois se trouve, dans la région de la Haardt, une série de stations fréquentées en été et aussi en automne : *Dürkheim* (130 mètres), sur la Haardt, avec des sources salines et des sources arsenicales, *Neustadt* sur la *Haardt* (137 mètres), *Edenkoben* (179 mètres), *Gleisweiler* (310 mètres) et *Anweiler* (183 mètres). Ces localités conviennent en automne pour des cures de raisin.

Dans les Vosges, nommons *Niederbronn* (192 mètres), *Hohwald* (600 mètres), le mont *Ste-Odile* (753 mètres) et les *Trois-Epis* (617 mètres), stations d'été très estimées pour leurs magnifiques forêts et leur bon air. Entre Darmstadt et Heidelberg, on trouve, dans l'Odenwald : *Jugenheim* (110 mètres), *Auerbach* (113 mètres) sur la Bergstrasse, *Lindenfels* (400 mètres), au milieu de l'Odenwald et l'un des plus beaux sites de cette région. Dans la partie nord-est de l'Odenwald se trouve l'établissement sanitaire *Ernst-Ludwig* pour hommes tuberculeux de la classe pauvre.

LA FORÊT-NOIRE (SCHWARZWALD)

La Forêt-Noire possède un nombre assez grand de stations climatiques ; beaucoup d'entre elles sont en même temps des localités balnéaires. Pour la plupart la saison va de la mi-mai à la mi-septembre ; quelques-unes comme *Baden-Baden* et *St.-Blasien* sont aussi fréquentées en hiver.

Baden-Baden (160-250 mètres) a un climat très doux, modérément humide et est bien protégé contre les vents. La température moyenne est pour les divers mois, en commençant par janvier : 0°,6 ; 2°,1 ; 4°,9 ; 8°,9 ; 11°,6 ; 16° ; 17°,9 ; 17°,5 ; 14°,2 ; 9°,1 ; 4°,2 ; 0°,3. En plein été, Baden-Baden est trop chaud et trop débilitant

pour beaucoup, mais est très recherché, aux autres saisons, pour
son site merveilleux et son climat doux, par les personnes qui ont
besoin de repos, et est fréquenté aussi comme station de transition
avant de se rendre aux stations hivernales on en en revenant. Nous
reviendrons sur les eaux de Baden-Baden.

Non loin de Baden-Baden on recherche comme stations d'été :
Pœlltig (700 mètres), *Sand* (700 mètres), *Hundseck* (800 mètres),
Herrenwies (758 mètres), *Gernsbach* (206 mètres) et *Rothenfels* (150
mètres). Dans le Schwarzwald wurtembergeois sont situés *Wildbad* (430 mètres), dont les eaux sont favorisées dans leur action par
la douceur du climat de montagne. *Herrenalb* (330 mètres), *Schœm-
berg* (650 mètres) avec un sanatorium pour les maladies du poumon,
Liebenzell (334 mètres), *Hirsau* (340 mètres) et *Teinach* (400 mètres).

Dans la partie de la Forêt-Noire qu'on appelle les monts Kniebis,
se trouvent *Rippoldsau* (570 mètres), avec ses eaux ferrugineuses
bien connues, un climat excitant subalpin, un air forestier très pur,
dans une situation bien abritée, puis *Griesbach*, *Peterstal* et *Freiersbach*. Dans la partie du Kniebis qui appartient au Wurtemberg est
situé *Freudenstadt* (740 mètres), avec ses forêts de sapins étendues,
qui grâce à son air si vivifiant convient bien aux affections nerveuses et cardiaques et a conquis une vogue toute récente. *Triberg*,
dans le grand-duché de Bade (714 mètres), avec ses célèbres cas-
cades, les plus grandes de l'Allemagne, possède un climat subalpin,
modérément excitant, de belles forêts de sapins et est très abrité
des vents. Le séjour de Triberg est très recommandable dans les
catarrhes des voies respiratoires ainsi que dans la chlorose, les affections cardiaques et la neurasthénie. Dans le voisinage de Triberg
sont situées *Schœnwald* (993 mètres) et *Hornberg* (380 mètres).

Dans la partie sud de la Forêt-Noire se rencontrent des stations
très importantes : Badenweiler, St. Blasien et Todtmoos.

Badenweiler (420-450 mètres) a une situation très à l'abri du vent
et un climat doux, sans poussière et sans variations thermiques
considérables. L'humidité relative moyenne est de 60 à 80 %. La
température moyenne pour les mois d'été, de mai à septembre, est

de 12°,1 ; 16°,3 ; 18°,1 ; 17°,7 ; 14°,1. Badenweiler est fréquenté en été par des malades atteints de catarrhes chroniques des voies respiratoires, de névralgies chroniques, de troubles nerveux et d'excitabilité, et convient très bien pour des cures de lait, de petit-lait et de kéfir. Dans le voisinage de Badenweiler, nous avons : Niederweiler, Oberweiler et le château de Bürgeln.

St. Blasien (772 mètres), dans une situation abritée, ensoleillée, possède un climat doux et uniforme. La température moyenne de l'hiver est de 1° C. La neige y persiste pendant dix semaines environ. Il se distingue en hiver par son insolation intense et la sécheresse de l'air. Il s'y trouve plusieurs sanatoriums pour les affections pulmonaires et nerveuses. Dans ces derniers on pratique des cures diététiques, hydrothérapiques et autres. Dans le sanatorium pour maladies du poumon, la cure d'air est mise en pratique hiver et été, car même en hiver les malades peuvent passer 8 à 12 heures par jour au grand air, grâce à l'intense radiation solaire.

Todtmoos (821 mètres) possède des conditions climatiques analogues, est très protégé contre les vents et a un climat de montagne doux et excitant. Il s'y trouve des établissements hydrothérapiques, de bonnes installations de mécanothérapie et des bains de toutes sortes. Dans le voisinage de Todtmoos se trouve le sanatorium de *Wehrawald* pour affection du poumon.

Parmi les autres stations du *Schwarzwald* citons encore : *Titisee* (850 mètres), *Schluchsee* (952 mètres), les bains de *Boll* (620 mètres) et *Hœchenschwand* (1011 mètres), l'un des villages situés le plus haut dans la Forêt-Noire. Mentionnons aussi *Heidelberg* qui peut également être considéré comme une station de cure d'air, d'autant plus qu'il s'y trouve une série d'hôtels situés assez haut, ceux situés dans le voisinage du château, à 225 mètres environ, et le Kohlhof même à 455 mètres.

LE HARZ

En raison de leur latitude plus haute, les stations du Harz possédent un climat plus vivifiant et plus tonique que les localités de même altitude des Alpes.

Harzburg (272 mètres), sur le versant nord du Harz, a un climat de montagne excitant, de belles forêts de conifères et d'arbres feuillus, et constitue l'une des stations d'été les plus recherchées de l'Allemagne du Nord. Il s'y trouve deux sources salines et une source chlorurée sodique usitée en boisson. Les maladies des femmes, la chlorose et les affections du système nerveux se trouvent bien du séjour à Harzburg.

St. Andreasberg (620 mètres), dans une situation protégée, a acquis une grande réputation pour la cure des affections scrofuleuses et de la tuberculose pulmonaire, grâce à son climat vivifiant, et est fréquenté l'été et l'hiver. Non loin de St. Andreasberg existent deux sanatoriums pour maladies du poumon, celui d'*Oderberg* pour phtisiques masculins pauvres et celui de *Glückauf* pour femmes phtisiques indigentes.

Sur le versant nord du Harz supérieur : *Ilsenburg* (238 mètres) et *Wernigerode* (250 mètres), *Braunlage* (565-625 mètres), *Klausthal* (560 mètres) et surtout *Schierke* (600 mètres), sur la pente sud du Brocken, dans une situation abritée, au milieu de grandes forêts, avec de bons sanatoriums. Dans le Harz inférieur : *Alexisbad* (325 mètres), dans la belle vallée de Selke, et *Thale* (180 mètres), à l'entrée de la vallée de Bode, l'un des plus beaux sites du Harz ; dans le voisinage, la « *Rosstrappe* » et la place de danse des sorcières. Parmi les autres localités citons encore : *Blankenburg* (270 mètres), *Ballenstedt* (264 mètres) et *Suderode* (173 mètres).

THUERINGER WALD, FRANKENWALD, FICHTELGEBIRGE, ERZGEBIRGE, SUISSE SAXONNE

Les monts de Thuringe ne sont pas tout à fait aussi hauts que ceux du Harz et ont un climat un peu plus doux. *Friedrichroda* (450 mètres), la station d'été la plus fréquentée de Thuringe, est situé dans une large vallée entourée de montagnes, au milieu de vastes

forêts. La température moyenne de juin à septembre y est de :
15°,8 ; 18°,2 ; 17°,1 ; 15°,2. L'humidité relative moyenne en été est
de 75 %. C'est une bonne station pour les cures de lait et de petit-
lait.

Oberhof (825 mètres) est la station de cure d'air la plus élevée de
l'Allemagne centrale et septentrionale. C'est à sa situation exposée
et à sa grande altitude qu'Oberhof doit son climat vivifiant et excitant. La température moyenne pour mai à octobre est de 7°,9 ;
12°,7 ; 13°,2 ; 13°,2 ; 11°,1 ; 7°. Oberhof convient dans tous les cas
où est indiqué un climat de moyenne altitude, donc dans les affections du cœur, la chlorose, les catarrhes chroniques des bronches,
la phtisie au début.

Parmi les autres localités mentionnons : *Ruhla*, *Brotterode* (578
mètres), *Elgersburg* (560 mètres) et *Ilmenau* (530 mètres), sur le
versant nord des monts de Thuringe, avec de bons établissements
hydrothérapiques. Dans l'une des plus belles parties du Thüringer
Wald est situé *Eisenach* (220 mètres), au pied de la Wartburg ;
assez chaud en plein été, le séjour à Eisenach est très agréable vers
la fin de l'été et en automne. *Liebenstein* (345 mètres) possède un
climat assez uniforme et des eaux ferrugineuses alcalino-terreuses.
Non loin de Liebenstein nous trouvons *Salzungen* (262 mètres) dans
le large vallon de la Werra, avec des sources salines ; *Arnstadt* (310
mètres) et *Kœstritz* (182 mètres), bien connu pour ses bains de
sable.

Dans le Frankenwald et le Fichtelgebirge : *Lobenstein* (515 mètres)
avec des eaux ferrugineuses, *Steben* (581 mètres) avec des eaux
ferrugineuses, *Berneck* (380 mètres), *Alexanderbad* (560 mètres),
Kœnig-Otto-Bad et *Streitberg* (584 mètres).

Dans l'Erzgebirge et le reste de la Saxe : *Reiboldsgrün* (700
mètres), avec un sanatorium pour maladies du poumon, créé dès
1873, dans une situation abritée et avec un climat uniforme, *Wiesenbad* (435 mètres) et *Warmbad* (458 mètres).

Dans la Suisse saxonne : *Kœnigstein, Schandau* (117 mètres) et
Sweizer-Mühle, usités comme stations de post-cure à la suite des
cures balnéaires de Bohême.

Monts des Géants (Riesengebirge) et Sudètes : *Flinsberg* (600
mètres), entouré de montagnes boisées, a un climat forestier assez
humide, possède des eaux ferrugineuses acidules et est indiqué dans
les catarrhes des voies respiratoires et la chlorose; *Liebwerda* (397
mètres), avec des sources ferrugineuses. Dans le nord des Monts
des Géants : *Schreiberhau* (615 mètres), *Hermsdorf* (340 mètres),
Warmbrunn (326 mètres), *Schmiedeberg* (439 mètres) et *Krummhübel* (520 mètres), au pied de la Schneekoppe.

Non loin de la frontière de Bohème, entre les Montagnes des
Géants et les Eulengebirge : *Gœrbersdorf* (550 mètres), situé dans
une belle vallée, encadrée de tous côtés de collines boisées.
C'est là que se trouve le célèbre sanatorium pour maladies du
poumon, fondé par Brehmer en 1854, le plus ancien sanatorium
de l'Allemagne.

Reinerz (568 mètres), dans les Sudètes, près de Glatz, avec des
eaux ferrugineuses, a un climat tonifiant modérément humide. C'est
un séjour convenable pour les convalescents et les chlorotiques.
Kudowa (400 mètres), près de la frontière de Bohème, possède des
eaux ferrugineuses alcalines. *Langenau* (371 mètres), *Alt-Heide* (400
mètres) et *Charlottenbrunn* (469-600 mètres) possèdent également
des eaux ferrugineuses, mais sont surtout des stations d'été. *Landeck* (450 mètres), avec des eaux minérales, a un climat subalpin,
tonique.

LE HAUT-PLATEAU DE BAVIÈRE

Le Haut-Plateau de Bavière offre une série de stations estivales
d'altitudes diverses, riches en beautés pittoresques.

Reichenhall (470 mètres), dans une vallée entourée de montagnes, a, en été, une température moyenne de 16°,8 et un climat
assez humide, et possède des sources salines.

Berchtesgaden (575 mètres), sur un plateau ensoleillé du versant
sud de l'Untersberg, est bien protégé contre les vents et présente
un air de montagne pur, modérément humide. La température

moyenne de mai à septembre est de 11°,4 ; 14°,7 ; 17°,9 ; 16°,9 ; 13°. On y trouve des sources salines.

Lacs bavarois. Sur le Königsee il n'y a pas de stations proprement dites pour malades ; sur les autres lacs : *Tegernsee* (732 mètres), *Schliersee* (789 mètres), *Walchensee* (803 mètres), *Kochelsee* (610 mètres), se trouvent des localités portant le même nom, et sur le *Starnbergersee : Tutzing* (685 mètres). Entre le Tegernsee et l'Aachensee : *Kreuth* (828 mètres), dans une situation extraordinairement protégée, avec un air pur, assez humide.

Krankenheil-Tœlz (670 mètres), avec des sources iodurées sodiques, possède un climat sec, excitant. Parmi les autres stations de montagnes élevées de Bavière, mentionnons : *Traunstein* (560 mètres), *Garmisch* (698 mètres), *Partenkirchen* (722 mètres), *Kainzenbad* (756 mètres), bains de *Kohlgrub* (910 mètres), *Hohenschwangau* (834 mètres), *Oberstdorf* (812 mètres) et *Mittenwald* (952 mètres).

CHAPITRE IX

Autriche-Hongrie, Roumanie, Bulgarie, Russie

TYROL

Meran (319-520 mètres) est situé dans une large sinuosité de l'Eschtal et est entouré de hautes montagnes au nord, au nord-ouest et au nord-est. En général il n'y règne pas de vents en hiver ; en mars et en avril surviennent parfois un vent désagréable du nord-est, dit « Passerwind », et un vent sec du nord-ouest, semblable au föhn. Les différents quartiers de Meran : Meran, Obermais, Untermais et Gratsch, sont situés à des altitudes différentes. La température moyenne des différents mois, en commençant par janvier, comportent 0°,18 ; 3° ; 7°,5 ; 13° ; 16°,4 ; 19°,8 ; 21°,6 ; 21°,3,; 17°,7 ; 12°,6 ; 6°,1 ; 2°,2. L'humidité relative moyenne est de 65,2 %. La neige ne tombe guère plus d'une dizaine de jours en hiver. Meran est une des stations d'hiver, de printemps et d'automne les plus recherchées. L'hiver y est plus froid qu'à la Riviera, à Venise, à Abbazia et aux lacs italiens. Le climat de Meran se rapproche surtout de celui de Montreux. Bien que la température moyenne de l'hiver soit relativement basse à Meran pour une station hivernale méridionate, l'insolation est cependant assez intense pour que les malades puissent rester, en prenant les précautions requises, pendant 70 jours, du commencement de novembre à la fin de mars, à l'air libre. Meran est une station très recommandable pour les personnes surmenées, les convalescents, celles qui souffrent de catarrhes chroniques des bronches, surtout lorsque la sécrétion est abondante, pour les scrofuleux et les phtisiques à un degré pas trop avancé, les neurasthéniques, les malades atteints des reins ou du cœur, d'autant plus qu'on y trouve les moyens thérapeutiques les plus divers : cures de lait, de petit-lait, de kéfir, bains de toutes sortes, installations hydrothérapiques, mécanothérapie, chambres pneumatiques, pulvérisations salines, inhalations de lignosulfidine. En automne on fréquente beaucoup Meran pour des cures de raisin. Les raisins de Meran sont plus volumineux, possèdent une pellicule plus fine et un jus plus liquide qu'à Montreux.

Bozen (270 mètres), non loin de Meran, est plus exposé au vent et ne convient pas par conséquent comme station d'hiver. *Gries* (275 mètres), est situé tout contre les montagnes et mieux abrité que Bozen, et peut donc être visité en hiver. Gries est très ensoleillé et, vers midi, même plus chaud que Meran.

Les hautes vallées du Tyrol présentent des stations d'été admirablement situées, à des altitudes dépassant en général 1000 mètres, ce qui leur confère un climat alpin bien prononcé : *Sulden* (1845 mètres), *Trafoi* (1570 mètres), dans les vallées septentrionales du groupe d'Ortler, *Madonna-di-Campiglio* (1511 mètres), dans le groupe d'Adamello, le col de *Mendel* (1354 mètres), au sud-ouest de Bozen, le lac *Karer* (1650 mètres), dans les dolomites, au sud-est de Bozen, *San-Martino-di-Castrozza* (1445 mètres), au cœur des dolomites, *Landro* (1400 mètres), *Schluderbach* (1440 mètres), *Cortina-di-Ampezzo* (1219 mètres), *Borca* (942 mètres), dans les dolomites d'Ampezzo. Ces dernières localités sont situées sur la route d'Ampezzo qui au sud conduit de Toblach dans le Pustertal en passant par Cortina et dans la belle vallée d'Ampezzo en Italie. Non loin de Schluderbach : le lac *Misurina*, avec le Grand-Hôtel Misurina (1800 mètres). On recherche encore beaucoup, comme stations d'été, *Toblach*, dans le Pustertal (1200 mètres), *Gossensass* (1064 mètres), sur le versant sud du col de Brenner ; à la partie la plus élevée du col : *Brennerpost* (1380 mètres), et un peu plus bas et plus abrité, *Brennerbad* (1326 mètres). Ces dernières localités, et en particulier Gossensass, qui possède d'ailleurs une source ferrugineuse, deviennent aussi de plus en plus des stations d'hiver et paraissent convenir très bien en hiver aux malades atteints de phtisie au début.

Parmi les autres stations du Tyrol, on peut encore mentionner : *Bruneck* (825 mètres), *Innichen,* dans le Pustertal (1175 mètres), *Eggerhof* (1272 mètres) à proximité de Meran, *Schrecken* (1260 mètres) dans le Vorarlberg, *Landeck* (816 mètres) dans la vallée de la Haute-Inn avec une situation très protégée, *Obladis* (1209 mètres), *Hall* (559 mètres) dans la vallée de l'Inn, célèbre pour ses sources salines, *Igls* (884 mètres), l'une des stations d'été les plus recherchées, le lac *Aachen* (930 mètres), l'un des plus beaux lacs des Alpes orientales. Enfin, outre la capitale du Tyrol, *Innsbruck* (579 mètres), très recherchée comme station d'hiver, on peut citer plusieurs localités douées d'un climat un peu moins vivifiant : *Jenbach* (552 mètres), *Brixlegg* (511 mètres), *Kufstein* (487 mètres), *Zell am Ziller* (575 mètres), *Kitzbühel* (737 mètres), *Walchsee* (668 mètres) et *Kienbergklamm* (480 mètres).

SALZKAMMERGUT, STYRIE, SALZBOURG, CARINTHIE, CARNIOLE, HAUTE ET BASSE-AUTRICHE

Ischl (474 mètres), dans le Salzkammergut, dans une vallée entourée de montagnes, est l'une des localités les plus recherchées de l'Autriche. Ischl possède un climat doux, chaud et humide et est très bien protégé contre les vents. La température moyenne de l'été est de 17°,5. Ischl présente des installations sanitaires de premier ordre et convient bien pour des cures de lait et de petit-lait, pour des cures de terrain, et est souvent recommandé comme séjour après les cures balnéaires On reviendra sur ses sources salines. *Gmunden* (422 mètres), dans la Haute-Autriche, sur le Traunsee, et *Ebensee* (425 mètres), sur le même lac, de même que *Aussee* (425 mètres), en Styrie, possèdent également un climat doux et humide, et se trouvent dans des sites magnifiques. La température moyenne des trois mois d'été est à Aussee de 16°. Nous reviendrons sur les sources salines de ces trois stations.

Gleichenberg (300 mètres), en Styrie, a un climat doux, humide et très égal et est bien abrité des vents. La température moyenne des mois de mai à septembre est de 7°,4 ; 7°,6 ; 8°,4 ; 8°,3 ; 8°,4.

L'humidité relative moyenne est de 76 %. Gleichenberg est une station à peu près équivalente à Reichenhall pour les affections de l'appareil respiratoire. On y trouve des sources chlorurées alcalines.

Parmi les autres stations estivales très fréquentées de la Styrie et de la Haute-Autriche, mentionnons : *Tobelbad* (330 mètres), *Tüffer* (250 mètres), *Rœmerbad* (240 mètres), *Mendsee* (492 mètres), *St. Wolfgang* et les bains de *Hall* (376 mètres), avec des sources chlorurées sodiques iodo- bromurées.

Dans la province de Salzbourg : *Zell am See* (754 mètres), dans une situation pittoresque, *Salzbourg* (500-600 mètres) et avant tout *Gastein* (Wildbad Gastein 1045 mètres, Hofgastein 869 mètres). Gastein est l'un des bains d'eaux amétallites les plus célèbres du continent, admirablement situé dans la vallée de Gastein ; la localité est entourée de montagnes de plus de 3000 mètres et est complétement protégée contre les vents. La température moyenne des mois de mai à septembre est de 9°,4 ; 12°,7 ; 14°,1 ; 13°,2 ; 10',4. Le climat de l'été est donc relativement frais et aussi assez humide, vu que l'humidité relative moyenne est de 79 % en été. Pendant les mois de la saison principale, juillet et août, on peut compter environ 14 à 17 jours de pluie. Quant aux thermes de Gastein, il en sera traité plus loin.

Fusch ou *St. Wolgang-Fusch* (1179 mètres), dans le nord-est du Gross-Glockner, dans une vallée latérale bien protégée de la vallée de Fusch, est une station d'été très recherchée.

En Carinthie : *Veldes* (475 mètres) et *Pœrtschach* (470 mètres), sur le lac de Wörth.

LE WIENER WALD ET LE SEMMERING

Dans le Wiener Wald (Forêt de Vienne), est situé *Baden*, près de Vienne (232 mètres), dans un site ravissant et à l'entrée de la vallée d'Hélène ; c'est une station climatique qui est célèbre en même temps pour ses eaux sulfureuses. On y séjourne fréquemment après les cures balnéaires et on y fait en automne des cures de raisin.

Vœslau (260 mètres), au sud de Baden, est une excellente station pour les cures de lait et de petit-lait et en automne pour les cures de raisin. A l'ouest de Baden, dans une vallée bien abritée du Wiener Wald, est situé le sanatorium d'*Alland*, pour les indigents atteints d'affections pulmonaires. Il faut aussi mentionner ici le célèbre établisssement hydrothérapique de *Kaltenleutgeben*.

Sur le Semmering, couvert de forêts de sapins, qui sépare la Basse-Autriche de la Styrie, se trouve, à une distance de deux lieues de Vienne, la station d'altitude *Semmering*, à climat doux, subalpin. L'hôtel de Semmering (1000 mètres) est ouvert hiver comme été. L'air pur et sec, la forte insolation, font de Semmering un séjour tout indiqué pour les convalescents, les chlorotiques et les neurasthéniques.

HONGRIE

Schmecks (Tatra-Füred), sur le versant méridional du Hohen-Tatra, le sommet le plus élevé des Carpathes centrales — *Alt-Schmecks* (1014 mètres), *Neu-Schmecks* (1004 mètres) et *Unter-Schmecks* (930 mètres), — possède un climat alpin très prononcé. La température moyenne y est au printemps de 5°, en été de 15°,5, en automne de 7° et en hiver de — 3°,5. L'humidité relative moyenne est de 76 %. Ces stations sont fréquentées en été et en hiver. On y trouve de bonnes installations hydrothérapiques et d'autres pour bains de boue et d'acide carbonique.

Dans le voisinage immédiat sont situés *Tatra Lomnicz* (849 mètres), *Tatra-Hœhlenhain* et la belle localité de *Csorba Lake* (1387 mètres), la station la plus élevée de la Hongrie, ainsi que *Zakopane* (900 mètres). Toutes ces stations peuvent être fréquentées en hiver par les tuberculeux. Csorba Lake n'est à recommander qu'aux constitutions résistantes. A Zakopane se trouve un sanatorium pour affections pulmonaires.

Dans les Carpathes nous mentionnerons encore : *Bartfeld*, avec des eaux ferrugineuses chlorurées alcalines, et *Krynica*, enfin *Ivonicz*, en Galicie. Quant aux autres stations hongroises, nous en parlerons dans la partie de cet ouvrage consacrée à la balnéothérapie.

ROUMANIE ET BULGARIE

Ces pays n'offrent que peu de localités de quelque importance au point de vue climatique. En Roumanie, nommons : *Campu-Lungu*, au pied des Carpathes, et surtout *Sinaia*, résidence d'été de la cour roumaine, dans une des plus belles parties des Carpathes, au milieu de parcs splendides et de forêts de 1100 mètres d'altitude. Le port roumain de *Constanza*, sur la mer Noire, est également très recherché comme station d'été. Non loin de Constanza se trouve un hospice pour les enfants scrofuleux, et sur le mont *Tigvele*, dans une situation abritée, à 1100 mètres d'altitude, un sanatorium pour les maladies du poumon.

En Bulgarie, on peut mentionner comme station estivale *Tscham-Korja*, près de Samakov ; il s'y trouve un sanatorium pour les affections pulmonaires. *Varna*, sur la mer Noire, est recherché en été et en automne pour ses bains de mer et pour des cures de raisins.

RUSSIE

La Russie possède de nombreuses stations au Caucase. Mentionnons seulement *Piatigorsk*, *Jeleznovodsk*, *Essentuki*, *Kislovodsk*, *Abbas-Tuman* et *Borjom*, qui sont surtout fréquentés à titre de stations hydrominérales et dont il sera question dans la partie balnéologique avec plus de détails. *Abbas-Tuman*, dans le gouvernement de Tiflis, est en réalité seul à prendre en considération comme station climatique ; il occupe une situation splendide au milieu de forêts et de sommets rocheux de 1100 mètres d'altitude, et son climat d'altitude le fait recommander dans les affections pulmonaires. Le climat est analogue à celui de Davos. Abbas-Tuman possède un établissement hydrothérapique remarquable.

Dans d'autres parties de la Russie, nous avons Lipetsk, dans le gouvernement de Tambof, station estivale dans une région très pittoresque, puis *Slavuta,* dans le sud-ouest de la Russie, avec de bonnes installations pour l'hydrothérapie, le massage et les exercices mécanothérapiques.

A *Halila,* en Finlande, et dans diverses autres parties de la Russie, ont été édifiés des sanatoriums pour maladies du poumon.

Quant aux stations de la Russie, celles situées sur la mer Noire, avec leurs célèbres bains limoneux et bains de boue spéciaux, il en sera traité ailleurs.

Balnéothérapie

ET

Stations Hydrominérales

CHAPITRE PREMIER

Introduction

La *balnéothérapie* ou étude de l'emploi thérapeutique des eaux minérales se distingue par la grande multiplicité des agents curatifs. Leur diversité est surtout déterminée par des différences de composition chimique, le mode d'action des sources individuelles et leur emploi soit en boisson soit en bains, puis encore par ce fait que, dans toutes les cures hydrominérales, les facteurs diététiques, hygiéniques, climatiques et psychiques, ont une part dans les résultats obtenus par la cure.

Les effets des *eaux minérales* ne peuvent donc être, sans autre forme de procès, identifiés avec ceux des *cures hydrominérales*. Dans les chapitres suivants nous ferons ressortir l'action des sources minérales comme telles.

Sans insister sur le développement historique de la balnéothérapie, dont les débuts remontent d'ailleurs à la plus haute antiquité, sans entrer dans des détails sur les fluctuations qu'elle a subies dans le cours des siècles, disons brièvement que, dès les temps les plus reculés, la puissance curative d'un grand nombre de sources était attribuée à des forces supranaturelles. Les esprits des fontaines et les autres êtres supraterrestres répondant aux idées régnantes des époques successivés, ne sont pas encore, même aujourd'hui, entièrement lettre morte.

Avec les progrès incessants des sciences naturelles, avec l'emploi systématique de la chimie, inauguré par Liebig, pour scruter les problèmes biologiques, la *thérapeutique* est devenue graduellement une discipline scientifique, et l'une de ses branches filles, la *balnéologie*, a acquis l'empreinte scientifique. Les progrès surprenants de la chimie ont rendu possible une série de recherches analytiques des eaux, et grâce aux investigations géologiques systématiques, on a découvert de nouvelles sources, dont la composition chimique a été exactement établie. L'introduction dans la médecine des méthodes exactes des sciences naturelles a également profité à la balnéologie et de nombreuses recherches ont été faites pour établir l'action des différents éléments contenus dans les sources, sur les processus métaboliques de l'organisme et sur l'efficacité thérapeutique des eaux minérales mêmes. Cependant, malgré les importants résultats d'un grand nombre de ces recherches, peu à peu des doutes s'élevèrent sur la question de savoir si l'action des eaux minérales dépendait uniquement des éléments qu'elles contiennent, si donc la pharmacodynamie permettrait d'établir la base physiologique de l'emploi thérapeutique des sources. Ces doutes parurent d'autant plus justifiés que l'analyse chimique n'est pas capable d'élucider de façon certaine comment se trouvent groupés les acides et les bases, reconnus par l'analyse, pour former des sels, de sorte que les indications analytiques qui y sont relatives, renferment toujours un certain degré d'arbitraire.

On était disposé, à bon droit, semblait-il, à attribuer l'efficacité des sources curatives aux éléments qui s'y trouvaient en plus grande quantité et on enseignait que les substances qu'elles ne contenaient qu'en proportion minime n'avaient aucune valeur thérapeutique, parce qu'on ne se figurait pas aisément une action curative possible de la part de ces doses homœopathiques. Mais l'expérience, d'autre part, avait appris que même de très petites quantités de certains éléments tels que l'iode, l'arsenic, le fer, etc., donnaient des résultats thérapeutiques incontestables. Les facteurs auxquels il fallait attribuer l'action bien établie de thermes indifférents, tels que ceux de Gastein, qui ne sont presque pas minéralisés et ne diffèrent guère de l'eau ordinaire par leur composition chimique, ces facteurs, disons-nous, étaient une énigme absolument insoluble.

Peu à peu on acquit la certitude que la composition centésimale des sources ne pouvait élucider ces contradictions, puisque l'analyse chimique était impuissante à fournir une explication approfondie de l'action physiologique des eaux minérales, et c'est sans doute pour

ce motif qu'une certaine résignation devint prédominante et que
les problèmes de la balnéologique devinrent de moins en moins
l'objet de recherches scientifiques sérieuses. Les uns dénièrent aux
eaux minérales toute efficacité, attribuant tous les résultats obtenus
aux facteurs diététiques et psychiques, et conférant aux eaux minérales artificielles la même valeur qu'aux eaux minérales naturelles.
Les autres, étant donnée précisément l'impossibilité d'expliquer
l'efficacité des eaux par leur composition chimique, admirent l'existence de forces inconnues que l'analyse ne pouvait déceler. Il s'en-
suivit aussitôt que toutes les spéculations imaginables eurent libre
cours, et qu'à côté de quelques ouvrages de valeur véritablement
scientifique, comme ceux sur la balnéologie, du savant Benecke, on
vit éclore des travaux témoignant d'une connaissance insuffisante
de la matière, mais dont les résultats, si mal fondés qu'ils fussent,
furent généralement admis. Des publications presque innombrables
virent le jour, une véritable littérature balnéologique, servant à des
intérêts tout différents de ceux de la science et répandant les assertions souvent les plus aventureuses et les plus difficiles à contrôler.
Ainsi nous rencontrons les données les plus contradictoires sur le
mode d'action des différentes eaux minérales, et nous ne pouvons
que donner notre assentiment à ce qu'a dit Bickel, c'est que tout ce
qui, de façon quelconque, peut être dit de l'action des eaux, a certainement été écrit au moins une fois quelque part par quelque auteur.
Cette pseudo-science, qui a jeté le discrédit sur la balnéothérapie et
a nui si extraordinairement à ses progrès, n'a heureusement plus
aujourd'hui que des représentants isolés. Précisément, ces dernières
années ont vu se produire un changement de bon augure : la science
s'intéresse de plus en plus vivement aux questions balnéologiques.

Les conquêtes de la *chimie physique*, les *travaux si fondamentaux
de Pavlov* et les méthodes qu'il a fait connaître et qui nous permettent d'obtenir à l'état d'absolue pureté les produits des sécrétions
digestives et d'observer directement la marche des processus digestifs, enfin la découverte récente de la *radioactivité* des eaux minérales, ont inauguré une nouvelle ère pour la *balnéologie scientifique*. Des vues entièrement nouvelles viennent transformer l'étude
des eaux minérales et modifier les théories relatives à leur efficacité
thérapeutique.

L'application des théories de la chimie physique et des méthodes de Pavlov aux problèmes de la balnéothérapie. Radio-activité des eaux minérales.

THÉORIES DE CHIMIE PHYSIQUE

Avant d'exposer les résultats qu'a donnés l'application des vues et des méthodes de la chimie physique à la balnéologie, nous devons dire quelques mots de la *théorie de la dissolution* et de la *théorie de la dissociation électrolytique*, en tant que leur connaissance peut être de quelque utilité ici.

Lorsque deux solutions sont, comme cela arrive généralement dans le corps, séparées l'une de l'autre par une membrane semiperméable, c'est-à-dire une membrane imperméable pour certaines substances en dissolution, tandis qu'elle laisse passer l'eau, il se produit un échange de liquides aussi longtemps que les deux solutions n'ont pas atteint le même degré de concentration des substances diffusibles. Dès 1877, Pfeffer a indiqué le moyen de mesurer la pression qu'une solution exerce sur une membrane, c'est-à-dire la *pression osmotique* ; et H. de Vries a montré, sur des cellules végétales vivantes (1882), que *la pression osmotique d'une solution dépend de son degré de concentration moléculaire.*

Cependant les lois auxquelles obéissent les phénomènes osmotiques n'ont été reconnues que par Van't Hoff, dont la théorie de la dissolution est d'une importance capitale pour la chimie physique. Van't Hoff a établi que *la pression osmotique des solutions aqueuses obéit exactement aux mêmes lois que la tension des gaz.* « De même que à pression et à température égales des volumes de gaz différents renferment le même nombre de molécules, de même la pression osmotique dépend de la nature de la substance dissoute et n'est déterminée que par le nombre des molécules contenues dans la solution. »

L'année même (1887) où Van't Hoff publia sa *Théorie de la dissolution*, surgissait la découverte de la *Théorie de la dissociation électrolytique des sels* par Arrhenius, qui fut comme un complément de la plus haute importance de la précédente théorie, car seule elle fut capable de faire comprendre le processus osmotique de solutions qui ne semblaient pas obéir aux mêmes lois osmotiques que d'autres solutions, notamment les solutions de sels, d'acides et de bases. Ces substances dissoutes dans l'eau sont, comme l'avait établi Faraday, conductrices du courant électrique, tout en se décomposant ; ce sont des *électrolytes*. Les éléments mis en liberté et déjà appelés *ions* par Faraday, se rendent, suivant leur nature chimique, à l'électrode positif (anode) ou à l'électrode négatif (cathode), d'où les dénominations d'*anions* et de *cathions*. Ce sont les ions qui conduisent le courant, de sorte que le passage d'un courant à travers un électrolyte, donc dans une solution saline, n'est possible que si les ions sont mis en liberté. La résistance au courant est donc d'autant plus faible, la conductibilité électrique d'une solution saline d'autant plus forte que la solution est plus concentrée. On avait déjà conclu des propriétés physiques des sels que ceux-ci se dédoublent en partie dans les solutions aqueuses. La nature de ces produits de dédoublement ou de dissociation, vu la manière toute spéciale dont ils se comportent, ne pouvait cependant être élucidée.

Or Arrhenius vint nous apprendre que les produits de la dissociation sont identiques aux ions et que *dans toute solution saline il existe déjà à l'avance des ions libres*, c'est-à-dire des ions qui ne se forment pas seulement lors du passage du courant. Le point fondamental de la théorie d'Arrhenius, c'est que lors de la dissolution des sels (aussi bien que des acides et des bases) dans l'eau, les ions ne se forment pas, comme on le croyait jusqu'alors, seulement au moment du passage du courant électrique, mais que, indépendamment de ce courant, dès qu'ils se dissolvent, ils se dissocient en un nombre plus ou moins grand d'ions, qui par conséquent existent à l'état de liberté dans la solution. Ce fait seul est susceptible d'expliquer le mode d'osmose des solutions salines et des autres solutions électrolytiques.

Le dédoublement des sels en ions n'est pas complet, parce que par un effet opposé il se produit une recomposition perpétuelle des anions et des cathions qui se rencontrent. Entre ces processus de dissociation et de recomposition des ions s'établit un état d'équilibre qui trouve son expression numérique dans le degré de dissociation. Plus la solution saline est diluée, plus les ions sont écartés les uns des autres, plus leur recomposition est rare, plus aussi le nombre d'ions libres est grand. Dans la production de la pression osmotique chaque ion libre produit l'effet d'une molécule et peut entrer en ligne de compte comme telle. Plus une solution saline renferme donc d'ions libres, plus le nombre des facteurs efficaces est grand.

La pression osmotique se mesure le plus commodément par voie indirecte. Des diverses méthodes proposées, c'est-à-dire *la méthode par les globules du sang* de Hamburger (1), *la méthode hématocritique* de Köppe (2) et *la détermination de l'abaissement du point de congélation moléculaire*, c'est la dernière qui est la plus avantageuse dans les recherches médicales et est employée universellement aujourd'hui dans les travaux physiologiques. Cette méthode repose sur ce fait que la pression osmotique d'une solution est exactement aussi grande que la force nécessaire pour séparer le véhicule dissolvant de la substance dissoute. Cette force se détermine le plus aisément par la congélation du liquide (Albu-Neuberg, 3). La détermination du point de congélation se fait à l'aide de l'appareil de Beckmann. La différence des points de congélation du liquide à examiner et du véhicule pris isolément fournit l'abaissement cherché du point de congélation ; on la désigne par δ ou Δ. *Toutes les solutions qui présentent le même degré d'abaissement de la congélation renferment le même nombre de molécules et par conséquent présentent la même pression osmotique.*

Pour toute analyse de chimie physique, il est nécessaire en outre de déterminer la *conductibilité électrique*, qui marche parallèlement avec le nombre des ions libres existant dans la solution et constitue en conséquence une mesure de la concentration moléculaire. En ce qui concerne les détails relatifs à l'emploi de ces méthodes, je me vois obligé de renvoyer aux traités de chimie physique.

L'importance des données de la chimie physique pour la biologie tout entière fut vite reconnue et la possibilité d'envisager nombre de problèmes à des points de vue nouveaux a déterminé une foule de chercheurs à transporter les concepts de la physique chimique dans le domaine des processus physiologiques. Ce n'est pas le lieu ici d'exposer dans tous leurs détails les résultats de ces recherches. Rappelons seulement que, grâce aux travaux de divers auteurs, des relations d'ordre physico-chimique et physiologique des plus solides ont été établies entre les substances albuminoïdes et les ions libres; rappelons les recherches de Hamburger (1) et de Köppe (2) sur la manière dont se comportent les solutions salines vis-à-vis des globules rouges du sang, la théorie physique de la narcose fondée par Overton (4) et H. Meyer (5), les divers travaux qui s'efforcent de fournir à la doctrine de la désinfection une nouvelle base. Mentionnons encore les recherches de divers auteurs, qui ramènent les phénomènes de la contraction musculaire et de la conductibilité nerveuse à des processus de chimie physique, et avant tout les investigations de J. Loeb (6), relatives aux rapports entre l'action des ions et le mécanisme du développement, et qui dès aujourd'hui nous fournissent des données des plus importantes pour une meilleure compréhension des phénomènes vitaux.

Après que von Korányi (7) eut introduit dans la médecine clinique le procédé d'analyse des solutions salines, la cryoscopie, d'après une dénomination universellement adoptée depuis lors, et la détermination de la conductibilité électrique, un grand nombre de travaux ont été publiés, prouvant que ces méthodes s'appliquent également à l'examen du sang et des humeurs du corps. Cependant la médecine clinique et pratique n'en a pas tiré tous les avantages qu'on espérait de prime abord leur voir fournir.

On conçoit les grands espoirs qui se sont manifestés de voir les conceptions et les méthodes de la chimie physique faire progresser la balnéothérapie, puisque l'action des eaux minérales ne s'explique pas suffisamment par leur composition chimique. Bien qu'en 1890 von Than ait le premier cherché à appliquer à l'étude des eaux minérales les vues nouvelles, c'est cependant à Köppe (2) que revient le mérite d'avoir introduit les méthodes de chimie physique dans la balnéothérapie.

Comme les eaux minérales naturelles peuvent être assimilées à des solutions salines diluées, les sels ne s'y trouvent comme tels, mais pour la plus grande partie sous la forme d'éléments électrolytiques dissociés, d'ions. On a pu constater effectivement que, *dans les eaux minérales, les sels se trouvent jusqu'à 80 % à l'état de dédoublement en ions.* Les recherches exactes de Köppe (2 et 8), qu'il a effectuées sur diverses eaux minérales, montrent que l'efficacité des sources dépend bien moins de leur contenu en molécules neutres, c'est-à-dire non dissociées, que du nombre et de la variété des ions dissociés, dont la quantité détermine le degré de pression osmotique ; car la pression osmotique d'une solution saline est d'autant plus grande qu'elle renferme plus d'ions libres. Or les eaux minérales ne doivent pas être envisagées comme des solutions d'un seul sel, mais comme un mélange d'un nombre plus au moins grand de sels. Mais la présence de plusieurs sels influe sur la dissociation de chacun d'eux de façon très notable en tant qu'elle a pour conséquence une diminution du degré de dissociation, le dédoublement en ions étant d'autant plus complet que la quantité de véhicule mise à la disposition des molécules est plus grande. D'autres facteurs interviennent encore dans le phénomène de la dissociation, mais nous ne pouvons entrer dans des détails à leur sujet, étant donné le cadre restreint dont nous disposons. Remarquons seulement encore que la proportion d'acide carbonique présent dans une eau minérale a une certaine importance, attendu que la portion physiquement dissoute de CO_2, chimiquement libre ou en combinaison très instable, peut être considérée comme non dissociée. De plus, la dissociation est gênée par la présence de sels qui se décomposent en ions d'égale valeur, et aussi par la présence d'acides concentrés, dont le dédoublement ne se fait pas d'un coup, mais graduellement. Les conditions de la dissociation sont donc très compliquées en ce

qui concerne les eaux minérales. Cependant il n'est pas nécessaire
que la *concentration* d'une eau minérale, qui correspond à la somme
des éléments fixes, soit équivalente à la concentration moléculaire ;
et la pression osmotique ne dépend pas de la concentration pondérale, mais exclusivement de la concentration moléculaire.

On a cherché aussi à expliquer, par des considérations de chimie
physique, les différences qu'on pense exister entre les eaux minérales naturelles et artificielles. Bien que l'industrie se soit efforcée
de fabriquer des eaux minérales artificielles qualitativement et
quantitativement de même composition que les eaux naturelles,
l'expérience a appris que l'action thérapeutique intégrale des eaux
naturelles n'est jamais atteinte par les artificielles. Il est en effet facile de constater entre les eaux naturelles et artificielles des différences de la conductibilité électrique déterminées par le contenu en
ions libres. Les eaux minérales naturelles peuvent donc, comme
Koeppe (2) et Meyerhofer (9) le font ressortir expressément, être
identiques par leurs effets pharmacodynamiques avec les eaux artificielles, et c'est avec raison que P. F. Richter (10) a dit que le rem-
placement arbitraire des sources minérales par des succédanés artificiels ne saurait se justifier.

Les différences entre les degrés de dissociation des eaux naturelles et artificielles dépendent-elles uniquement de la proportion variable de CO^2 qu'elles renferment ? C'est douteux. Selon nous, il est
plus vraisemblable que, dans ces conditions, la radioactivité joue
également un rôle, vu que l'action ionisante des substances radioactives est précisément l'une de leurs propriétés les plus sail-
lantes.

Il faut encore tenir compte de la possibilité pour certains sels de
prendre le *caractère colloïdal* (1), d'où peut découler une différence
entre les eaux naturelles et artificielles. On sait que les composés
colloïdaux possèdent des propriétés biologiques très différentes de
celles des cristalloïdes, par exemple une toxicité très atténuée, lors-

---

(1) Sous le nom de colloïde on distingue la dissolution apparente ou réelle
des substances insolubles par elles-mêmes (par exemple hydrate de fer, silice, etc.). De cet état de solution « Sol » les colloïdes peuvent passer à une
modification insoluble « Gel ».

qu'il s'agit de sels métalliques. Comme le caractère colloïdal n'est pas décelable à l'analyse chimique, il est parfaitement concevable que dans les eaux minérales naturelles certains sels puissent, en raison de conditions géologiques déterminées, exister à l'état colloïdal. Cela paraît surtout se réaliser pour les sels de fer qui, d'après les recherches classiques de von Bemmelen (11), passent, sous l'influence de différences de pression, de l'état colloïdal à l'état cristalloïde et réciproquement, mais aussi pour les eaux arsenicales et en général pour la plupart des sources contenant des métaux lourds. Mais il faut en outre ne pas perdre de vue que, d'après les recherches les plus récentes, des sels peuvent se présenter à l'état colloïdal pour lesquels cette possibilité paraissait exclue, par exemple le sulfate de baryum et le carbonate de baryum et d'autres sels alcalino-terreux (Neuberg, 11), enfin le chlorure et le bromure de sodium.

Comme nous l'avons dit plus haut, l'une des difficultés capitales pour expliquer les effets thérapeutiques des eaux minérales tenait à ce fait qu'on ne pouvait concevoir comment des quantités de sels infimes exerçaient sur l'organisme une action quelconque. La théorie des ions permet d'approcher de la solution de ce problème; car si petites que soient les quantités existantes de sels, ceux-ci sont susceptibles de fournir des ions libres qui prennent part à l'action totale des eaux.

Mais une autre raison peut encore être invoquée à cet égard, c'est l'existence de la *catalyse* et des *catalyseurs*, également établie par les recherches modernes. Sans doute, la conception de la catalyse remonte à Berzélius. Mais Ostwald (12), le premier, a, grâce à des recherches capitales, approfondi l'action catalysante. D'après lui la catalyse est un processus grâce auquel certaines substances déterminent, par leur seule présence, sans participation active apparente et sans perdre de leur poids, une modification de la vitesse réactionnelle de certaines actions chimiques. Une réaction peut être accélérée ou retardée de la sorte. Toutes les substances qui produisent ces effets s'appellent des catalyseurs. La rapidité des réactions chimiques dépend probablement de la concentration des ions libres et celle-ci est sans doute modifiée par les catalyseurs. Le mode d'action des catalyseurs a une grande analogie avec celle des ferments ou enzymes. Effectivement Bredig (13) a montré que le processus physico-chimique qui se déroule, dans la catalyse, est identique avec celui qui caractérise l'action des ferments. De ses travaux et de ceux de ses élèves, il ressort que des solutions colloïdales très diluées d'or, d'argent et surtout de platine réagissent suivant les mêmes lois que les enzymes, de sorte que Bredig a donné aux catalyseurs le nom de ferments inorganiques. Dans cette catégorie, il faut ranger non seulement les métaux, mais encore leurs sels.

Les métaux accélérateurs des réactions agissent encore à un état de dilution incroyable ; à 1/70.000.000 ils ont encore la faculté de produire ces effets. Quelques-uns des catalyseurs sont des *transmetteurs d'oxygène*, et on les appelle pour ce motif des oxydants, à être mis en parallèle avec les ferments d'oxydation ou *oxydases*. De même que les oxydases qu'on rencontre dans le sang et les autres tissus des animaux, les métaux et leurs sels en solution colloïdale possèdent le pouvoir catalytique de transporter de l'oxygène ; et l'on ne peut même entièrement rejeter ce fait que, dans les oxydases organiques, ce soit l'élément métallique qui constitue le principe actif (Bertrand, Spitzer, Manchot, 14). A ce point de vue, le fer paraît jouer un rôle particulier dans l'organisme.

Grâce à ces conceptions, les effets thérapeutiques des métaux et des métalloïdes se trouvent éclairés d'une lumière toute nouvelle, et il n'est plus malaisé de comprendre aujourd'hui que les sels métalliques existant même en quantité infinitésimale dans les eaux minérales puissent agir sur l'organisme. Bien plus, il n'est pas impossible que *le mode d'action des eaux minérales consiste essentiellement en l'action accélérante ou retardante des processus d'oxydation produite par les ions métalliques libres qu'elles renferment.*

Quant aux services rendus jusqu'aujourd'hui à la balnéothérapie par les méthodes de la cryoscopie et de la détermination de la conductibilité électrique, nous en donnerons ici un bref aperçu.

Après que Kœppe et autres eurent examiné plusieurs sources par ces méthodes, on les appliqua peu à peu à des sources de plus en plus nombreuses, de sorte qu'on dispose aujourd'hui de l'analyse osmotique des principales eaux minérales.

On a cherché jusqu'à présent à établir par une série de recherches le mode d'action des eaux minérales, envisagées au point de vue de la chimie physique, sur les processus physiologiques; ces recherches portaient surtout sur l'influence des eaux sur la pression osmotique du sang et leur manière de se comporter dans l'estomac.

La pression osmotique du sang correspond à un abaissement du point de congélation se mesurant par $\Delta = -0^o,56$ et ne paraît être soumise qu'à de faibles oscillations, comme nous l'apprennent les recherches si complètes de H. Strauss (15). Dans les conditions d'alimentation les plus diverses, Strauss n'a constaté qu'une variation de $-0^o,56$ à $-0^o,58$, et même dans les maladies où l'on pouvait s'attendre à une augmentation de la pression osmotique, la valeur de Δ ne s'élevait qu'à quelques centièmes de degré au-dessus de $-0^o,59$. Selon Strauss, la pression osmotique peut donc pratiquement être considérée comme une constante.

La détermination de l'abaissement du point de congélation des différentes eaux minérales a montré que très peu d'entre elles présentent approximativement la même pression osmotique; la plupart offrent une concentration moléculaire inférieure à celle du sang. D'après leur manière de se comporter à cet égard, on les divise en *isotoniques, hypertoniques* et *hypotoniques.*

Dans le tableau suivant que nous empruntons au travail de Strauss et v. Kostkewicz (16) et portant sur plus de 80 eaux minérales diverses, les sources sont rangées dans l'ordre décroissant de leur point de congélation.

NOM DE LA SOURCE	Δ	Total des matières fixes pour 1 litre d'eau (en grammes)
Eau de Kissingen	1,11	25,2
Eau de Friedrichshall	1,08	25,6
Source François-Joseph	1,047	52,2
Eau d'Hunyadi-Janos	1,015	41,7
Eau d'Apenta	1,015	43,8
Source saline de Soden	0,945	16,9
Source Bonifacius de Salzschlirf	0,892	14,2

NOM DE LA SOURCE	Δ	Total des matières fixes pour 1 litre d'eau (en grammes)
Source Elisabeth de Kreuznach	0,797	11,7
Wiesenquelle (source de la Prairie) de Soden	0,765	12,9
Eau de Birmenstorf	0,752	31,0
Eau de Saidschütz	0,750	23,2
Source Lucius de Tarasp	0,680	14,7
Source Elisabeth de Hombourg	0,627	13,9
Eau de Pullna	**0,585**	25,4
Source Champagne de Soden	**0,515**	7,7
Source (Kochbrunnen) de Wiesbade	0,483	8,2
Source saline de Pyrmont	0,472	10,7
Rakoczy de Kissingen	0,470	8,5
Source Ferdinand de Marienbad	0,460	10,6
Pandour de Kissingen	0,435	7,9
Kreuzbrunnen de Marienbad	0,435	11,0
Source Constantin de Gleichenberg	0,400	5,4
Source Max de Kissingen	0,340	3,9
Vichy Grande-Grille	0,330	7,0
Vichy Hôpital	0,320	7,1
Source thermale de Soden	0,290	4,5
Sprudel de Karlsbad	0,275	5,5
Mühlbrunnen de Karlsbad	0,270	5,4
Marktbrunnen de Karlsbad	0,255	5,4
Schlossbrunnen de Karlsbad	0,255	5,3
Neubrunnen de Karlsbad	0,250	5,4
Wiesenquelle (source de la Prairie) de Franzensbad	0,250	6,6
Felsenquelle (source des Rochers) de Karlsbad	0,245	5,4
Source Thérèse de Karlsbad	0,245	5,4
Appollinaris	0,240	2,2
Source Hélène de Wildungen	0,230	4,6
Eau de Bilin	0,230	5,2
Eau minérale de Rhens	0,230	3,9
Kaiserquelle (source Impériale) d'Aix-la-Chapelle	0,227	4,0
Source de l'Empereur Frédéric d'Offenbach	0,220	4,2
Source Adelheid	0,220	6,1
Source Louise de Hombourg	0,217	4,5
Vichy Célestins	0,200	7,1
Milchbrunnen de Soden	0,200	3,3
Waldquelle (source de la Forêt) de Marienbad	0,200	4,3
Source saline de Franzensbad	0,190	5,4
Oberbrunnen de Obersalzbrunn	0,190	3,8
Kränchen d'Ems	0,170	3,5
Source Victoria d'Ems	0,165	3,5
Source Bonifacius de Tarasp-Schuls	0,165	5,1
Source Kronprinz Stephan de Krondorf	0,165	2,4
Source François de Franzensbad	0,160	5,9
Kesselbrunnen d'Ems	0,160	3,5
Eau de Fachingen	0,155	5,5
Königsquelle (source Royale) de Wildungen	0,140	3,8
Kronenquelle d'Obersalzbrunn	0,135	2,3
Source Hélène de Pyrmont	0,120	2,9
Eau de Giesshübl	0,120	1,4
Levico, forte eau	0,112	6,2
Source Rodolphe de Marienbad	0,09	3,2

NOM DE LA SOURCE	Δ	Total des matières fixes pour 1 litre d'eau (en grammes)
Sprudel de Neuenahr...........................	0,087	2,0
Weinbrunnen de Schwalbach.....................	0,075	1,0
Source sulfureuse de Weilbach.................	0,075	1,5
Source principale de Pyrmont.......·.........	0,072	2,7
Source Georges-Victor de Wildungen............	0,067	1,49
Stadtquelle (source urbaine) de Teplitz....	0,060	7,2
Eau de Pystian................................	0,045	1,3
Eau d'Assmannshausen	0,042	2,0
Eaux de Roncegno............................	0,030	7,8
Source chalybée de Schwalbach................	0,025	0,4
Eau de Schlangenbad (Nassau).................	0,020	0,3
Levico, eau faible........	0,007	1,2
Eaux thermales de Wildbad....................	0	0,5

Ce tableau montre que seules les *eaux purgatives fortes* (dites *amères)* et la plupart des eaux *chlorurées sodiques*, comme la source Elisabeth, de Hambourg, la *source saline* et le *Wiesenbrunnen*, de Soden, la source Elisabeth, de Kreuznach, la source Bonifacius, de Salzschlirf, et parmi les *eaux salines alcalines* la source Lucius, de Tarasp, possèdent une pression osmotique plus élevée que le sang, donc sont hypertoniques vis-à-vis de lui. Les sources présentant à peu près la même concentration moléculaire que le sang, sont l'eau de Pullna et la source Champagne, de Soden, tandis que toutes les autres eaux, celles d'Ems, de Kissingen, de Karlsbad, de Marienbad, de Franzensbad, de Vichy, de Pyrmont, de Neuenahr, etc.. sont hypotoniques.

Le tableau met aussi en évidence qu'entre l'abaissement du point de congélation, donc la concentration moléculaire, et la somme totale des éléments fixes, c'est-à-dire la concentration pondérale, il n'existe point de rapport déterminé, comme nous l'avons déjà fait ressortir. L'élévation relative de la pression osmotique comparativement à l'élévation théorique calculée d'après la masse pondérale des éléments fixes, s'explique précisément par la dissociation des sels et par les autres facteurs actifs supposés. L'eau purgative François-Joseph, par exemple, renferme le double d'éléments fixes, donc une concentration pondérale double de celle de Kissingen, et malgré cela cette dernière offre une pression osmotique plus considérable.

Quant à la question de savoir si, par l'action des eaux minérales, *la pression osmotique du sang humain* peut subir un accroissement ou un abaissement, elle a été traitée à fond par Strauss (17), qui est arrivé à ce résultat que cela n'existe pas. Dans des recherches de Grossmann (18), faites sous la direction de Strauss, la pression osmotique du sang reste totalement invariable même après un usage persistant, pendant 20 jours, de diverses eaux minérales. D'autres auteurs, il est vrai, sont arrivés à des résultats divergents : Grube (19) et Engelmann (20), par exemple, trouvèrent la pression osmotique assez sensiblement accrue après l'usage du Sprudel, de Neuenahr, ou de la source Élisabeth, de Kreuznach. De même Szaboky (21) trouva des variations de cette pression par l'usage d'eaux hypotoniques et hypertoniques. Nous sommes donc là en présence de contradictions qui ne pourront être éclaircies que par des recherches ultérieures. De plus *la concentration moléculaire de la bile* qui, d'après les recherches de Bonanni (22), Brand (23) et Strauss (24), est $\Delta = -0°,54$ à $-0°,57$, est à peu près constante, comme le fait remarquer Strauss qui constata sur un malade porteur d'une fistule biliaire que, par l'absorption d'aliments et de boissons variés et par l'usage d'eaux minérales, Δ ne diffère jamais des chiffres ci-dessus.

Nous devons à Strauss (25) une série d'importantes recherches sur les rapports entre l'abaissement du point de congélation des eaux minérales et la pression osmotique du contenu stomacal. De ses recherches il ressort qu'une eau séjourne dans l'estomac d'autant plus longtemps que son point de congélation est plus bas. Les eaux hypertoniques, telles que les eaux purgatives, séjournent donc le plus longtemps dans l'estomac; parmi les sources hypotoniques les eaux ferrugineuses, qui ont pour Δ une valeur très basse, disparaissent le plus vite de l'estomac, tandis que les eaux sulfatées alcalines hypotoniques tiennent à peu près le milieu. Ces faits doivent avoir sans aucun doute un intérêt thérapeutique pratique.

Les essais de Strauss nous renseignent en outre sur les modifications que subit la concentration moléculaire de chaque eau minérale après un séjour déterminé dans l'estomac. Il y a là une relation avec la pression osmotique que possède le contenu stomacal. D'après Strauss et Roth (26) la sécrétion pure de l'estomac présente un indice $\Delta = -0°,37$ à $-0°,50$, et au moment de la pleine digestion la pression osmotique du contenu gastrique est plus basse que celle du sang, vu qu'elle oscille entre $-0°,33$ et $-0°,58$. Or, Strauss constate que la pression osmotique des eaux minérales introduites dans l'estomac tend à se rapprocher de plus en plus de la concentration moléculaire du contenu gastrique, de sorte que des eaux hypotoniques, avec un indice inférieur à $-0°,35$, subissent dans l'estomac un accroissement de concentration et les hypotoniques à indice supérieur à $-0°,35$ présentent, ainsi que les isotoniques et les hypertoniques, une diminution de la concentration.

Les données de Strauss n'ont, il est vrai, été vérifiées par d'autres auteurs qu'en ce qui concerne les solutions hypotoniques, mais non pour les solutions isotoniques et hypertoniques (Pfeiffer et Sommer, Bönniger, Rzentkowski, Sommerfeld et Röder, Bickel, Otto, 27), de sorte que le problème n'est pas encore suffisamment élucidé et qu'il n'est pas encore possible d'établir des lois certaines quant aux rapports entre la pression osmotique du contenu stomacal et celle des eaux minérales introduites.

Les recherches précitées, relativement encore peu nombreuses, montrent que l'application des doctrines de la chimie physique aux eaux minérales n'a encore guère fourni de faits bien établis. Il n'y a pas à s'en étonner, car notre connaissance des propriétés des ions pris individuellement, de l'action des processus catalytiques sur les phénomènes biologiques et du rôle des colloïdes, est encore trop rudimentaire pour qu'on puisse faire état de ces facteurs pour expliquer le mode d'action des sources. Il ne manque pas d'auteurs proposant de classer dès aujourd'hui les sources suivant des principes physico-chimiques et de donner leur composition non d'après les sels, mais d'après le nombre des ions libres qu'elles renferment. C'est là une méthode certainement plus scientifique, vu que les données analytiques ainsi obtenues nous font connaître bien plus exactement l'état réel des choses que ne le fait l'évaluation des sels. Car ces derniers, ainsi que cela ressort de ce que nous avons dit plus haut, n'existent qu'en très faible partie comme tels dans les eaux minérales, et ils y sont en revanche pour la plus grande partie dissociés en ions. Ainsi dans les sources ce n'est pas du chlorure de sodium sous la forme Na Cl qu'on trouve, mais sous la forme d'ions de sodium et de chlore en bien plus grande abondance, et de même on n'y trouve pas du sulfate de sodium comme sel, mais les ions Na et SO⁴. Or, si dans une eau minérale on a constaté la présence de sodium, de calcium, de chlore et d'acide sulfurique, par exemple, on peut admettre que ces éléments sont combinés sous la forme de chlorure de sodium et de sulfate de calcium, et avec non moins de raison qu'ils s'y trouvent sous la forme de sulfate de sodium et de chlorure de calcium, ou plutôt qu'il existe un état d'équilibre entre ces quatre sels. L'analyse chimique ordinaire est donc toujours soumise à un certain degré d'arbitraire, puisqu'elle ne peut établir de façon certaine en quels sels se sont groupés les bases et les acides découverts, même si cette analyse est faite toujours suivant les mêmes principes, par exemple en admettant que la plus forte base est unie au plus fort acide.

Dans le *Deutches Bæderbuch* tout récemment paru (Leipzig, 1907), par l'initiative du *Kaiserliches Gesundheitsamt*, les tableaux analytiques donnent déjà les évaluations en ions, ce qui n'est pas tout à fait conforme du reste à la constitution réelle des eaux, vu que l'analyse ne renseigne pas sur le degré de la dissociation. Les résultats consignés dans cet ouvrage sont cependant d'une importance fondamentale pour toutes les recherches ultérieures à faire dans ce domaine.

Malgré l'exactitude plus grande de la représentation en ions, son emploi généralisé au point de vue pratique nous paraît prématuré. Le médecin n'est guère encore en mesure de se servir utilement des évaluations en ions, et dans un ouvrage de balnéothérapie, où il s'agit d'établir le mode d'action des eaux d'après leurs éléments minéraux, la classification physico-chimique n'est pas encore possible, parce que l'interprétation des tableaux donnés en ions n'est pas encore universellement comprise et que par dessus tout nos connaissances sur la valeur et les effets des ions pris isolément ne sont pas encore suffisantes, tandis que l'action des sels pris individuellement est du moins, de toutes manières, accessible à l'investigation expérimentale.

D'ailleurs les recherches de chimie physiques ne peuvent à elles seules fournir tout éclaircissement sur les effets des eaux minérales. Nous ne devons accorder aux méthodes physico-chimiques ni trop, ni trop peu d'importance ; leur utilisation s'imposera dans toutes les recherches ultérieures. Les méthodes physiologiques et chimico-physiologiques garderont toujours leurs droits ; car la balnéologie ne progressera que par une investigation utilisant toutes les méthodes biologiques, méthodes qui se complètent et se contrôlent les unes les autres.

Les recherches pharmaco-dynamiques appliquées aux eaux minérales ont pris un nouvel essor depuis que les brillants travaux expérimentaux de Pavlov (28) ont permis d'obtenir les sécrétions digestives à l'état de pureté, grâce à l'établissement des fistules permanentes, et d'étudier directement l'action sur elles des solutions salines et des eaux minérales. Bien que Pavlov ait fait lui-même des recherches dans ce sens, c'est cependant à Bickel que revient l'honneur d'avoir le premier entrepris ces recherches suivant un plan systématique. Ces dernières années, de nombreux travaux relatifs à l'action de sels divers et d'eaux minérales sur le suc gastrique ont été exécutés dans son laboratoire, et ces travaux ont montré l'inexactitude de bien des vues admises jusqu'à ce jour quant à l'action des sels sur les fonctions de l'estomac, et certainement on peut s'attendre à des résultats d'une grande importance par la continuation de ces travaux.

Pour éviter des répétitions, nous reviendrons sur les résultats fournis par ces recherches en traitant de chaque groupe d'eaux minérales individuellement.

Avant de nous occuper des différents éléments qui entrent dans la composition des eaux minérales, nous devons encore attirer l'attention sur une propriété récemment découverte chez elles, la *radioactivité*.

LA RADIOACTIVITÉ DES EAUX MINÉRALES

Dans l'étude des substances radioactives il faut avant tout distinguer nettement deux choses : les *corps radioactifs* mêmes et leurs radiations et l'*émanation* du radium. L'émanation, qui a une importance particulière en balnéothérapie, ne doit pas être assimilée à la radiation; ce n'est pas un mode de mouvement, c'est une matière, un gaz qui se développe aux dépens des composés radioactifs propres. On peut l'obtenir en soumettant le gaz émané à un refroissement intense (au moyen d'air liquide), à un froid de — 140° à — 150°; il se condense dans ces conditions. L'émanation est instable et n'a qu'une existense éphémère; elle se transforme par des métamorphoses successives en d'autres corps et en partie en des substances solides présentant un autre état d'agrégation.

Les substances radioactives et l'émanation du radium sont énormément répandues sur le globle terrestre, comme nous l'ont appris surtout les travaux importants d'Elster et Geitel (29). Nous avons déjà dit (voyez p. 20) que l'air et les couches terrestres sont radioactives.

La présence de l'émanation du radium dans différentes sources minérales a déjà été établie par l'auteur de la découverte du radium, Curie (30). Depuis lors la radioactivité a été constatée pour un grand nombre d'eaux minérales, et il ne saurait être douteux que toutes les sources qui viennent d'une profondeur un peu considérable renferment de l'émanation engendrée par les substances radifères des couches profondes.

Jusqu'à présent on n'a découvert dans aucune eau minérale des substances radioactives propres, mais toujours l'émanation, et nous entendons par là l'*émanation propre du radium*, non celle d'autres substances radioactives telles que l'uranium, le thorium et le polonium. Comme un grand nombre d'eaux entraînent une partie de la substance terreuse qu'elles traversent et qui se dépose dans la source sous forme de boue ou de sédiments incrustants, ces sédiments sont également radioactifs, mais contrairement à l'eau renferment des substances radioactives propres.

Cette radioactivité des sources est due à ce que l'eau contient l'émanation à côté d'autres gaz. En raison de l'existence éphémère de l'émanation, celle-ci disparaît assez vite. Une eau minérale ne renferme déjà plus, au bout de 48 heures, que la moitié de l'émanation qu'elle contenait au sortir de la terre, et perd totalement sa radioactivité après quelques jours, de sorte que *les eaux minérales exportées en bouteilles ne sont plus radioactives.* Cela tient à la transformation signalée plus haut de l'émanation en d'autres corps.

L'intensité de la radioactivité des sources peut être exactement déterminée. Quant à la technique de sa mensuration et les appareils employés, pour lesquels nous sommes surtout redevables à Elster et Geitel (29), et à Sieveking (31), nous ne pouvons y insister ici. La mensuration se fait au moyen de l'électroscope et l'intensité de la radioactivité est exprimée en unités électrostatiques (E. S. E.). Voici des chiffres relatifs à quelques eaux minérales :

	E. S. E.
Gastein	20,9 — 149
Bade (Baden-Baden)	6,9 — 108,8
Wiesbade (Kochbrunnen)	2,3
Karlsbad	0,2 — 8,9
Marienbad	0,6 — 4,2
Franzensbad	0,13 — 4,2
Teplitz	4,9 — 6,5
Kreuznach	10,5

Ce tableau montre qu'une eau thermale chimiquement indifférente, celle de Gastein, possède la radioactivité la plus élevée ; on voit encore combien est différent le contenu en émanation des différentes sources de la même localité ; même lorsque, comme à Karlsbad, la composition chimique des sources est à peu près la même, la radioactivité varie de l'une à l'autre, oscillant entre 0,2 et 8,9 E. S. E.

La radioactivité des sédiments des sources qui, en opposition avec la radioactivité de leur eau, est constante, puisqu'elle est produite par le radium lui-même et peut-être aussi par d'autres substances radioactives, cette radioactivité, disons-nous, peut également être déterminée. Les mensurations faites à cet effet par Elster et Geitel (29) ont montré que certains sédiments sont très radioactifs, comme par exemple la boue de la source d'origine à Baden-Baden, et la boue de Battaglia appelée fango, tandis que d'autres ne présentent qu'une radioactivité faible. Disons tout de suite que les terres tourbeuses ne sont pas radioactives. Riesenfeld (32) a soigneusement analysé la tourbe de Karlsbad et celle de Franzensbad et n'y a pas découvert de traces de radioactivité. D'ailleurs à priori il semble invraisemblable que la tourbe soit radioactive, attendu que les dépôts tourbeux sont formés par les produits de la décomposition des substances végétales et que les matières radioactives n'ont, jusqu'à ce jour, été découvertes que dans les roches anciennes ou dans leurs produits de désagrégation.

La constatation de la radioactivité des sources minérales fait songer à une relation entre les effets thérapeutiques des sources et leur radioactivité, d'autant plus que l'investigation a prouvé que les corps radioactifs sont physiologiquement actifs et exercent une influence spécifique en particulier sur les processus organiques dépendant des enzymes. Neuberg (33) a le premier constaté ce fait. Ce qui frappe surtout, c'est que précisément les sources les moins riches en éléments fixes, les eaux thermales indifférentes, et avant tout Gastein, sont les plus radioactives ; et comme il n'était guère possible d'expliquer par la composition chimique leur efficacité mille et mille fois prouvée par l'expérience, on a tôt exprimé l'opinion que la forte radioactivité de ces eaux thermales prend une grande part à leur efficacité. C'est fort possible. Il faut se garder cependant d'attribuer toute la puissance curative de ces eaux exclusivement à la radioactivité et de considérer, sans preuve expérimentale certaine, comme résolu le problème posé. Il ne faut pas perdre de vue que la radioactivité de l'eau de Gastein n'est forte qu'à la source même (128 E. S. E.).

Wick (34) fait remarquer que l'émanation diminue graduellement dans l'eau puisée à la source et que dans les baignoires où elle peut exclusivement déployer son action, elle est souvent notablement plus faible qu'à la source même. Puis une autre question demanderait à être résolue, qui ne l'est nullement, c'est de savoir comment et à quel degré l'émanation absorbée par l'eau est susceptible de pénétrer dans le corps. Tout ce que nous savons, c'est que l'émanation introduite par la respiration persiste longtemps dans l'air des poumons et dans les urines. Ainsi Elster et Geitel (35) ont constaté que 18 heures après un séjour de plusieurs heures dans un espace saturé d'émanation du radium, celle-ci se retrouvait dans l'urine et dans l'air expiré, sans qu'il fût possible d'observer la moindre modification de l'état général. On voit donc que rien de définitif ne peut encore être formulé.

Jusqu'à présent peu de recherches ont été faites pour établir que la présence de l'émanation a une influence quelconque sur l'action physiologique des eaux minérales. Les premières expériences dans ce sens ont été exécutées par Bergell et Bickel (36). Bickel avait fait antérieurement des essais quant à l'action des eaux thermales chlorurées sodiques sur la sécrétion gastrique, en employant de l'eau en bouteilles du Kochbrunnen de Wiesbade, donc de l'eau ne renfermant pas d'émanation ; les auteurs précités voulurent s'assurer si par l'addition artificielle d'émanation du radium ou par l'emploi d'eau récemment prise à la source, donc chargée d'émanation, l'action serait modifiée. Ils constatèrent effectivement une différence notable, en tant que l'émanation, qu'elle fût introduite artificiellement (1) dans l'eau ou qu'on fît usage de l'eau prise à la source même, accroissait l'efficacité peptique du suc gastrique. L'action retardante exercée sur le pouvoir digestif des albumines dans l'estomac par les eaux thermales chlorurées sodiques privées de radioactivité, est par conséquent annulée par l'émanation, qui communique une activité plus grande à la pepsine ; c'est un processus analogue à celui observé par Neuberg (33) et concernant l'influence du radium sur une autre enzyme qui dédouble les albumines, le ferment autolytique. Mais l'émanation ne suractive pas seulement la pepsine, mais encore le ferment digestif de l'albumine fourni par le pancréas, comme l'ont établi Bergell et Braunstein (38). Il est vrai que cette action n'est pas aussi marquée pour l'émanation naturelle que pour l'artificielle.

---

(1) L'émanation artificielle fut obtenue par le procédé de Bergell (37) de distillation fractionnée de minerais d'uranium très actifs en refroidissant le courant d'air de retour et condensant au moyen de l'air liquide ; le gaz s'obtient ainsi dans de l'eau distillée.

Il ressort déjà de ces expériences que l'*émanation du radium*, qui constitue une partie intégrante des eaux minérales, *a une action sur les processus fermentatifs de l'organisme*.

D'autres travaux furent consacrés à l'action de l'émanation du radium sur les bactéries. Déjà Caspari et Aschkinass (39), ainsi que Pfeiffer et Friedberger (40), avaient observé que les rayons émanant des substances radioactives retardent la croissance des bactéries. Kalmann (41) a le premier étudié l'action de l'émanation sur la croissance et le métabolisme des bactéries, en mettant à profit précisément les eaux thermales de Gastein.

Il constata un développement moindre de la matière colorante et un arrêt de croissance du Bacillus prodigiosus. Rheinbold (42) a fait des expériences analogues sur la source Rakoczy de Kissingen. Il montra que l'eau de Kissingen, tirée à la source et contenant de l'émanation, entrave la croissance du Bacillus prodigiosus, tandis que de l'eau plus vieille, privée de radioactivité, ne possède pas cette propriété. L'émanation ajoutée artificiellement par la méthode de Bergell (37) gêne également la croissance. Mais tandis que l'action nuisible de l'eau fraîche radioactive est la plus faible au début et ne devient perceptible qu'après 3 à 4 heures pour atteindre son apogée au bout de 6 heures, l'action de l'émanation est immédiate et se manifeste aussitôt qu'elle a été ajoutée à l'eau, et n'est plus sensible après 3 à 4 heures. Il semblerait donc que l'émanation artificielle s'échappe plus vite de l'eau que la naturelle.

Ces recherches ne sont pas encore assez nombreuses pour nous permettre de porter un jugement définitif sur le rôle joué par la radioactivité dans l'action thérapeutique des eaux minérales. Le fait que seule l'eau minérale fraîche est radioactive permet de conclure avec quelque probabilité que *la raison pour laquelle les eaux minérales ne sont pleinement efficaces que prises à la source doit être cherchée, au moins en partie, dans leur radioactivité*.

Cette vue semble d'autant plus justifiée que les recherches faites jusqu'à présent ont révélé les grandes différences d'efficacité entre les eaux minérales fraîches et les eaux prises loin de la source, différences qui dépendent certainement, comme nous l'avons vu, de la radioactivité.

Nous avons montré plus haut que l'action de l'émanation est indirecte et dépend de l'influence exercée sur le degré de dissociation ; comme cette action cesse tout naturellement avec la disparition de l'émanation, il s'ensuit qu'*une différence doit exister*, pour la même raison, *entre les eaux minérales artificielles et les eaux minérales naturelles, surtout prises à la source.*

D'autre part, les eaux artificielles et les eaux naturelles prises loin de la source doivent se comporter différemment, même après l'addition d'émanation, c'est ce que fait pressentir déjà la différence d'action de l'émanation artificielle et de l'émanation naturelle sur les processus fermentatifs de l'organisme et sur les bactéries. (Voyez les expériences précitées de Bergell et Braunstein et celles de Rheinbold.)

Il faudra encore bien des recherches, s'étendant aux processus physiologiques les plus variés de l'organisme et à toutes les variétés d'eaux minérales, avant qu'il ne soit possible d'établir des lois certaines liant la radioactivité à l'efficacité thérapeutique des eaux minérales. Les expériences faites jusqu'à ce jour, basées sur des principes biologiques rigoureux, indiquent la voie à suivre et permettent d'espérer qu'on arrivera finalement à des résultats véritablement importants pour la balnéothérapie.

CHAPITRE III

Action physiologique des éléments entrant dans la composition des eaux minérales

Avant de traiter des divers groupes d'eaux minérales, il semble indiqué de parler des éléments actifs qui jouent un rôle dans toutes les sources. Comme les effets des eaux minérales, abstraction faite de la radioactivité, sont produits par l'eau et par les gaz et les sels qu'elle tient en dissolution, il est tout naturel d'exposer le mode d'action de ces trois facteurs. Mais, en procédant de la sorte, on ne pourrait éviter de nombreuses répétitions dans la suite de cet ouvrage. Nous préférons, en conséquence, ne mentionner brièvement que les effets physiologiques de l'eau d'une façon très générale et nous en tenir à quelques généralités concernant la manière de se comporter des sels dans l'organisme, tandis que le mode d'action spécial des sels et des gaz ne sera étudié qu'en traitant des divers groupes d'eaux minérales.

ACTION PHYSIOLOGIQUE
DES EAUX MINÉRALES ADMINISTRÉES EN BAINS

Nous avons pris pour ce paragraphe le titre qui précède pour bien montrer que nous n'entendons pas traiter ici de l'ensemble des effets que l'on obtient par l'usage externe de l'eau. Notre but est simplement d'envisager les effets produits par l'eau en tant qu'on l'emploie en bains minéraux, et non de parcourir tout le domaine de l'hydrothérapie. Celle-ci est, il est vrai, employée aujourd'hui dans la plupart des stations concurremment avec les autres agents physiques dans les cas où elle est indiquée, mais toujours seulement à titre d'adjuvant de la cure d'eau minérale proprement dite. D'ailleurs, l'hydrothérapie est devenue depuis longtemps une discipline indépendante et pour cette raison ne rentre pas dans le cadre de notre livre succinct.

Comme les eaux minérales employées pour l'usage externe le sont le plus souvent sous forme de bains chauds, nous n'aurons à considérer que les effets des bains chauds et nous ne parlerons des bains tièdes ou froids qu'autant que l'intelligence du sujet l'exigera.

Les bains d'eau douce qui n'exercent aucune action sur la température du corps sont dénommés *thermiques indifférents*. Le « point de thermicité indifférente » est compris, d'après les recherches antérieures de Liebermeister (43), entre 34° et 35°, et d'après les recherches plus récentes de Wick (44), entre 34°,8 et 36°,4. Évidemment les oscillations individuelles jouent un rôle ; mais, en général, le point de thermicité indifférente peut être placé à 35°. Par le bain thermique indifférent la fréquence du pouls, la pression sanguine, la respiration et le métabolisme ne sont guère modifiés. Les rares et faibles différences observées sur quelques personnes mises en expérience tiennent sans doute à des facteurs individuels. Mais ce qui prouve qu'un bain thermique indifférent n'est pas sans action sur l'organisme, c'est qu'il exerce un effet calmant sur le système nerveux. Chacun sait, par expérience, que les bains tièdes exercent une action très bienfaisante sur les états d'irritabilité et favorisent le sommeil, vraisemblablement parce qu'ils combattent une série d'excitations que subit d'ordinaire le corps dans l'atmosphère (Glax, 45), de sorte que les nerfs de la caloricité positive ou négative ne sont pas excités.

Or dès que la température d'un bain est inférieure ou supérieure au point d'indifférence, la déperdition de chaleur par le corps est modifiée. Mais ces modifications ne sont pas aussi considérables qu'on pourrait le supposer d'après la différence qui existe entre la température du bain et celle du corps, parce que l'organisme est doué d'un puissant appareil de régulation thermique qui lui permet de maintenir sa température normale.

Dans le bain froid (20 à 25°), le corps perd de la chaleur, et cela d'autant plus que le bain est plus froid et plus prolongé. Jadis on croyait, en se fondant sur les observations de Liebermeister (43), qu'à cette perte de calorique succédait un accroissement de la production de chaleur. Les recherches modernes ont montré l'inexactitude de cette opinion et nous sommes contraints d'admettre que même dans le bain la régulation thermique dépend essentiellement de la régulation de la dépense de calorique. La production de chaleur, dans le bain, n'augmente que si, grâce à des mouvements musculaires toniques et cloniques (tension musculaire et tremblement), les processus d'oxydation et l'exhalation d'acide carbonique se trouvent augmentés (Speck 46, A. Lœwy 47). L'accroissement de température ainsi produit n'est cependant pas suffisant pour empêcher un abaissement de la température du corps.

Quant aux *bains chauds*, c'est-à-dire ceux dont la température est supérieure au point d'indifférence, la température interne du corps s'élève toujours et l'accroissement est d'autant plus rapide et plus élevé que le bain est plus chaud. Ici encore ce n'est pas la production thermique, mais la dépense de chaleur qui joue le rôle principal, cette dernière se trouvant anormalement réduite par la température élevée du milieu ambiant. Quant à l'action des bains chauds sur le *tonus des vaisseaux cutanés*, on observe tout d'abord une contraction. Mais celle-ci n'a qu'une très courte durée et est suivie rapidement d'une *dilatation des vaisseaux* et une diminution du tonus vasculaire, qui peut persister plusieurs heures après des bains chauds prolongés. Plus le bain est chaud, plus ces effets sont marqués.

La diminution du tonus vasculaire détermine un *abaissement de la pression sanguine et une accélération du pouls.* Dans certaines conditions les bains chauds peuvent modifier pour plusieurs heures l'action du cœur.

L'excitation cutanée que produit le bain chaud et qui se traduit par la rougeur de la peau provoque aussi des modifications de la *distribution du sang,* vu que la dilatation des vaisseaux cutanés entraîne une contraction compensatrice des vaisseaux profonds et ainsi les vaisseaux des organes internes se trouvent rétrécis par voie réflexe. L'afflux de sang aux organes abdominaux est diminué et ceux-ci s'en trouvent allégés.

Les modifications subies par les vaso-moteurs, la dilatation ou le rétrécissement des vaisseaux avec augmentation ou diminution de la pression sanguine, déterminent encore une modification de la *consistance du sang*. Le bain froid produit un épaississement du sang, par suite de la transsudation séreuse qui se fait dans les interstices des tissus. Le bain chaud, en revanche, fait affluer les liquides interstitiels dans la circulation et diminue ainsi la densité du sang comme Grawitz (48) l'a établi par ses mensurations des poids spécifiques du sang. Ces effets sont naturellement transitoires : ils disparaissent dans le bain froid, dès que les vaisseaux ont repris leur calibre normal, et lorsque, dans le bain chaud, la sudation se manifeste.

Les recherches faites relativement à l'action des bains chauds sur la *respiration* ont donné lieu à des résultats contradictoires. Quelques auteurs pensent avoir observé un léger accroissement, d'autres une légère diminution de la fréquence respiratoire. D'une façon générale les bains chauds ne semblent pas la modifier sensiblement.

L'action des bains chauds sur la *force musculaire* est nettement marquée ; elle s'abaisse aussi longtemps qu'aucune excitation mécanique ne vient s'ajouter à l'action thermique, donc après un bain chaud d'eau douce ordinaire.

L'action des bains sur la *sécrétion urinaire* est des plus importantes. Tandis que les bains froids excitent la secrétion urinaire par suite de l'augmentation de la pression sanguine, les bains chauds abaissent la diurèse grâce à la diminution de cette pression.

Enfin nous avons encore à envisager l'action des bains chauds sur le *métabolisme*. On admettait jadis universellement que les échanges gazeux respiratoires étaient augmentés par le froid, diminués par la chaleur ; des auteurs modernes, Speck (46) et A. Lœwy (47), ont montré que cette conception est erronée. L'accroissement des oxydations et de l'exhalation d'acide carbonique dans le bain froid s'explique simplement par les mouvements musculaires, que l'impression du froid détermine déjà spontanément. Comme au contraire les muscles se détendent dans le bain chaud, il n'y a pas d'augmentation des oxydations. Il ressort, en effet, des expériences de Speck, qu'un bain de 37° à 38° n'a guère d'influence ni sur les oxydations ni sur les exhalations d'acide carbonique. Cependant dans le bain très chaud (39-41°) on observe assez souvent un accroissement des échanges gazeux (Winternitz, 49), dépendant alors réellement de l'augmentation thermique du corps.

Quant aux recherches qui ont eu pour objet l'action des bains chauds sur le métabolisme des albuminoïdes, les plus récentes seules sont utilisables et encore ne concordent-elles pas. Cependant on peut conclure des essais absolument corrects de Topp (50) et de Formanek (51) que les bains chauds augmentent la décomposition des albuminoïdes, et des recherches exactes de H. Winternitz (49) (Halle), que sous l'influence des bains à 39-41° les substances non azotées subissent une décomposition exagérée.

ACTION PHYSIOLOGIQUE DE L'EAU PRISE EN BOISSON

Par sa température et par sa masse, l'eau réagit sur l'organisme. L'estomac ne résorbe pas d'eau, comme nous le savons par les travaux de v. Mering (52). La péristaltique stomacale et la sécrétion du suc gastrique sont plus fortement excitées par l'eau froide que par l'eau chaude. L'eau froide agit comme un excitant pour tout le tube digestif et active les mouvements de l'intestin, tandis que l'eau chaude agit comme calmant et constipant.

L'eau froide diminue la fréquence du pouls, augmente la tension artérielle et la pression sanguine, l'eau chaude accélère le pouls, abaisse le tonus vasculaire, comme il ressort en particulier des recherches exactes de Glax et Klemensiewicz (53), et accroît la pression sanguine en modifiant l'activité du cœur. Ces effets surviennent très rapidement après l'ingestion de l'eau et n'ont qu'une brève durée (en moyenne environ 15 minutes).

La *température du corps* est influencée par de l'eau à divers degrés, en tant que l'eau très froide produit un léger abaissement de la température (Winternitz, 54), l'eau chaude un accroissement graduel de la température axillaire (Glax, 55).

Quant aux actions de masse, le corps réagit moins pour de faibles quantités d'eau ingérée que pour de grandes quantités. Aussi les effets de l'eau froide ou chaude dépendent-ils encore de la masse ingérée. Pour établir lesquels de ces effets sont dus exclusivement à la quantité d'eau, il est nécessaire d'expérimenter avec une eau thermiquement indifférente, pour écarter le plus possible l'influence de la température.

De petites quantités d'eau, soit 200 cmc., n'ont aucune action sur l'activité cardiaque et la pression du sang. Si la quantité d'eau est plus grande, la fréquence du pouls diminue graduellement et la pression sanguine augmente légèrement. Mais en peu de temps il revient à sa valeur normale (Friedrich et Stricker, 56). Quant à l'excrétion de l'eau absorbée, on peut dire que des quantités assez grandes, 1 à 2 litres, sont excrétées relativement plus vite que de petites quantités. L'introduction d'une grande quantité de liquide provoque aussi une *dilution du sang*, mais de très courte durée, vu que le corps s'efforce d'éliminer rapidement l'eau absorbée. De l'eau prise en excès produit donc un *effet diurétique*. Mais ce dernier n'est prononcé que par l'absorption d'eau froide, tandis que l'eau chaude augmente bien la sécrétion urinaire transitoirement, mais par un usage prolongé détermine plutôt une diminution de la diurèse, en raison de la sudation concomitante, comme l'a prouvé Glax (57) par des expériences faites avec le plus grand soin.

De plus, de grandes masses d'eau chaude, et mieux encore d'eau froide, accélèrent la *respiration*. Cette accélération n'est probablement que d'ordre mécanique.

Dans les recherches sur l'influence qu'exerce sur le *métabolisme* un excès d'eau absorbée, on a constaté qu'après l'absorption de grandes quantités d'eau l'excrétion d'urée et d'azote total est souvent accrue. Mais il ressort des expériences de Jacques Mayer (58) qu'il ne s'agit pas ici d'une désagrégation plus grande des albuminoïdes ; cet auteur n'a trouvé l'élimination d'azote augmentée que dans les premiers jours et l'a attribuée en conséquence à l'excrétion plus grande des produits azotés ultimes dont l'eau débarrasse mieux les tissus. Tous les autres auteurs qui se sont occupés de cette question (Oppenheim, 59, von Noorden, 60, O. Neumann, 61) partagent cette manière de voir.

L'élimination d'acide urique n'est guère influencée par l'absorption de beaucoup d'eau (Schöndorf, 62, Laquer, 63, et Schreiber, 64).

On a beaucoup affirmé que l'absorption d'une grande quantité d'eau augmente la *sécrétion biliaire*. Mais les essais faits à ce sujet ne peuvent être considérés comme démonstratifs. On peut cependant penser qu'une bile épaissie se trouve rendue plus fluide et que son écoulement est ainsi facilité. L'*excrétion* de sueur est indubitablement augmentée par l'eau chaude.

Les effets ci-dessus décrits de l'eau se manifestent par l'absorption de toutes les eaux minérales, quelle que soit leur composition.

Les eaux minérales produisent en tout premier lieu un effet dépuratif qui ne se manifeste pas seulement le long du tube digestif, de la bouche à l'estomac et à la partie supérieure de l'intestin grêle, mais grâce à leur absorption par le sang lavent aussi le foie et toutes les humeurs de l'organisme. Comme Fleiner (65) le dit fort bien dans un remarquable mémoire sur ce sujet, les eaux minérales agissent en première ligne comme *liquides de lavage* (Spülflüssigkeiten), toutes les cures de boissons comme *cures de lavage*. Fleiner fait remarquer que des conditions préalables s'imposent pour toute cure de boisson. Il faut que la puissance motrice de l'estomac, qui ne résorbe point d'eau, soit assez grande pour l'expulser, il faut que la faculté de résorption de l'intestin grêle subsiste sans altération, que l'appareil circulatoire ait le pouvoir de supporter les oscillations de la pression, le cœur la force de résister à l'afflux temporaire exagéré de la masse du sang, enfin que la faculté d'excrétion des reins soit intacte. Mais le facteur le plus important à considérer dans chaque cas spécial, c'est de savoir si une cure d'eaux minérales est réellement indiquée ou comment elle doit être appliquée, combien d'eau doit être absorbée. Ce point sera traité dans la troisième partie de ce livre consacrée à l'examen des indications offertes par les diverses maladies.

Une chose des plus importantes, c'est d'obtenir par une cure de boissons le meilleur lavage des tissus, grâce auquel bien des matières nuisibles sont éliminées de l'économie.

Comme l'eau froide et l'eau chaude produisent des effets différents dans l'organisme, on conçoit que les eaux minérales froides ou chaudes ne conviennent pas aux mêmes états pathologiques. L'eau froide agissant comme un excitant pour tout le tube digestif et l'eau chaude comme un sédatif, les sources froides conviennent surtout dans les états atoniques de l'estomac et de l'intestin, lorsqu'il s'agit d'exciter la totalité des mouvements péristaltiques, tandis que les sources chaudes sont indiquées dans les états d'impressionnabilité et d'excitabilité exagérés de l'intestin, d'hypermotilité de l'estomac, de péristaltique trop active, dans le cas de douleur, de spasme et de diarrhée.

GAZ CONTENUS DANS LES EAUX MINÉRALES

Les gaz contenus dans un grand nombre d'eaux minérales — O, Az, CO^2, H^2S, — sont susceptibles de produire une action par l'inhalation qui s'en fait en prenant des bains, puis par leur absorption cutanée. On n'a pu démontrer de façon certaine que la peau intacte est perméable aux gaz. La preuve n'en a été faite que pour CO^2 par Winternitz (66). Quant à l'*oxygène* des sources minérales, on ne saurait lui attribuer une valeur thérapeutique déjà pour cette raison que, relativement aux grandes quantités d'oxygène qui sont absorbées par la respiration, les quantités minimes contenues dans les eaux minérales sont insignifiantes. Donc on ne peut attendre d'action thérapeutique de l'oxygène contenu dans une eau minérale, qu'elle soit employée en bains ou en boisson.

On peut en dire autant de l'*azote* contenu dans quelques sources en quantité un peu plus grande que dans l'air.

Quant à l'*acide sulfhydrique* des sources sulfureuses, nous y reviendrons en traitant de ces dernières. Remarquons seulement ici que la faible quantité de ce gaz contenue dans ces eaux ne saurait exercer une action de quelque importance sur l'organisme.

Seul l'*acide carbonique* possède une action physiologique importante; nous y insisterons en traitant des bains carbo-gazeux et des sources acidules.

ACTION PHYSIOLOGIQUE DES SELS EN SOLUTION DANS LES EAUX MINÉRALES EMPLOYÉES A L'USAGE EXTERNE

Il ne faut pas attribuer une valeur excessive aux sels tenus en dissolution dans les eaux minérales prises en bains. On a longtemps discuté au sujet de la résorption des éléments fixes dans le bain. Jadis on était convaincu que certaines substances passaient à travers la peau dans ces conditions et que l'eau aussi bien que les sels passaient par diffusion, et bien que cette supposition eût été réfutée par des observateurs compétents, de nombreux auteurs ont cherché constamment à prouver cette faculté d'absorption de la peau pour l'eau et les matériaux dissous. Cependant des recherches d'une exactitude irréfutable ont montré que *la peau humaine intacte n'absorbe ni eau ni substances fixes*. Dès lors on peut dire que les bains d'eau minérale agissent avant tout par leur température comme les eaux douces. Le contenu salin n'agit qu'en tant qu'il produit une excitation cutanée plus ou moins intense et renforce ainsi l'action thérapeutique du bain. Nous reviendrons sur ce point à propos des bains salins et des bains de mer.

CONSIDÉRATIONS GÉNÉRALES SUR L'ACTION DES SELS CONTENUS DANS LES EAUX MINÉRALES EMPLOYÉES EN BOISSON

Nous parlerons de l'action spéciale des sels contenus dans les eaux minérales en traitant des différents groupes de celles-ci. Nous nous bornerons ici à des considérations générales.

La grande importance que présentent les sels pour l'économie n'a pas été appréciée suffisamment jadis. Il est vrai que les sels ne fournissent directement aucune énergie à l'organisme; ils ne prennent pas part, comme les matières alimentaires organiques, aux échanges énergétiques proprement dits, puisqu'ils ne produisent pas de chaleur dans le corps; mais il leur revient la tâche non moins importante de régler les processus osmotiques de l'organisme, de compenser les différences de pression osmotique dans le sang et les liquides, dont l'entretien incombe aux aliments, de sorte qu'ils prennent la plus grande part aux processus de résorption et de sécrétion et sont d'une nécessité absolue pour assurer l'accomplissement normal des fonctions vitales.

Nous avons déjà fait ressortir quelle influence la connaissance des propriétés osmotiques des solutions salines et de leur dissociation électrolytique a eue sur l'investigation de nombre de problèmes biologiques, tout en montrant que nous sommes loin encore de pouvoir édifier une physiologie des sels sur un fondement physico-chimique. Nous savons, il est vrai, que les effets des solutions salines dépendent dans la plus large mesure de leur faculté de diffusion, que des sels difficilement diffusibles agissent comme purgatifs, tandis que les sels facilement diffusibles activent la diurèse. Nous savons en outre que des sels même chimiquement apparentés, tels que les sels de sodium et de potassium, peuvent exercer des actions antagonistiques, etc. Malgré cela nous ne sommes pas encore en état d'acquérir, à l'aide de la chimie physique, une connaissance approfondie de la manière dont les diverses solutions salines influencent la marche des processus chimiques de l'organisme. Nous sommes donc obligés, pour savoir jusqu'à quel point le mode d'action des eaux minérales dépend des sels qui y sont dissous, d'étudier l'action physiologique de chaque sel par toutes les méthodes qui sont à notre disposition, et parmi celles-ci c'est encore les méthodes de chimie physique qui occupent le premier rang. Seulement, ce serait un tort de croire qu'il suffira de déterminer les quantités d'urée, d'azote, d'acide urique, etc., excrétées par l'usage d'une eau minérale ; il faut encore tenir compte du métabolisme intermédiaire, prendre en considération les produits de la désagrégation de l'albumine, des hydrates de carbone et des graisses, *les processus chimiques qui se passent dans la cellule même,* en tant que c'est possible dans l'état actuel de la science. La balnéothérapie a précisément trop négligé ce genre de notions que les progrès de la science mettent à notre disposition. Dès aujourd'hui, une série de questions de cette nature peuvent être abordées. Ainsi l'on pourrait chercher systématiquement à déterminer, entre autres, l'influence des solutions salines et des eaux minérales sur les processus autolytiques, sur les fermentations ; jusqu'à présent des points isolés seulement de ce problème ont été établis. Ce qui prouve que de pareilles études donneraient des résultats importants, c'est la valeur des notions fournies par les rares recherches concernant l'influence de la radioactivité des sources curatives sur les fermentations. (V. p. 138.) De plus, il faudra étendre les recherches inaugurées par Pavlov pour déterminer l'action des eaux minérales sur les fonctions de l'estomac, aux autres sécrétions digestives, en tenant compte des actions réciproques des sucs digestif, pancréatique, intestinal et de la sécrétion biliaire. Alors seulement cette partie de la balnéologie scientifique se trouvera fondée sur une base expérimentale.

L'action d'une source minérale n'est jamais déterminée par un sel unique ; et cela parce que l'action de ce sel peut se trouver affaiblie, renforcée ou supprimée par la présence des autres éléments contenus dans la source. Si l'on veut reconnaître jusqu'à quel point les éléments isolés que renferme une eau minérale peuvent prendre part à l'action totale de celle-ci, on ne sera pas suffisamment renseigné en faisant porter les recherches sur chaque sel pris isolément. Lors même que les actions de deux sels sur une fonction donnée sont connues, on ne peut rien conclure quant à la manière dont ils peuvent agir si on les administre simultanément. Nous n'en voulons comme exemple que la manière dont se comporte le carbonate de calcium ; sa faculté de résorption dépend essentiellement de l'introduction simultanée d'autres sels ; elle est augmentée par le chlorure de sodium, diminuée par les alcalis. A ce sujet, nous n'apprenons rien si nous examinons séparément l'action du carbonate de calcium et du chlorure de sodium ou des sels alcalins ; ce n'est que l'association de ces sels qui peut nous fournir un éclaircissement. Il nous semble donc désirable d'étudier systématiquement les actions des différentes associations salines, et nous pouvons espérer acquérir par des recherches de ce genre des connaissances nouvelles sur le métabolisme des substances minérales. Car nous introduisons aussi divers sels avec nos aliments, et ces sels réagissent constamment les uns sur les autres, de sorte que le sort de chacun, envisagé isolément, peut fort bien devenir très différent de ce qu'il est lorsque, comme dans le cas des recherches expérimentales, il agit seul.

On juge de l'action des eaux minérales en général d'après les principes soi-disant les plus importants, c'est-à-dire d'après ceux qui y sont contenus en quantité relativement plus grande, tandis que l'on considère comme dénués de valeur thérapeutique ceux qui n'y existent qu'en faible quantité. Ainsi dans son « Grundriss der Arzneimittellehre », Schmiedeberg dit formellement que « les effets d'une source médicinale dépendent des éléments principaux qu'elle renferme ».

Nous avons déjà fait ressortir que pareille opinion n'est plus soutenable aujourd'hui.

Puis quelle est la quantité d'une substance qui en fait un élément principal ?! Quelle est la dose à partir de laquelle elle devient active ? En général nous ne savons même pas à quelle dose la plupart des sels sont encore actifs. Précisément le phénomène de la dissociation électrolytique des sels nous apprend que *les sels existant même en minime quantité dans les sources minérales doivent contribuer à leurs propriétés thérapeutiques.* D'après les conceptions de la chimie physique, les sels n'exercent une action sur l'organisme non en tant que sels, mais en tant qu'ions dissociés. Et à cette formation d'ions tous les sels prennent part, ceux qui sont contenus dans les eaux en petite quantité aussi bien que les éléments principaux. Une fois que les propriétés de chaque ion seront mieux connues, il n'y aura plus lieu de parler des effets d'un sel pris individuellement ; les sels constitueront alors un ensemble dont les ions dissociés devront entrer en considération. Mais cette éventualité est loin encore de se réaliser.

D'autre part, les phénomènes de la catalyse nous forcent à admettre que des éléments existant même en minime quantité ne sont pas nécessairement inactifs. Schade (67) a établi que les métaux et métalloïdes qu'on rencontre dans l'organisme même, le fer, l'iode, par exemple, possèdent la faculté d'accélérer les réactions catalytiques ; or, cette action est encore effective même à un état de concentration extraordinairement faible (voyez p. 127), ce qui prouve bien que les substances qu'on rencontre en très petite quantité dans les eaux minérales ne sont pas sans importance thérapeutique. Certes nous ne pouvons encore aujourd'hui rien dire de certain sur le mode d'action de ces substances, pas plus que nous ne savons si certains corps dont on n'a pas tenu compte pour ainsi dire jusqu'à ce jour présentent quelque importance : tels la silice, le borate de sodium, le fluorure de sodium, les sels d'aluminium, de magnésie et de strontium, dont plusieurs eaux minérales renferment des traces. Nous n'avons plus le droit aujourd'hui de refuser de prime abord toute action aux principes contenus en minime quantité dans les sources. Il est parfaitement possible que les sels métalliques dont on ne trouve que des traces modifient dans l'organisme certaines fermentations ; ce fait a été prouvé pour les organismes végétaux depuis longtemps et récemment pour le corps des animaux. Un sel de manganèse, par exemple, agit en solution extrêmement diluée comme un ferment adjuvant (coferment) pour l'enzyme végétale appelée *laccase* (G. Bertrand, 160) et comme un facteur activant pour la *lipase* des grains de ricin (Connstein et Hoyer, 161) ; de même le sel de manganèse active les ferments lipolytiques de diverses toxines (Neuberg et Rosenberg, 162), ainsi que ceux du pancréas animal (Magnus, 163).

Nous ne sommes pas en mesure, cependant, de renoncer à la conception des éléments principaux, sur lesquels repose la classification générale des eaux minérales. Cette classification qui s'effectue d'après les composants qu'elles renferment en plus grande quantité, ne saurait qu'être incomplète et arbitraire. Une série d'eaux peuvent être rangées aussi bien dans tel groupe que dans tel autre. Comme d'autre part une classification, qui reposerait sur des principes de chimie physique, ne répond pas encore à un besoin de la pratique, et que les divisions universellement en usage ne sauraient provisoirement être remplacées par de meilleures, nous avons conservé la classification usuelle et nous traiterons, dans les chapitres suivants, successivement des eaux thermales indifférentes, des eaux acidules, des sources chlorurées sodiques, des eaux alcalines, purgatives, ferrugineuses et minérales, des eaux sulfureuses et terreuses.

En cherchant à fixer les indications des diverses stations, il ne faut pas perdre de vue que celles-ci ne sont pas toujours déterminées exclusivement par l'action des eaux ; car, dans un grand nombre de localités balnéaires, il s'est développé des méthodes particulières de thérapeutique qui constituent un facteur tout aussi important, parfois même plus sérieux que la nature des eaux, pour fixer le choix d'une station (par exemple Aix-la-Chapelle, Aix-les-Bains). Nous n'établirons d'ailleurs que les indications les plus générales des différentes sources, attendu que les indications spéciales pour telle ou telle forme de chaque maladie et le choix à faire dans les cas particuliers feront l'objet de la troisième partie de ce livre. En traitant des indications, il ne faut jamais perdre de vue la difficulté qu'il y a à en établir les raisons scientifiques. Dans l'état actuel de nos connaissances cela n'est possible que dans une faible mesure ; nous ferons donc une distinction très nettement tracée entre les faits réellement démontrés et les vues qui ne reposent que sur des hypothèses plus ou moins vraisemblables ; chaque fois que nous ne saurons rien de positif, nous le dirons expressément. Souvent, pour établir les indications, nous n'avons pour nous guider que l'expérience acquise. Encore ne faut-il la considérer comme valable que dans le cas où elle repose sur des observations objectives et dignes de confiance. Mais ce serait une erreur aussi grave d'ignorer ces observations que de négliger dans tout autre traitement à instituer, pour lequel manquerait une base expérimentale satisfaisante, de tenir un compte suffisant de ce que la pratique nous a appris. Car, enfin, l'expérience acquise, du moment qu'elle est alliée à l'examen critique indispensable, constitue la meilleure méthode d'expérimentation.

CHAPITRE IV

Eaux thermales indifférentes

Les sources indifférentes (Wildbäder, eaux sauvages) sont caractérisées par leur faible contenu en principes fixes. Il est vrai qu'on n'est pas unanimement d'accord sur la limite en deçà de laquelle une source doit être considérée comme indifférente ; on range généralement parmi les sources de ce genre celles dont le contenu en sels est inférieur à 1 pour 1000. Les sources thermales indifférentes se distinguent des sources d'eau douce ordinaires par la proportion plus grande de sels de sodium et plus petite de sels de calcium et de magnésium. Elles doivent à ce défaut de chaux et de magnésie leur douceur. Les eaux thermales indifférentes sont aussi pauvres en constituants gazeux ; on n'y trouve jamais qu'une très faible quantité d'acide carbonique. La température de ces eaux, encore appelées « acratothermes (de ἄκρατος, non mélangé) oscille entre 25° et 82°.

Ce sont précisément ces sources dont le mode d'action a toujours paru le plus difficile à expliquer, car les résultats obtenus par leur usage ne peuvent être attribués aux petites quantités de principes fixes qu'elles renferment, d'autant plus que la plupart de ces eaux indifférentes sont surtout utilisées en bains, et on sait que les sels ne sont pas résorbés par la peau et qu'ils sont sans doute en trop petite quantité pour provoquer une excitation cutanée. On a souvent envisagé comme un facteur important de l'action de ces bains leur température relativement plus constante que celle des bains d'eau chauffés artificiellement (Glax, 68). Mais cette raison ne serait valable que pour les thermes dont la température naturelle correspond à la température ordinaire d'un bain chaud, et encore à cette condition que par un afflux et un écoulement constants de l'eau la température soit maintenue au même degré. Mais ces conditions ne se trouvent pas toujours réalisées.

Le *mode d'action* des eaux indifférentes, si extraordinairement efficaces dans une série d'états morbides, est encore aujourd'hui fort *obscur*. Il est très probable que la *radioactivité* qui, comme nous l'avons vu, est précisément la plus intense pour les sources indifférentes et surtout pour Gastein, contribue à leur efficacité, bien que nous soyons contraints de reconnaître que nous ne sommes pas suffisamment renseignés sur les rapports qui existent entre la radioactivité et l'action thérapeutique des sources. Dans le chapitre consacré à la radioactivité des eaux minérales, nous avons suffisamment insisté sur les facteurs qui entrent en jeu ici.

Quant à l'emploi en boisson des eaux thermales indifférentes, il nous est permis d'admettre, en nous appuyant sur les conceptions de chimie physique, que les éléments qu'elles renferment en minime proportion, sont susceptibles d'exercer une action sur l'organisme ; mais ce qui échappe encore entièrement à notre jugement, c'est le mode d'action de ces éléments pris individuellement. Mais, en somme, l'effet de ces thermes paraît ne guère différer de celui de l'eau chaude administrée méthodiquement. On les administre parfois, dans les troubles dyspeptiques légers et à l'occasion, lors d'une cure balnéaire, dans les catarrhes de la vessie et du bassinet, dans la diathèse urique et la goutte.

Les eaux tièdes indifférentes sont indiquées chaque fois qu'il s'agit de calmer le système nerveux, donc surtout dans les formes éréthiques de la neurasthénie et dans les névroses traumatiques.

Bien qu'en pareil cas les bains tièdes ordinaires rendent parfois les mêmes services, il convient dans un grand nombre de cas d'accorder la préférence aux eaux thermales indifférentes, parce que dans les états précités les autres facteurs mis en usage lors d'une cure balnéaire peuvent exercer une action favorable. Il est important avant tout de tenir compte de ce fait, que la plupart des eaux indifférentes se rencontrent dans des régions montagneuses boisées, de sorte que l'influence du climat de montagne ou d'altitude a son rôle à jouer.

Les acratothermes tièdes sont de plus très utiles dans les paralysies consécutives aux apoplexies, dans les névrites, les névralgies, la sciatique, les affections médullaires, en particulier le tabès, parce que l'expérience a appris que les douleurs sont calmées par cette cure.

L'indication la plus importante des eaux indifférentes à température plus élevée, c'est les exsudats du rhumatisme chronique et de la goutte, les séquelles des inflammations et des traumatismes (fractures, etc.), parce que la résorption y est activée et que souvent on en obtient d'excellents résultats. On les recommande aussi dans les exsudats de la paramétrite, bien que dans ces cas on accorde généralement la préférence aux bains salins et aux bains de boue.

Dans certaines affections cutanées, acné, lichen, urticaire, etc., il est dificile de leur accorder une action différente de celle des eaux douces ordinaires, à moins de reconnaitre à la radioactivité un rôle prééminent.

EAUX THERMALES INDIFFÉRENTES D'ALLEMAGNE

Wildbad, dans le Schwarzwald wurtembergeois (430 mètres), possède un climat subalpin, vivifiant. La température de ses 36 sources, qui ne renferment que 0,56 °/₀₀ de principes fixes, varie entre 33°,1 et 40°,3. Les eaux sont surtout employées en bains. Wildbad est l'une des stations d'eaux indifférentes les plus fréquentées de l'Allemagne. La saison va du commencement de mai à la fin de septembre.

Liebenzell, dans le Schwarzwald wurtembergeois (340 mètres), possède trois sources indifférentes d'une température de 23°,6 à 27°,6, qui, chauffées, sont utilisées en bains.

Schlangenbad, dans la Hesse-Nassau (300 mètres), a des eaux d'une température de 27°,5 à 32° avec un contenu très faible en éléments fixes. Ces eaux s'emploient surtout dans les maladies chroniques des femmes, puis dans les troubles nerveux fonctionnels et les affections chroniques de la peau. La saison dure du début de mai à la fin de septembre.

Badenweiler, dans le grand-duché de Bade (420-450 mètres), dans le sud de la Forêt-Noire, constitue en première ligne une station climatique grâce à son climat doux, abrité des vents (voyez p. 101). Ses sources indifférentes (26°,8 à 28°) sont principalement employées en bains.

Warmbrunn, en Silésie (346 mètres), possède des thermes indifférents (25°,2 à 43°,1) avec un très faible contenu en acide sulfhydrique.

Des thermes indifférents se rencontrent encore à *Wiesenbad* et à *Wolkenstein*, en Saxe, et à *Salzbach*, dans le Schwarzwald badois.

EAUX THERMALES INDIFFÉRENTES D'AUTRICHE

Gastein, dans le Salzbourg — *Wildbad-Gastein* (1045 mètres) et *Hof-Gastein* (869 mètres) — est une station climatique très recherchée et possède de nombreux acrothermes (24°,4 à 49°,4), dont 9 seulement sont employés et presque exclusivement en bains. L'eau ne renferme que 0 gr. 34 de principes fixes par litre.

Les eaux de Gastein sont les plus fameuses du continent et jouissent d'une réputation ancienne, très fondée, pour le traitement des affections nerveuses, soit fonctionnelles soit organiques (sciatique, névralgies, tabès), des exsudats rhumatismaux et goutteux, des états d'épuisement, de la faiblesse sénile, et sont utiles encore dans les maladies chroniques des femmes et dans les affections cutanées. Gastein convient aussi beaucoup comme station de repos, après les cures balnéaires faites en Bohème. La saison va de la fin mai au commencement de septembre.

Teplitz, en Bohème (230 mètres), a des eaux faiblement alcalines de 29° à 46°, qu'on range avec raison parmi les sources indifférentes, vu qu'elles ne renferment que 0,72 °/₀₀ de principes fixes. Teplitz possède des établissements balnéaires remarquables, des bains de boue sur terrain tourbeux et constitue une station de thermes indifférents des plus actifs. Ses indications sont celles de toutes les eaux indifférentes. La saison va du commencement de mai à la fin de septembre.

Johannisbad, en Bohème (615-725 mètres), a une source indifférente de 29º et une autre ferrugineuse très faible ; cette localité est surtout fréquentée comme station de cure d'air et convient bien dans la nervosité générale et la convalescence pénible.

Ræmerbad, en Styrie (240 mètres), possède des thermes de 36º,3 à 38º,4 avec un contenu d'acide carbonique relativement élevé, et *Tüffer*, également en Styrie, a des thermes de 37º,5.

On trouve encore des sources indifférentes à *Neuhaus* (Styrie), *Tobelbad* et *Brennerbad* (Tyrol), *Villach* (Carinthie), *Veldes* (Carniole), puis à *Rajeczfürda*, *Grosswardein* (Hongrie), *Tœplitz* et *Topusko* (Croatie) et *Darnvar* (Slavonie).

EAUX THERMALES INDIFFÉRENTES DE SUISSE

Ragatz-Pfæfers, dans le canton de St. Gall (524 mètres), a des eaux thermales indifférentes d'une température de 37º,3, qui se trouvent à Pfäfers.

Ragatz possède de magnifiques installations pour toutes sortes de bains et un bon institut Zander. Pour Ragatz, station climatique, voyez p. 89. Les meilleures époques pour fréquenter Ragatz sont de la mi-mai à la fin juin et de la mi-août à la mi-septembre.

Loèche-les-Bains ou *Leukerbad* (1445 mètres), dans le canton de Vaud, a un climat alpin avec forte insolation. Comme les nombreuses sources (plus de 20) de Leukerbad, avec une température de 39º,2 à 51º,3, renferment du sulfate de chaux, elles pourraient tout aussi bien être rangées parmi les sources thermales terreuses. La source la plus chaude est aussi employée en boisson. Mais Leukerbad est surtout visité pour ses bains. Le traitement balnéaire est devenu à Loèche-les-Bains une véritable spécialité. Les bains y sont prolongés, en effet, de 4 heure à 6 heures, et les repas sont en partie pris dans l'eau. Vers le 10ᵉ ou le 11ᵉ jour se produit une éruption cutanée, appelée la *poussée*, qui consiste en une rougeur légère, mais parfois devient une dermatite très marquée. Ces bains, prolongés produisent d'excellents résultats dans les affections chroniques de la peau, surtout dans le psoriasis, et encore dans les eczémas et le lichen. Cet effet tient probablement à une macération superficielle de l'épiderme et à une excitation de la circulation capillaire cutanée. Ils sont contre-indiqués dans l'eczéma aigu et dans les périodes d'exacerbation du psoriasis. Loèche-les-Bains est encore conseillé dans la chlorose et la scrofule, puis dans les affections osseuses et rhumatismales. La saison va de juin à septembre.

EAUX THERMALES INDIFFÉRENTES DE FRANCE

Saint-Amand (dép. du Nord) possède des thermes de 26°, renfermant 0,6 °/₀₀ de gypse, et se trouve parfois rangé, pour ce motif, parmi les sources terreuses. Les eaux sont beaucoup employées comme eau de table. Saint-Amand est bien connu par ses bains de boue, qu'on prépare avec les eaux thermales. Les malades restent d'une demi-heure à cinq heures dans la boue. On recommande beaucoup Saint-Amand dans les affections rhumatismales, les névralgies, l'ankylose des articulations et les affections chroniques de la peau. La saison dure de juin à la fin de septembre.

Plombières (425 mètres), dans le département des Vosges, possède de nombreuses sources indifférentes de 16 à 72° de température et contenant des traces d'arsenic. Quelques-unes renferment en outre du silicate d'aluminium. On y trouve des installations balnéaires remarquables. L'eau sert aussi en boisson et surtout en inhalations. Plombières jouit d'une très grande réputation contre la dyspepsie, la gastralgie et les catarrhes chroniques de l'intestin, notamment contre l'entérite membraneuse. Le traitement de cette dernière comprend trois facteurs : 1° les bains chauds (35 à 37°), qu'on prolonge de 40 à 50 minutes ; 2° les douches intestinales qu'on pratique dans la position horizontale *(douche horizontale)*, et dont on peut exactement graduer l'intensité; 3° les douches de 42 à 44°, appliquées sur l'abdomen pendant le bain *(douche sous-marine)*. Ces procédés sont encore appliqués dans d'autres maladies, affections chroniques des femmes, lumbago, etc., et dans ces cas la douche sous-marine est appliquée directement sur la partie malade. La saison va de la fin de juin jusqu'à la mi-octobre.

Bains-les-Bains, dans les Vosges, a des sources thermales indifférentes dont la température est de 29° à 50°, *Luxeuil* (Haute-Saône), des sources dont la température varie de 34° à 52° et dont les eaux sont employées en douches vaginales et rectales. Quelques-unes des sources sont ferrugineuses. Les sources d'*Aix-en-Provence (Aquæ Sextiæ* des Romains) ont une température de 33°.

Néris (350 mètres) possède des thermes de 39° à 52°, qui renferment un peu de sel de Glauber et de carbonate de sodium et ne sont employés qu'en bains. Néris jouit en France d'une réputation particulière dans le traitement des troubles nerveux fonctionnels et est recommandé surtout dans la pseudo-angine de poitrine. Néris présente, du reste, les mêmes indications que toutes les sources indifférentes. La saison dure de la mi-mai au commencement de septembre.

Evaux-les-Bains (435 mètres), dans la Creuse, possède des thermes de 26° à 57°, riches en substances organiques. Ces dernières y forment, comme dans les eaux de Néris, une masse grisâtre épaisse et spongieuse qui nage à la surface de l'eau et est appelée *limon* et est souvent employée par les gens du pays en applications sur les plaies.

Chaudes-Aigues (620 mètres), dans le Cantal, a les eaux les plus chaudes de France (57° à 82°). Elles sont très faiblement alcalines et renferment des traces d'iodure et de bromure de sodium.

Dax, dans les Landes, possède des sources d'une température de 31° à 60°; ce sont les *Aquæ Augustæ Tarbelliacæ* des Romains; on les emploie en bains et en douches et en bains de vapeur locaux et généraux. Les bains de boue de Dax, préparés avec les eaux thermales, jouissent d'une grande réputation pour le traitement des affections rhumatismales des articulations. Le climat de Dax ressemble à celui de Pau, mais est un peu plus chaud et moins humide. Dax est encore une station climatique d'hiver.

Parmi les autres thermes indifférents de France signalons encore

Saint-Laurent, Rennes-les-Bains, Campagnes-sur-Aude, Alet, Ussat, Bagnoles-de-l'Orne. Dans la même catégorie il faut ranger *Evian-les-Bains* près de Genève. Bien que l'eau y soit très pauvre en principes fixes et en CO_2, et n'est guère qu'une eau de table très pure, elle est cependant prescrite dans les affections des voies urinaires, dans la diathèse urique et les dyspepsies. Son action diurétique paraît être plus prononcée que celle de la même quantité d'eau ordinaire. L'eau d'Evian sert surtout comme eau de table. On l'emploie aussi en bains dans la localité même.

EAUX THERMALES INDIFFÉRENTES D'ANGLETERRE

Bath, dans le Somersetshire, l'*Aquæ Solis* des Romains, possède 4 sources, les seules chaudes (40-49°) de l'Angleterre ; elles peuvent, grâce à leur contenu en gypse, être rangées parmi les eaux terreuses. On y trouve de remarquables installations pour des bains de toutes sortes, la douche-massage d'après le procédé d'Aix-les-Bains, et des salles d'inhalation. L'eau de Bath, additionnée artificiellement de CO_2, est bue comme eau de table sous le nom de *Sulis Water*. Les bains de Bath sont surtout employés dans le rhumatisme musculaire chronique et présentent d'ailleurs toutes les autres indications des eaux thermales indifférentes. Bath est une bonne station d'hiver.

Buxton (330 mètres), dans le Derbyshire, a des thermes indifférents avec 28° de température ; les eaux sont usitées principalement en bains contre les affections rhumatismales, goutteuses et névralgiques ; ces bains ne sont que de 4 à 7 minutes. Chez les personnes quelque peu débiles, on les chauffe artificiellement et on les fait durer 15 minutes. La saison proprement dite va d'avril en septembre.

Maloock Bath a des thermes indifférents (20°) qui servent presque exclusivement en bains.

Parmi les autres sources minérales indifférentes on peut encore citer *Bakewell* et, en Irlande, *Mallow*.

SOURCES INDIFFÉRENTES D'ITALIE

Bormio (1340-1400 mètres), dans la vallée supérieure de la Valteline, à la frontière de la Suisse et du Tyrol, présente un climat alpin très excitant et une situation magnifique. Ses sources (38-41°) renferment une très petite quantité de sulfate de chaux et sont particulièrement employées dans les affections goutteuses et rhumatismales. La saison dure du commencement de juin à la fin de septembre.

Monsummano, dans la province de Lucques, possède une grotte dénommée, d'après le nom de celui qui l'a découverte, *Grotte Giusti*, située non loin de la station balnéaire bien connue *Montecatini*. L'air y présente une température de 27° à 35°. L'eau de la grotte a 33°,5 à 35° et sert dans les affections rhumatismales et goutteuses, dans le lumbago, les névralgies, etc., sous forme de bains thermaux.

Valdieri (1350 mètres), dans le nord de l'Italie, a des sources thermales indifférentes dont la plus chaude offre une température de 69°. On recueille sur le fond des sources une subsance glaireuse, boueuse, qu'on emploie en applications externes à l'instar du fango.

San Giuliano, Casciana et *Vicarello* sont en général également rangés parmi les thermes indifférents, bien que quelques-unes des sources renferment plus de 1 °/₀₀ de gypse.

EAUX THERMALES INDIFFÉRENTES D'AUTRES PAYS

L'Espagne offre une série de sources indifférentes, notamment *Caldas-de-Malavella*, *Fitero*, qui jouit d'une grande réputation pour le traitement des affections rhumatismales chroniques, *Urberoaga-de-Alzola*, recommandé dans les maladies des voies urinaires, *Uberoaga-de-Ubilla* et *Caldas-de-Oviedo*, dont les eaux, relativement riches en azote gazeux, sont employées, comme celles de Lippspring, en Allemagne, en inhalations dans les catarrhes des voies respiratoires, puis *Sacedon, Alhama-de-Aragon, Alhama-de-Granada ;* en Portugal : *Caldas-de-Gerez.*

Le Caucase, en Russie, possède les sources indifférentes d'*Abbas-Tuman*, dont il a été déjà question (voyez p. 112) comme station climatique.

CHAPITRE V

Eaux acidules simples

On désigne sous le nom d'*eaux acidules simples* les sources minérales qui se distinguent par une forte proportion d'acide carbonique
libre et ne renferment que peu de principes fixes. Elles se différencient des sources indifférentes parce qu'elles sont toutes froides et
par leur richesse en acide carbonique qui manque à ces dernières.
Naturellement on ne peut refuser jusqu'à un certain point le droit à
tel ou tel auteur de ranger quelques-unes de ces eaux riches en
acide carbonique et pauvres en sels dans le groupe des sources alca-
nines, terreuses, etc., en raison des éléments fixes qu'elles peuvent
contenir. Ainsi la délimitation entre ces eaux et les acidules froides
et alcalines est en partie très arbitraire, d'autant plus que beaucoup
de ces dernières ont le même emploi thérapeutique que les acidules
simples. D'ailleurs le principe de classification des eaux minérales
étant défectueux, il n'y a qu'à ne pas tenir compte de ces défauts.

La plupart des eaux acidules simples ne sont employées qu'en
boisson. Leur principe actif est l'*acide carbonique* qui produit dans
la bouche la sensation agréable de picotement bien connue et agit
comme rafraîchissant et désaltérant. De tous les nombreux effets
attribués à l'acide carbonique dans les anciens traités de balnéologie, peu se sont trouvés corroborés. L'action excitatrice de l'appétit et digestive sur l'estomac, reconnue par l'expérience, a eté
solidement confirmée par les recherches modernes.

Jaworski (69) avait trouvé que CO^2 active la sécrétion du suc gastrique, celle de HCl et de la pepsine; Quincke (70) était arrivé à des
résultats analogues; depuis lors Penzoldt (71) et Weidert (72) n'ont
pas constaté d'action notable sur la quantité de suc gastrique, mais

une augmentation de l'acidité, ce qui les a fait conclure à une abréviation de la durée de la digestion. Pincussohn (73) qui récemment a repris, au laboratoire de Bickel, ces expériences sur les chiens, par le procédé du « petit estomac » de Pavlov, a réussi à établir qu'effectivement la masse de suc gastrique sécrété augmente et que par là l'acidité du contenu de l'estomac peut se trouver accrue. Nous pouvons donc considérer comme démontré que *les eaux minérales contenant de l'acide carbonique libre exercent une action favorable sur la sécrétion du suc gastrique.*

CO_2 dilatant l'estomac, la *péristaltique de l'estomac* et sa motilité s'en trouvent favorisées. Nous pouvons déjà faire ressortir ici que de grandes quantités de CO_2 distendent fortement l'estomac, de sorte qu'il convient de ne pas abuser des liquides chargés d'acide carbonique, dès que le gonflement de l'estomac peut avoir des conséquences nuisibles.

Il est douteux que l'action si souvent mise en avant de CO_2 sur les mouvements péristaltiques de l'intestin existe réellement. Cependant les eaux acidules peuvent augmenter la *péristaltique intestinale* par l'action excitante du froid.

L'acide carbonique est éliminé en partie par les éructations, en partie par l'évacuation gazeuse intestinale; cependant il n'est pas douteux qu'il est résorbé en grande partie (von Mering, 74). Mais il ne saurait être question, comme on l'admettait si souvent jadis, d'une augmentation de la quantité de CO_2 du sang, aussi longtemps du moins que la respiration n'en éprouve aucune gène. Cela ressort déjà de ce fait qu'après l'absorption d'une grande quantité de boissons chargées de CO_2, l'acide carbonique de l'urine ne présente qu'une très faible augmentation (Buchheim, 75). Toutes les conclusions fantaisistes, tirées de la soi-disant augmentation de la quantité de CO_2 dans le sang, ne méritent même pas d'être discutées.

L'action diurétique de l'acide carbonique est connue depuis longtemps. Il a été bien établi qu'après l'absorption d'eaux chargées de CO_2 la sécrétion urinaire est accrue pendant plusieurs heures dans une plus forte proportion qu'après celle d'une égale quantité d'eau ordinaire. L'élimination plus grande d'eau par l'urine serait due simplement, selon Quincke (76), à ce fait que *l'acide carbonique accélère la résorption de l'eau ingérée*. La basse température des eaux acidules a sa part dans l'excitation de la diurèse, car on sait que l'eau froide active celle-ci plus que l'eau chaude.

L'action de l'acide carbonique absorbé sur la *respiration* et le *pouls* paraît être variable. Divers auteurs ont trouvé tantôt un ralentissement, tantôt une accélération de la respiration et du pouls ; Kobert (77) a vu la respiration devenir plus profonde et plus lente et la fréquence du pouls diminuer. D'après Quincke (70), *la pression sanguine n'est pas modifiée*. Kobert (77) a cependant trouvé une augmentation de cette pression sous l'influence de boissons chargées d'acide carbonique, et Glax maintient avec insistance que CO_2 augmente la pression sanguine et considère l'accroissement de la diurèse comme une conséquence de cette augmentation. Dans tous les cas le dernier mot n'est pas encore dit sur les causes de l'accroissement de la diurèse.

Les eaux acidules simples sont donc, d'après ce qui précède, *indiqués lorsque nous voulons exciter légèrement l'activité gastro-intestinale ou obtenir par la diurèse un meilleur lavage des tissus.* Elles sont dès lors un moyen adjuvant du traitement des affections gastro-intestinales, du traitement des accidents de la diathèse urique et de la goutte, ainsi que de celui des maladies du rein, bien que dans la plupart de ces maladies on s'adresse de préférence aux eaux acidules alcalines. Dans un grand nombre de cas, il est absolument nécessaire de ne pas accroître la quantité totale de liquide ingéré dans les 24 heures par l'emploi des eaux acidules, de sorte que celles-ci ne doivent servir que pour remplacer d'autres liquides. Précisément, en ce qui concerne les maladies du cœur et des reins, nos idées relativement au quantum de boisson à introduire ont notablement changé dans ces dernières années, nous reviendrons sur ce point important dans la partie III en traitant des troubles de la circulation et des maladies des reins.

Le plus souvent les eaux acidules sont prises comme boisson rafraîchissante et eau de table, notamment dans les localités où n'existent pas d'eaux potables.

Même les personnes bien portantes ne doivent pas abuser des

eaux acidules, vu qu'une ingestion exagérée de liquides chargés de CO_2 peut déterminer un gonflement intense de l'estomac, la fixation du diaphragme dans une position trop élevée, et ainsi, par une action purement mécanique sur le cœur, amener des palpitations, des phénomènes congestifs, de l'arythmie, etc.

On n'emploie guère les eaux acidules simples en bains, on leur préfère les eaux acidules ferrugineuses et les eaux chlorurées sodiques avec CO_2 libre. Nous parlerons donc de l'action externe de l'acide carbonique dans le prochain chapitre consacré aux sources chlorurées sodiques.

Nous ne voyons pas l'utilité d'énumérer les sources acidules simples. On en trouve un grand nombre dans tous les pays; dans maintes régions, dans l'Egerland. par exemple, presque chaque village a sa source acidule. Mentionnons seulement quelques sources connues d'Allemagne et d'Autriche.

En Allemagne : *Apollinaris*, la source d'eau froide de *Reinerz*, l'Oberbrunnen de *Cudova*, le Lindenbrunnen de *Schwalbach*, la Prosperschachtquelle de *Rippoldsau*, la Wernazer Quelle de *Brückenau*, les Heppinger et Landskroner Brunnen de la vallée de l'*Ahr*.

En Autriche : le Neudorfer Sauerbrunnen, près de *Karlsbad*, le Karolinenbrunnen et l'Ambrosiusbrunnen à *Marienbad*, la Klausenquelle à *Gleichenberg*.

CHAPITRE V

Sources chlorurées sodiques

Les sources chlorurées sodiques se distinguent par leur contenu relativement élevé en chlorure de sodium et renferment en outre, en quantité plus ou moins grande, du chlorure de potassium, de magnésium, de calcium, et parfois de lithium et d'aluminium. Quelques-unes contiennent du sulfate de sodium et de magnésium et sont pour ce motif souvent désignées sous le nom de *sources chlorurées sodiques salines* ; d'autres renferment une assez grande quantité de carbonate de calcium et de magnésium (*sources chlorurées sodiques terreuses*), ou encore une faible proportion d'iode et de brome (*sources chlorurées sodiques iodo-bromurées*), ou enfin des traces de sels de fer *(eaux chlorurées sodiques ferrugineuses)*. Bien que les sels contenus modifient l'action des sources chlorurées sodiques, il n'y a pas d'intérêt pratique à faire une distinction tranchée entre ces différentes variétés. C'est le contenu en *acide carbonique* qui est particulièrement important, et cet acide existe en abondance dans quelques-unes de ces sources. La proportion de chlorure de sodium est très variable et oscille entre 0,2 et 31 °/₀.

Selon la quantité de chlorure de sodium, on fait la distinction entre les *eaux chlorurées sodiques faibles* et les *eaux chlorurées sodiques fortes* ou simplement *eaux salines (Soolen)*, les dernières servant, en raison de leur contenu relativement élevé en chlorure de sodium (au moins 1,50 %), à extraire le sel marin. Cette distinction est assez peu importante au point de vue de la balnéologie, les différences entre les eaux salines et les eaux chlorurées sodiques faibles sont purement graduelles. Comme les eaux chlorurées sodiques fortes sont surtout employées en bains, les faibles en boissons, l'expression de « Soole » *(eaux salines)*, qui les désigne, est généralement réservée aux bains. Parfois cependant les eaux chlorurées sodiques fortes, qui renferment jusqu'à 31 % de Na Cl, sont aussi usitées en boisson, après avoir été diluées par addition d'eau, de lait ou de petit-lait ; d'autre part les chlorurées sodiques faibles s'emploient en bains après concentration ou addition d'eaux-mères.

CURES DE BOISSON

Les sources chlorurées sodiques employées en boisson sont soit froides, soit chaudes, et renferment jusqu'à 1,5 % de Na Cl. Si nous faisons abstraction de la radioactivité — dont il ne sera pas spécialement question pour chaque groupe d'eaux minérales, les généralités données plus haut s'appliquant plus ou moins à toutes, — l'action des sources chlorurées sodiques doit dépendre en première ligne du contenu en chlorure de sodium, mais doit de plus être modifiée par les autres sels qu'elles contiennent. Comme la qualité et la quantité de ces sels sont très diverses dans les sources, il semble vraisemblable à priori que les effets produits par les diverses sources ne sauraient être identiques et que les indications y relatives ne sont pas davantage les mêmes.

Envisageons d'abord les effets produits par le chlorure de sodium. Il y a avant tout trois facteurs à considérer : l'action sur l'*estomac*, l'action sur l'*intestin* et la *diurèse*.

Nos vues concernant l'action du chlorure de sodium et des eaux chlorurées sodiques sur la digestion stomacale se sont trouvées récemment très modifiées par les travaux de Bickel et de ses élèves. D'après les recherches des auteurs antérieurs, on admettait que Na Cl exerçait une action retardatrice sur la digestion peptique des albuminoïdes et diminuait les sécrétions gastriques et entravait en particulier celle du suc gastrique. Bickel (78 et 79) reconnut, par ses recherches sur le grand cul-de-sac de l'estomac chez le chien et ses essais sur l'homme adulte, que les solutions physiologiques de chlorure de sodium (0,9 %) entravent la sécrétion du suc gastrique, mais que les solutions pures de sel marin à tous les autres états de concentration la favorisent. Avec les eaux chlorurées sodiques naturelles — *Kochbrunnen* de *Wiesbade*, *Rakokcybrunnen* de *Kissingen*, eaux de *Baden-Baden* et de *Hombourg* — introduites dans l'estomac à jeun, on ne constata jamais une action retardante de la sécrétion du suc gastrique. Au contraire, *les sources chlorurées sodiques augmentent la sécrétion du suc gastrique,* dans une faible mesure, il est vrai. Le degré d'activation de la sécrétion gastrique par les sources chlorurées sodiques dépend de deux facteurs, qui modifient l'action de Na Cl. D'une part nous avons l'acide carbonique qui, comme nous l'avons vu, excite cette sécrétion ; puis ce sont les autres sels qui sont soit excitateurs, comme le carbonate de calcium, ou inhibiteurs, comme le carbonate de sodium, le sulfate de magnésium et le sulfate de sodium, sels qui suppriment en conséquence la faible action excitante de Na Cl.

Au point de vue de l'excitation sécrétoire ce sont les eaux chlorurées sodiques relativement les plus pures avec riche contenu d'acide carbonique qui seront les plus actives ; leur principal représentant est *Hombourg*, dont les sources renferment plus de sel marin (7 à 9,8 gr. par litre) que par exemple *Wiesbade* (6,8 gr.), *Baden-Baden* (2 gr.) et le *Rakoczy* de *Kissingen* (5,8 gr.), sont très riches en acide carbonique et ne contiennent que peu de sels contraires à la sécrétion, tandis que les sources de Wiesbade et de Bade sont plus pauvres en acide carbonique, et que la source Rakoczy, riche en CO^3, contient une assez forte proportion de sulfate de magnésium qui diminue la sécrétion. Si malgré cela l'eau de Kissingen exerce une légère action excitante sur la sécrétion du suc gastrique, cela tient à ce que le chlorure de sodium, associé à $Ca\ CO^3$ et à CO^2, paralyse l'action du sulfate de sodium. Les expériences de Baumstark (80) dans le laboratoire de Bickel, sur l'homme aussi bien que sur les chiens, ont effectivement montré que les eaux de Hombourg excitent la sécrétion infiniment plus que beaucoup d'autres sources chlorurées sodiques, et Mayeda (81) a constaté que la source Bonifacius de *Salzschlirf* est à peu près dépourvue de toute action excitatrice de la sécrétion grâce à la grande quantité de sels de magnésium qu'elle renferme.

Les recherches de Bickel prouvent en outre que la sécrétion du suc gastrique est beaucoup plus abondante lorsqu'une demi-heure après l'introduction de l'eau dans l'estomac à jeun, une alimentation spéciale est donnée, donc dans un genre d'essais qui correspond le mieux aux conditions ordinaires d'une cure de boisson. On constate encore que si, une demi-heure avant l'ingestion d'aliments, on donne de l'eau chlorurée sodique, la sécrétion du suc gastrique devient plus considérable et qu'en même temps il se produit plus d'acide, avec augmentation de la puissance digestive du suc gastrique, que si, à la place de l'eau chlorurée sodique, on donne de l'eau ordinaire ou point de liquide.

Voici donc le fait certain qui ressort de ce que nous avons dit : *l'administration de la plupart des eaux chlorurées sodiques accroît la fonction sécrétoire de l'estomac, augmente la sécrétion du suc gastrique et le degré d'acidité, donc le pouvoir digestif de l'estomac.*

Malheureusement ce genre de recherches ne s'est pas encore étendu à la sécrétion du suc intestinal et pancréatique et de la bile. Pewsner (82) a seulement établi, sous la direction de Bickel, que *la sécrétion du suc pancréatique est favorisée* par le Kochbrunnen de Wiesbade, ce à quoi on pouvait s'attendre à priori, puisque, d'après les recherches de Pavlov, l'acide chlorhydrique de l'estomac, que les eaux chlorurées sodiques augmentent, est l'excitant normal du pancréas.

Quant aux recherches concernant la *diurèse, l'effet laxatif* et le *métabolisme,* nous ne mentionnerons que celles capables de résister à toute critique objective.

Comme le chlorure de sodium est presque entièrement résorbé et par conséquent agit comme diurétique, on observe après l'ingestion d'eau chlorurée sodique, une augmentation de la sécrétion urinaire, déterminée en partie par le sel marin, en partie par l'acide carbonique libre qui se trouve dans un grand nombre de sources. D'après von Noorden (83), la plus grande partie de l'eau s'éliminerait, dans ces conditions, par l'intestin et les reins, tandis que la perspiration insensible diminuerait. Mais ces faits ne sont pas encore suffisamment bien établis. De nouvelles recherches sur l'action des solutions de sel marin (von Limbeck, 84 ; Hamburger, 85 ;

Münzer, 86 ; Magnus, 87) ont montré que c'est moins la quantité du liquide ingéré que la pression osmotique qui intervient ici ; ces recherches ne seront pas sans modifier nos idées sur la diurèse.

Quant à l'action du sel marin sur l'intestin, nous pouvons être bref. Comme les solutions de Na Cl sont aisément résorbables, le chlorure de sodium n'exerce aucune action excitante sur l'intestin s'il n'est ingéré à dose exagérée, ce qui a naturellement pour résultat de produire de la diarrhée. Flemming (88) a montré effectivement que des eaux chlorurées sodiques concentrées provoquent des selles liquides et n'augmentent pas régulièrement la diurèse. D'ailleurs les eaux de ce genre ne sont guère employées en boisson ; on peut donc conclure que les eaux chlorurées sodiques ordinaires, qui renferment tout au plus 1,5 % de Na Cl, n'exercent pas d'action spéciale sur l'intestin. Il va de soi que celles des sources qui renferment en même temps du sulfate de sodium et de magnésium en quantité notable, les sources chlorurées sodiques salines, en un mot, comme Kissingen, excitent les mouvements péristaltiques de l'intestin. Grâce à l'action excitante sur la sécrétion du pancréas, la digestion dans l'intestin grêle est favorisée. De plus, les sources chlorurées sodiques chaudes paraissent influencer favorablement les épithéliums et ainsi améliorer la faculté de résorption de l'intestin grêle (Fleiner, 65.)

Il ne semble pas, d'après les recherches qui ont été faites, que les sources chlorurées sodiques aient une action sur la sécrétion biliaire.

De nombreuses recherches ont été entreprises au sujet de l'action des eaux chlorurées sodiques sur le métabolisme de l'albumine. Nous ne tiendrons pas compte des travaux anciens, vu que les idées anciennes sur ce sujet ont été en partie reconnues fausses à la suite des recherches exécutées par von Noorden (83) et Dapper (89) d'après les principes modernes du métabolisme. Dapper résume les résultats de ces recherches comme il suit :

1° Le métabolisme de l'albumine n'est pas augmenté par les eaux chlorurées sodiques, de sorte que l'usage de ces eaux peut être prescrit même dans les cas où il est nécessaire de maintenir intacte la proportion d'albumine de l'organisme ; 2° L'usage de grandes quantités de ces eaux nuit à la résorption des aliments et en particulier des graisses, comme l'ont prouvé de nombreux essais sur les malades ; 3° L'excrétion d'acide urique reste invariable par l'emploi d'eaux chlorurées sodiques faibles ou n'augmente que dans des proportions minimes.

Indications des eaux chlorurées sodiques

Si nous devions tirer des recherches faites jusqu'à ce jour sur l'action exercée par les eaux chlorurées sodiques sur la digestion stomacale et le métabolisme, des indications pour des cures de boisson, elles seraient plus limitées qu'on ne l'admet généralement aujourd'hui. C'est que certains effets se dérobent encore au contrôle de l'expérience scientifique, et nous sommes obligés, ici comme dans tout le domaine de la balnéologie, de tenir compte des données empiriques et de leur accorder, pour établir les indications, la même importance qu'aux résultats des recherches expérimentales. D'après les observations faites dans les stations balnéaires, nous ne pouvons restreindre l'emploi des eaux chlorurées sodiques aux formes de catarrhe de l'estomac liées à une diminution de la faculté sécrétoire, aux cas d'*hypoacidité* et d'*anacidité*, pour lesquels Hombourg paraît spécialement indiqué ; bien plus, elles sont favorables dans la dyspepsie nerveuse et même peut-être dans les degrés légers d'*hyperacidité*. Celles d'entre ces eaux qui sont hypertoniques — et c'est le cas des sources principales de Hombourg, de Soden, de Kreuznach et de Salzschlirf — sont sans doute moins indiquées, en raison de leur séjour prolongé dans l'estomac affaibli dans sa motilité, atonique ou dilaté, que les eaux hypotoniques de Wiesbade et de Kissingen.

On les emploie utilement aussi dans les *catarrhes de l'intestin* et elles semblent particulièrement diminuer la sécrétion muqueuse du gros intestin. Elles se montrent surtout efficaces dans les troubles intestinaux provoqués par le manque d'acide de l'estomac, comme par exemple dans les diarrhées produites par l'achylie gastrique. Il faut reconnaître une action légèrement excitante de la péristaltique aux eaux de Kissingen, qui dès lors sont utiles dans la constipation chronique et dans les cas où une dérivation sur l'intestin paraît désirable, dans les troubles circulatoires du système de la veine porte, dans les tuméfactions du foie et de la rate. Dans ces cas, les eaux chlorurées sodiques alcalines sont cependant bien plus efficaces.

Les sources chlorurée sodiques conviennent de plus dans la *diathèse urique* et la *goutte*. On n'est pas encore à même aujourd'hui d'expliquer d'une manière satisfaisante leur mode d'action. La propriété de dissoudre l'acide urique reconnue aux eaux chlorurées sodiques et prouvée par Posner et Goldenberg (90) pour la source Bonifacius de Salzschlirf, ne nous renseigne pas d'une manière décisive en ce qui concerne la goutte, car la seule chose qui est établie, c'est que les eaux dissolvent l'acide urique in vitro. Peu importe d'ailleurs. Ce qui est surtout important, c'est simplement de savoir si, par l'ingestion de certaines eaux minérales, il est possible d'empêcher la précipitation de l'acide urique dans le sang et les tissus. Nous ne savons rien sur ce point. Puis les choses ne sont pas aussi simples qu'on le croyait jadis et des echerches récentes nous ont appris combien sont complexes les conditions de dissolution de l'acide urique. Enfin la plus ou moins grande solubilité de l'acide urique n'est pas le seul facteur à envisager en ce qui concerne la goutte. Nous reviendrons sur ce problème et sur l'interprétation qui, à notre avis est à donner à l'action des eaux minérales dans la diathèse urique et la goutte, dans la troisième partie de notre livre. Quant à la question de savoir quelle part revient dans les résultats obtenus indubitablement par le traitement hydrominéral des susdites maladies, soit à la cure de boisson seule, soit aussi aux bains salins ou d'acide carbonique, soit aux prescriptions diététiques et aux méthodes physiques de traitement employées concurremment, c'est ce qu'il est difficile de dire.

On recommande encore les eaux chlorurées sodiques dans les *catarrhes chroniques des voies respiratoires*. L'expérience justifie pleinement la réputation dont jouissent à cet égard quelques stations. L'absorption des eaux favorise-t-elle la résorption, nous n'en savons rien. Ce qui est certain, c'est que les résultats obtenus sont liés en première ligne aux gargarismes et inhalations pratiqués avec les eaux en pareil cas. D'après Clar (91) le principe efficace ici consiste, dans le « lavage ou la détersion des voies respiratoires » !grâce auxquels les muqueuses sont débarrassées des mucosités adhérentes. Le traitement se pratique dans les *salles d'inhalations* où l'on respire les eaux chargés de Na Cl très finement pulvérisées. Dans les stations, on attribue une grande importante à l'inhalation de *l'air du bâtiment des graduations*. Ce point est douteux, parce que l'air, au niveau des appareils, où l'eau s'évapore et se condense en passant à travers un trellis épineux ne renferme qu'une minime quantité de gouttelettes salées entraînées. Glax est donc d'avis que le facteur le plus important consiste dans l'inhalation d'air humide.

Il nous reste à dire un mot du contenu en *brome* et surtout en *iode* de quelques sources chlorurées sodiques (Kreuznarch, Hall, Woodhall, Spa, etc.). Le brome et l'iode n'y existent d'ailleurs qu'en petite quantité, les combinaisons de brome jusqu'à 0,2 gr. par litre et celle d'iode (en général sous forme d'iodure de sodium et d'iodure de magnésium), à la proportion de 0,001 à 0,05 gr. par litre. Tandis que jadis on accordait une importance trop grande au contenu en iode, on lui refuse aujourd'hui le plus souvent toute valeur thérapeutique. D'après tout ce que nous avons dit il en est tout autrement. Car si nous ignorons quelle action produisent ces faibles quantités d'iode ou de brome, il n'est plus permis de la rejeter à priori, aujourd'hui que la possibilité d'agir des éléments contenus dans les sources en quantité même minime s'impose à notre esprit.

BAINS D'EAUX CHLORURÉES SODIQUES OU BAINS SALINS

Pour les bains de ce genre on utilise généralement, comme nous l'avons dit, les eaux chlorurées sodiques fortes, celles contenant plus de 1,5 % de Na Cl. Les eaux salines les plus fortes, comme celles de *Rheinfelden* en Suisse, de *Droitwich* en Angleterre, de *Jaxtfeld* dans le Wurtemberg, de *Hall,* d'*Ischl* en Autriche, de *Salies de Béarn* en France, renferment 25 à 31 % de Na Cl et ne peuvent être utilisées pour des bains sans être diluées. On les additionne donc d'eau jusqu'à ce que la concentration se trouve réduite à 8-10 %. Il est rare qu'on emploie des bains plus chargés et d'ordinaire on ne dépasse pas la limite de 2-3 %. Cependant il semble que c'est à tort qu'on a prétendu que la peau est trop irritée par des bains à plus de 3 % (Max Mayer, 92). En général, on se gardera d'employer des bains très concentrés pour les individus faibles et scrofuleux, tandis que des personnes vigoureuses, atteintes d'affections rhumatismales chroniques et goutteuses, supportent très bien des bains à 10 %.

Dans des stations, dont les sources sont relativement pauvres en sel marin, on ajoute des eaux salines obtenues dans les bâtiments de graduation ou mieux encore des *eaux mères*. Celles-ci s'obtiennent en faisant évaporer les eaux salines sorties des bâtiments de graduation et constituent un liquide huileux, brun rougeâtre, très concentré, renfermant principalement des chlorures.

Etant donné la grande réputation dont jouissent depuis fort longtemps les bains chlorurés sodiques forts ou bains salins, on conçoit que de nombreuses publications aient été consacrées à leur efficacité dans le cours des annés. Nous nous bornerons à faire connaître ici les faits les plus importants et les mieux prouvés. Tout d'abord les effets des bains salins sont ceux des bains chauds ordinaires pris à la même température. Des recherches approfondies de J. Jakob (93) il résulte que ces bains n'ont d'autre action sur la déperdition de calorique du corps et la sensibilité cutanée que les bains d'eau ordinaire et que ce genre d'action dépend uniquement de la température du bain. D'après Trautwein (94) des bains salins thermiquement indifférents diminueraient cependant beaucoup l'irritabilité réflexe des nerfs sensitifs de la peau. Le même auteur a montré que ni la fréquence du pouls ni celle de la respiration ne sont influencées autrement que par des bains d'eau douce à la même température. Nous avons déjà mentionné le fait que la peau est imperméable pour les sels contenus dans les bains, mais que ces derniers produisent une *irritation cutanée* que la température renforce. Glax attire surtout l'attention sur un fait trop peu pris en considération et déjà établi par Lehmann (95), c'est qu'après chaque bain d'eaux minérales, et surtout après un bain chloruré sodique, la peau est recouverte d'une couche fine de particules solides provenant du bain et qui persiste encore au bout de nombreux jours. Cette couche consiste en très petits cristaux de sel qui vont se loger dans les sillons de la peau et dans les conduits excréteurs des glandes (Hiller, 96). Hiller admet que, grâce à l'irritation qne ces cristaux exercent sur la peau, l'hyperémie persiste plus longtemps et que, par la répétition journalière ou du moins très fréquente des bains, cette hyperémie cutanée, par suite de son extension à une grande surface de la peau, a une influence favorable sur la circulation et provoque ainsi la résorption d'exsudats pathologiques dans les articulations et les cavités du corps. Glax (97) signale encore la possibilité pour des sels différents d'influence différemment les extrémités nerveuses de la peau, de sorte que l'irritation de celle-ci est plus ou moins intense selon la nature des cristaux salins. Néanmoins ce point demande à être éclairci davantage.

De toutes les recherches anciennes relatives à l'action des bains salins sur le *métabolisme,* la plupart sont aujourd'hui dénuées de toute valeur, parce qu'elles ne répondent pas aux exigences de la science actuelle. On ne peut guère citer que les expériences de Zuntz et Röhrig (98) qui ont établi que, chez le lapin, les échanges gazeux respiratoires se trouvent augmentés par les bains salins. Cependant ce résultat ne peut d'aucune façon être appliqué à l'homme, parce que la peau du lapin se comporte sans doute autrement que la peau humaine vis-à-vis des solutions salines. En effet, H. Winternitz (66) a prouvé par des expériences rigoureuses que les bains salins ne déterminent pas chez l'homme d'accroissement notable des processus d'oxydation.

Les recherches relatives à l'action des bains salins sur le *métabolisme de l'albumine* et l'excrétion de divers produits du métabolisme n'ont pas donné de résultats concordants jusqu'à présent. Tandis que Keller (99) et surtout Robin (100) ont observé tantôt une diminution, tantôt un accroissement de l'excrétion azotée, et selon le degré de concentration du bain, une augmentation ou une diminution de l'acide urique, de l'acide phosphorique et des chlorures, Köstlin (101) a constaté que, de même que les bains d'eaux thermiquement indifférents, les bains d'eaux chlorurées sodiques thermiquement indifférents à 4-20 % n'exercent aucune action sur le métabolisme des albuminoïdes. Seuls les bains salins, qui renferment une assez forte quantité de chlorure de potassium, provoquèrent, dans ses expériences, un abaissement de l'excrétion d'azote. Mais cela ne nous apprend pas grand chose sur le mode général d'action de ces bains, vu que la plupart de ces eaux salines ne renferment que peu ou prou de chlorure de potassium.

Quelque peu renseignés que nous soyons encore sur le mode d'action de ces bains, car on ne connaît pas encore l'importance du rôle joué par la radioactivité, il n'est pas douteux qu'*ils facilitent la résorption*. Ils sont particulièrement utiles dans les cas d'*exsudats chroniques* et de *résidus d'inflammation* (anciens exsudats pleurétiques, infiltrations chroniques de la pneumonie, exsudats articulaires chroniques du rhumatisme et de la goutte), dans les hyperplasies des ganglions lymphatiques, dans la scrofule, le rachitisme, la prostatite, les métrites chroniques, les ovarites et les exsudats annexiels ; on les prescrit en outre dans les exanthèmes chroniques, et surtout dans les *eczémas scrofuleux*. Enfin ces bains sont employés dans diverses *maladies nerveuses* et surtout dans les états de débilité nerveuse et les névralgies. Ils sont contre-indiqués dans tous les cas où il faut éviter les excitations. (Voyez aussi les contre-indications des bains carbogazeux qui se confondent en partie avec celles des bains salins.)

Nous ne savons pas si les bains salins iodo-bromurés, auxquels on attribuait jadis une efficacité particulière, sont supérieurs aux bains chlorurés sodiques ordinaires.

BAINS D'ACIDE CARBONIQUE OU CARBO-GAZEUX

Il semble logique de parler ici des bains d'acide carbonique, bien qu'ils ne se lient pas exclusivement aux bains chlorurés sodiques. Il existe des bains d'acide carbonique pauvres en éléments fixes, de sorte que leur action est conditionnée purement par la température et le contenu en acide carbonique. Ce sont avant tout les bains ferrugineux, puis les bains acidules simples ou terreux qu'on n'emploie guère. Outre les eaux acidules pauvres en sels, il en existe d'alcalins et de chlorurés sodiques, qui sont riches en acide carbonique

et assez chargés en sels pour que l'irritation cutanée produite par
ces derniers s'ajoute nettement à celle provoquée par CO_2. C'est
moins le cas pour les bains carbo-gazeux alcalins, où de toutes manières l'acide carbonique et la température jouent le principal rôle,
que pour les bains d'acide carbonique chlorurés sodiques, où l'action du chlorure de sodium s'ajoute à celle de CO_2.

Comme beaucoup de sources riches en acide carbonique sont
froides, il est nécessaire de réchauffer l'eau en évitant le plus possible le dégagement du gaz; diverses méthodes sont employées à
cet effet; nous ne pouvons les décrire ici.

Dans le bain carbo-gazeux le corps en repos se couvre de petites
bulles gazeuses, qui produisent du fourmillement et du picotement,
une sensation de chaleur et finalement de la rougeur de la peau.
Ces faits prouvent déjà que le bain d'acide carbonique irrite la peau
plus que les autres bains. L'action de CO_2 est relative à la sensibilité cutanée, à la température du corps, à la fréquence du pouls, à
la pression sanguine et à l'échange des gaz.

La *sensibilité cutanée* est notablement accrue après un bain de
CO_2 d'après les recherches de von Basch et Dietl (102), ce qui ne
s'observe ni après un bain d'eau douce pris à la même température,
ni après un bain salé ordinaire; ce dernier diminue même la sensibilité cutanée.

Von Basch et Dietl ont aussi exécuté les premières recherches
dignes de confiance sur les modifications de la *température du corps*
par le bain de CO_2, et J. Jakob (103) les a complétées. Ses investigations, qui sont relatives au bain carbo-gazeux thermiquement indifférent (35°) et au bain de CO_2 frais (17°-20°), ont donné les résultats suivants :

Dans le bain carbo-gazeux thermiquement indifférent, c'est-à-dire
indifférent en ce qui concerne la température de l'eau, la température de la main est la même que dans le bain d'eau douce thermiquement indifférent, mais la température axillaire diminue de 0°,1
après 10 minutes et de 0°,4 au bout de 30 minutes. Dans le
bain carbo-gazeux frais, la température de la main est plus élevée
de 2° que dans le bain d'eau douce de même température et la
température axillaire plus basse de 0°,1 à 0°,2; et cet effet peut

se constater encore deux heures après le bain. Le bain carbo-gazeux enlève au corps plus de calorique que le bain d'eau douce et provoque une irritation cutanée accélératrice de la circulation périphérique ayant pour conséquence une élévation de la température de la peau. En raison de la sensation de chaleur plus élevée résultant de l'action sur la circulation cutanée, on administre toujours les bains de CO_2 à une température moindre que les bains d'eau ordinaires. On ne dépasse jamais 32°,5 à 34°.

Pour se faire une idée de l'action thermique des bains de CO_2, les vues de Senator et Frankenhäuser (104) sont de première importance. Ces auteurs font voir que la conductibilité pour la chaleur et la chaleur spécifique du gaz CO_2 sont non seulement inférieures à celles de l'eau, mais aussi à celles de l'air, et que par suite le point d'indifférence est pour CO_2 inférieur à celui de l'eau (35°) et plus bas encore pour l'air, moyennement humide (20-25°). Dans un bain de CO_2 à 28°, disent Senator et Frankenhäuser, il se produit tout d'abord une sensation de froid, puisque la température de l'eau se trouve au-dessous de son point d'indifférence. « Les régions qui ensuite se couvrent de petites bulles de CO_2 et sont isolées de l'eau par elles, subissent une excitation calorifique par le gaz dont la température est supérieure à son point d'indifférence. Dans le bain d'acide carbonique on ne constate donc pas seulement une alternance fréquente entre les excitations frigorifiques et calorifiques, mais il y a coexistence de ces deux sortes d'excitations dans de nombreuses régions de la peau. Il se produit donc dans les actions thermiques des contrastes très marqués comme n'en présente aucun autre moyen balnéo- ou hydrothérapique, d'où aussi un mode de réaction particulier et très énergique. » En effet, toute action spécifique du bain de CO_2 cesse dès que sa température se trouve au-dessous du point d'indifférence de l'air humide, ou au-dessus du point d'indifférence de l'eau. Les températures auxquelles sont administrés les bains de CO_2 (31-34°) sont précisément placées entre les points d'indifférence de l'air et de l'eau.

Les données concernant l'action des bains de CO_2 sur la *fréquence du pouls* sont contradictoires ; il ne semble pas qu'il y ait à cet égard une différence d'avec ce qui se passe dans le bain d'eau douce pris à la même température. Cependant on ne peut pas considérer la question comme entièrement résolue.

Les expériences de H. Winternitz (66) sur les *échanges gazeux* dans le bain carbo-gazeux sont d'une grande importance. Dans une série d'essais, avec exclusion de toute inhalation possible de CO_2, il a pu montrer que dans le bain de CO_2 il se produit une augmentation notable du volume d'air dans le poumon, soit une augmentation de 1 à 1 ½ litre par minute. L'accroissement de l'intensité respiratoire est une conséquence de l'accroissement de la profondeur des respirations, pendant que la fréquence respiratoire peut même diminuer. Cet effet, qu'on n'observe pour aucune autre variété de bain, même très excitant pour la peau, est entièrement spécifique pour le bain de CO_2 et réagit naturellement dans une large mesure sur la circulation, surtout sur l'afflux inspiratoire du sang veineux au cœur. Winternitz a encore établi que, dans le bain de CO_2, la proportion de CO_2 contenue dans l'air expiré augmente toujours beaucoup, sans que la quantité d'oxygène dépensée n'augmente dans la même proportion.

Les phénomènes décrits ne peuvent se produire que par la résorption de CO_2. Or, chose fort intéressante, dans ses expériences, Winternitz constata que, dans le bain carbo-gazeux salin, la résorption de CO_2 est plus rapide et en général aussi plus abondante que dans le bain de CO_2 ordinaire, pauvre en sel; donc, grâce à l'irritation cutanée produite par l'eau chlorurée sodique forte, la résorption de CO_2 se trouve favorisée. On voit donc clairement pourquoi les bains carbo-gazeux salins sont supérieurs en efficacité aux autres bains de CO_2.

Dans un grand nombre de stations, on emploie, outre les bains de CO_2 ordinaires, des bains et des douches gazeux de CO_2 en faisant agir sur le corps l'acide carbonique qui se dégage directement de la terre. La sensation de chaleur éprouvée dans les grottes où se dégage ce gaz ne dépendrait pas, selon Goldscheider (105), d'une dilatation vasculaire ou d'un accroissement de la température, mais exclusivement d'une excitation chimique des nerfs thermiques. Mais cette manière de voir n'est plus guère soutenable depuis les travaux de Senator et Frankenhäuser. Ici aussi nous sommes contraints d'admettre qu'il ne s'agit que de l'excitation thermique spéciale exercée par l'acide carbonique.

Les bains d'acide carbonique font partie aujourd'hui des agents physiques les plus employés en thérapeutique et sont si bien accueillis par les médecins et les malades que, dans toutes les stations importantes, s'il n'y existe pas naturellement des bains d'acide carbonique, on en administre d'artificiels d'après diverses méthodes. Il faut cependant faire ressortir que leur prescription n'est pas toujours faite avec toute la critique nécessaire et que parfois on les administre sans qu'il y ait indication stricte. Cela tient en partie à ce que nos vues sur l'action des bains de CO^2, notamment dans les diverses affections du cœur, ne sont pas encore assez éclaircies. Effectivement les bains de CO^2 et surtout les bains de CO^2 salins jouent un rôle prépondérant dans les *maladies du cœur*, et l'on sait la grande réputation que s'est acquise Nauheim par ses méthodes si bien appropriées d'application des bains de CO^2 et leur association avec la gymnastique. Pour éviter des répétitions, nous renverrons pour l'examen de l'action spéciale des bains de CO^2 chez les cardiaques à la troisième partie de ce livre, au chapitre consacré aux maladies du cœur.

Les bains carbo-gazeux rendent encore de grands services dans les *maladies nerveuses* : myélite, poliomyélite, névrite, névralgies, sciatique, névroses traumatiques, tabès. Sans doute on ne constate guère de bons effets que dans le cas où il n'existe pas de grande irritabilité nerveuse ; aussi von Leyden (106), par exemple, considère-t-il les bains de CO^2 comme particulièrement indiqués dans les cas de tabès où prédominent la faiblesse musculaire, l'anesthésie et la torpeur.

Dans la *chlorose*, les états d'épuisement, les maladies du sang, on recommande souvent les eaux de CO^2 ferrugineuses et on les combine d'ordinaire avec une cure de boisson. (Pyrmont, Schwalbach, etc.)

Comme les bains carbo-gazeux sont seulement indiqués là où l'on peut attendre de bons effets d'une forte excitation cutanée et d'une dilatation des vaisseaux périphériques, ils ne paraissent pas recommandables dans les cas où existe de l'irritabilité des nerfs. Il faut reconnaître, cependant, que dans la pratique il se présente assez souvent des exceptions et qu'un grand nombre de neurasthéniques excitables supportent très bien les bains d'acide carbonique. Dans les cas de tendance à l'hémorragie, dans les ménorragies, pendant la menstruation et à l'époque climactérique, la contre-indication est formelle (Chrobak et v. Rosthorn, 107).

BAINS DE MER

La composition de l'eau de mer ayant la plus grande analogie avec celle des eaux chlorurées sodiques, il y a intérêt à en parler ici.

Nous avons déjà fait ressortir en traitant de la climatologie, que les effets des bains de mer sont difficiles à séparer de ceux de l'air marin, et qu'il n'est guère possible de faire la part de l'un ou de l'autre de ces deux facteurs dans les résultats obtenus par un séjour sur le littoral maritime. Cependant on admet généralement et avec raison sans doute que l'action du climat est prépondérante, vu que beaucoup de personnes tirent le plus grand bénéfice d'un séjour près de la mer, sans se baigner. Nous avons traité en détail des effets du climat maritime dans la première partie de ce livre, nous y renvoyons, et nous nous bornerons ici à exposer les effets immédiats du *bain de mer*. Trois facteurs entrent en jeu : le degré de température, le degré de concentration saline et l'agitation de l'eau.

Nous avons vu que la surface de la mer ne se chauffe pas aussi vite que la terre ferme (voyez p. 23); la température de la mer ne s'élève donc que lentement en été et ne s'abaisse que lentement en hiver parce qu'elle est chaude à une plus grande profondeur que la terre ferme.

La température de la mer pendant les mois d'été, la seule époque de l'année où elle est à prendre en considération, est très inégale dans les diverses mers européennes. Nous empruntons à un travail de Hiller (108) le tableau des températures moyennes des mers pour les mois de juin, juillet, août et septembre.

Mer Méditerranée (y compris l'Adriatique). 22°,5 — 27°

Océan Atlantique (du golfe de Gascogne à
  la Manche) .... 20°   — 23°

Mer du Nord (d'Ostende à Sylt).......... 14°   — 17°,7

Baltique (de Friedrichsort à Kranz)...... 14°,6 — 18°,2

Il ressort des constatations faites par Hiller sur les températures de l'eau de la mer du Nord et de la Baltique, pendant les mois successifs, qu'on ne peut s'y baigner dès le commencement de juin, du moment qu'on considère comme limite inférieure de température, au-dessous de laquelle il n'est pas permis d'entreprendre une saison balnéaire, celle de 15°.

Dans la mer du Nord, la température de l'eau est à Sylt et à Wyk, en juin de 2° à 3°, en juillet de 1° à 1°,5, supérieure à celle des autres îles de la même mer ; ce n'est qu'en août que la mer présente, dans toutes les stations de la mer du Nord, environ la même température (en moyenne 17°,5). En septembre l'eau devient à Sylt et à Wyk de 1 à 1°,5 plus froide que dans les autres stations balnéaires de la mer du Nord. On peut donc commencer à se baigner à Sylt et à Wyk dès le milieu de juin et l'on doit cesser de s'y baigner à la mi-septembre, tandis que dans les autres stations : Helgoland, Spiekeroog, Norderney, Juist, Borkum, etc., il ne faut commencer à se baigner qu'au commencement de juillet, et on peut continuer à y prendre des bains jusqu'à la fin de septembre.

Aux stations de la Baltique l'eau présente dès le milieu de juin une température de 15° et atteint sa plus haute température en juillet (18°,1) ; elle redevient plus fraîche en août et y présente durant ce mois partout à peu près la température qu'aux stations de la mer du Nord. En août, la température est donc à peu près la même sur toute la côte allemande. En septembre la Baltique offre approximativement la même température que possède la mer du Nord à Sylt et à Wyk. On peut donc commencer à prendre des bains aux stations de la Baltique au milieu de juin, mais il faut les interrompre à la mi-septembre.

Aux stations balnéaires de l'Atlantique, telles que Biarritz, Arcachon, et surtout à celles de la Méditerranée, la mer présente une température notablement plus élevée qu'aux stations de la mer du Nord et de la Baltique. On n'a pas les chiffres exacts pour chaque station; mais d'après les mensurations faites par Glax (109) au littoral d'Abbazia, et qui en somme sont valables pour toute l'Adriatique et pour la Méditerranée, — soit pour : avril 13°,3; mai 17°,8; juin 23°,1; juillet 26°,5; août 25°,2; septembre 20°,1; octobre 16°,1; novembre 12°,5, — on voit que la température de la mer pour mai et octobre y est à peu près celle d'août et de septembre pour la mer du Nord et la Baltique.

Composition de l'eau de mer.— Le contenu salin des diverses mers est très inégal et diffère aussi dans les diverses parties d'une même mer. Il est, dans la Méditerranée, de 3,2 à 4,1 °/o, dans l'océan Atlantique de 3 à 3,7 °/o, dans la mer du Nord de 3,1 à 3,4 °/o, et est notablement inférieur dans la Baltique où il n'atteint que 0,7 à 1,9 °/o et dans la mer Noire où il est de 1,7 °/o. La plus grande partie des sels est constituée par du chlorure de sodium, associé à de très petites quantités d'autres chorures et de sels de calcium et de magnésium, avec un peu de bromure de sodium le plus souvent.

Les mouvements de la mer tiennent d'une part aux vagues produites par le vent, d'autre part à la périodicité du flux et du reflux. Ces deux facteurs se trouvent associés dans la mer du Nord et l'Atlantique, tandis que le flux et le reflux proprement dits manquent totalement dans la Baltique et la Méditerranée. Les plages de la mer du Nord sont donc fortement battues par les vagues, surtout à la pleine mer, d'autant plus que les bains de mer de la mer du Nord, comme nous l'avons dit page 70, sont exposés à un vent marin presque pur. Aux stations de la Manche et surtout aux stations françaises et espagnoles de l'Atlantique, le mouvement des marées est très fort et les vagues sont très énergiques. Le mouvement des vagues, dans la Baltique, dépend exclusivement de la force du vent et généralement n'est pas fort, vu que les bains de mer de la Baltique ont un climat plutôt continental et que le vent de terre prédomine sur le vent de mer (voyez p. 73). On peut en dire autant des stations de la Méditerrannée et de l'Adriatique.

Quant aux effets produits par le bain de mer, la température est, comme pour tout autre bain, le facteur le plus important. Tandis que tous les autres bains, abstraction faite de procédés hydropathiques, sont indifférents ou de température plus élevée, le bain de mer se distingue par sa basse température. L'excitation par le froid ne se remarque guère, en tout cas, qu'aux stations de la mer du Nord et de la Baltique. L'action des bains y est donc avant tout celle du bain froid, c'est-à-dire refroidissant. Mais comme la durée du bain de mer est en général courte et dépasse rarement quelques minutes, la déperdition de calorique par le corps est faible, d'autant plus que les vaisseaux sanguins de la peau se contractent aussitôt dans le bain. Ainsi Zimmermann (110) constata, après 9 bains pris à Helgoland, que la température axillaire ne s'abaissait que de 37° à 36°,85 au bout de 12 minutes consécutivement au bain. Ce n'est qu'après des bains de mer prolongés, qui n'ont pas d'ailleurs d'indication thérapeutique, que la température s'abaisse davantage. Rudolf Virchow (111) a constaté sur lui-même, qu'après avoir nagé pendant une demi-heure à Misdroy, la température de son corps s'était abaissée de 1 à 2°.

Il est facile de comprendre que, par suite de la grande différence de température que présentent la peau humaine et l'eau de mer, le bain d'air froid produit une *irritation cutanée* intense et comme conséquence de celle-ci agit sur la fréquence du pouls, la pression sanguine et la respiration. L'excitation causée par l'immersion subite dans l'eau froide peut devenir une sensation véritablement douloureuse. Elle ne persiste cependant que peu de temps et se perd graduellement, dès que la peau s'est refroidie et que la différence de température entre elle et l'eau s'est effacée. Il va de soi que le facteur individuel joue ici un grand rôle. L'action de la puissante excitation frigorifique consiste en une « réaction spasmodique de tout le système régulateur de la température » (Hiller). Les muscles et les vaisseaux cutanés se contractent, il en résulte une contraction musculaire générale, une augmentation de la pression du sang, des contractions énergiques du cœur, sans que la fréquence du pouls s'en trouve notablement accrue enfin, la respiration devient plus profonde. Après le bain se produit la *réaction*, les vaisseaux cutanés se dilatent, la peau rougit, la fréquence du pouls augmente, la pression sanguine s'abaisse, la tension artérielle diminue et les muscles du corps se relâchent. Lorsque le bain est fortement prolongé, on peut déjà remarquer dans le bain même une dilatation des vaisseaux cutanés et une rougeur de la peau.

L'action du bain de mer sur les *échanges gazeux* est particulièrement remarquable; comme l'ont montré A. Lœwy et F. Müller (112), pendant des heures après le bain, alors que le sentiment de chaleur est redevenu normal et que tous les autres effets du bain ont disparu, le métabolisme reste accru, d'où cette modification persistante des échanges gazeux, plus persistants ici qu'après les bains froids ordinaires.

On attribuait jadis dans les effets de l'eau de mer une importance beaucoup trop grande à son contenu salin. Hiller (108) a montré qu'en raison de l'adhérence de petites quantités d'eau de mer à la peau, après le bain, de petites quantités de sel cristallisent dans les plis de la peau à mesure qu'elle sèche, d'où une irritation des nerfs cutanés et comme conséquence une hyperémie de la peau. Il est probable aussi qu'il faut attribuer à cette imprégnation de la peau par des particules cristallines de sel la grande persistance des échanges gazeux.

Le mouvement des vagues est également un excitant de la peau. Plus il est intense, plus s'accroît l'excitation frigorifique et la déperdition de chaleur. En outre le choc des vagues force le baigneur à tendre ses muscles et à résister aux vagues; ce facteur a également son importance thérapeutique. Il faut tenir compte encore du facteur psychique qui entre en jeu dans la mer mouvementée ; il a une grande valeur surtout pour les neurasthéniques qui ont perdu de leur énergie et de la confiance en eux-mêmes.

Les effets précités des bains de mer ne se produisent dans toute leur ampleur que dans l'océan Atlantique et la mer du Nord, donc aussi dans les stations balnéaires anglaises. De même que la Baltique reste inférieure à la mer du Nord au point de vue climatique, en tant qu'il s'agit du climat maritime pur (voyez p. 70), de même les bains de la Baltique ne produisent pas l'action fortement excitante de ceux de la mer du Nord, à cause de leur contenu salin moindre et de la moindre puissance du choc des vagues. C'est précisément pour cette raison qu'il y a lieu de les prescrire de préférence aux personnes impressionnables et débiles.

Nous avons montré plus haut que les bains méditerranéens ne peuvent entrer en ligne avec les bains du Nord et de la Baltique, à cause de leur température plus élevées. Mais Glax (113) fait ressortir avec raison que ce degré élevé de température de la Méditerranée et de l'Adriatique constitue un important facteur thérapeutique, parce que les malades peuvent prendre des bains plus prolongés ; de plus, comme la mer y est très chargée de sel, *la Méditerranée peut être assimilée à des bains chlorurés sodiques forts tièdes, fortifiants*. Ces bains en mer libre, associés à l'action du climat méridional, doivent présenter certes de grands avantages dans nombre de cas et à l'occasion être préférés aux bains chlorurés sodiques forts ordinaires. Leurs indications sont d'ailleurs les mêmes que pour ces derniers.

Les indications des bains de mer froids se déduisent de leur action physiologique. Nous serons bref ici, parce qu'elles concordent en réalité avec celles du climat marin pur. Ils sont toujours indiqués dès qu'une excitation cutanée avec toutes ses conséquences et une action tonifiante sur tout l'organisme doivent être obtenus. Les fonctions des vaisseaux cutanés, des muscles et des nerfs de la peau se trouvent favorisées par ces bains et il se produit une accoutumance à des excitations plus fortes ; l'appareil régulateur de la température tout entier acquiert plus d'énergie, de sorte que par cette « cure d'exercice » il se produit une sorte d'endurcissement. Nous avons déjà insisté sur ce point en traitant du climat marin. Les bains de mer sont donc indiqués dans le cas de vive sensibilité de la peau se traduisant par la production facilement répétée de refroidissements et tenant surtout à un fonctionnement défectueux du mécanisme régulateur de la température. Mais il ne faut pas perdre de vue que le malade est en possession d'une certaine réserve de force de résistance qui doit servir à satisfaire aux exigences imposées à ses organes et en particulier à l'appareil circulatoire et au système nerveux ; car, comme nous l'avons vu, la réaction déterminée par l'excitant frigorifique peut être très forte. Il est donc nécessaire, au début d'une cure balnéaire, d'être très prévoyant et de commencer éventuellement par des bains chauds ; on trouve ces derniers aujourd'hui dans la plupart des stations balnéaires importantes. En diminuant progressivement le degré de température de ces bains, on habitue peu à peu l'organisme au bain froid. Ces précautions s'imposent toujours, lorsqu'il s'agit de malades débiles, notamment d'enfants anémiques et scrofuleux ; autrement il peut se produire de la faiblesse et divers états morbides : manque d'appétit, nausées, rhumatismes, diarrhée, diminution du poids et même fièvre ; ces inconvénients peuvent être évités par un traitement adapté à chaque cas particulier.

Les bains de mer de la mer du Nord et de la Baltique sont en outre indiqués dans le surmenage intellectuel et la dépression psychique, chez les individus anémiques, dans les maladies du système nerveux, dans un grand nombre de cas de dyspepsie et de migraine nerveuses. Aux neurasthéniques excitables les bains méditerranéens conviennent bien mieux. Dans la chlorose et la scrofule c'est avant tout l'air marin qui est le facteur thérapeutique important ; tous les enfants scrofuleux ne supportent pas les bains de mer froids, comme le fait ressortir Hermann Weber en se basant sur une expérience très prolongée. Dans les affections ganglionnaires et osseuses des scrofuleux, il y aurait avantage à employer les bains salins ordinaires ou les bains de mer chauds méditerranéens, en particulier à Abbazia.

Les personnes âgées doivent être très prudentes au sujet des bains de mer. Ils sont contre-indiqués dans l'épilepsie, les maladies du cœur et des vaisseaux, l'habitus apoplectique, la cholélithiase, et, nous insistons sur ce point, dans la goutte. Les goutteux supportent très mal les bains de mer froids et la réaction détermine souvent des accès.

Il faut encore noter que l'eau de mer est parfois prescrite en boisson, par exemple, en Suède et en Norvège ; son action est analogue à celle des sources chlorurées sodiques, mais en raison de sa salure plus élevée, est en outre purgative.

Glax (113) fait ressortir les excellents effets qu'il a obtenus avec lès lavages du naso-pharynx et les inhalations avec de l'eau de mer diluée ou même non diluée.

Nous avons donné dans la partie climatologique une description des diverses stations balnéaires maritimes.

En ce qui concerne les lacs salés bien connus de la Russie, voyez le chapitre consacré aux bains de fange.

SOURCES CHLORURÉES SODIQUES D'ALLEMAGNE

Kreuznach (105 mètres), dans les provinces rhénanes, sur le bords de la Nahe, entouré de collines et de montagnes, se distingue par son climat doux. Ses bains chlorurés sodiques lui ont valu une renommée universelle. Les eaux de Kreuznach (12°-23°,8) renferment environ 10 °/oo de sel marin et des traces de bromure et d'iodure de sodium et de chlorure de lithium. La source Elisabeth s'emploie surtout en boisson, les autres sources servent principalement en bains. On chauffe ces derniers jusqu'à la température requise et on les renforce généralement avec des eaux-mères. Les célèbres *eaux-mères de Kreuznach* renferment 310 °/oo de principes fixes, dont 210 °/oo de chlorure de calcium et 36 °/oo de sel marin. Kreuznach possède d'excellentes installations pour toutes sortes de bains et de très bonnes salles d'inhalation. L'air est inhalé soit près des appareils de graduation des salines de Kreuznach, soit dans des chambres spéciales d'inhalation (bâtiments de graduation). Les indications de Kreuznach sont celles des sources chlorurées sodiques en général. Cependant, c'est le traitement balnéaire qui est prédominant, et il est recommandé surtout dans toutes les formes de scrofule, de rachitisme, d'affections osseuses et articulaires chroniques, de résidus inflammatoires, et notamment dans les états inflammatoires de l'utérus et de ses annexes. La saison va du commencement de mai à la fin de septembre.

Hombourg (Homburg vor der Hœhe) (189 mètres) est situé sur le versant sud-est du Taunus et présente un climat légèrement excitant. Ses eaux chlorurées sodiques ferrugineuses froides sont très riches en acide carbonique, renferment plus de Na Cl que les autres sources similaires employées en boisson (5,1—9,8 $^o/_{oo}$); elles sont d'ailleurs surtout usitées en boisson. Le Stahlbrunnen est une source ferrugineuse particulièrement forte et renferme presque 0,1 $^o/_{oo}$ de Fe (HCO³)². Le « Sprudel » salin (Soolsprudel), surtout riche en CO², convient fort bien aux bains de CO². Hombourg est spécialement indiqué dans les catarrhes chroniques de l'estomac avec hypo-acidité (voyez les détails donnés sur les cures de boissons chlorurées sodiques), puis dans les catarrhes de l'intestin, les troubles du métabolisme, les catarrhes des voies respiratoires, les maladies du cœur, les maladies des femmes et la chlorose. Hombourg possède des installations excellentes et offre toutes les ressources curatives possibles (bains de toutes sortes, hydrothérapie, institut mécanothérapique, salles d'inhalation). La saison va du commencement de mai à la fin de septembre.

Kissingen (198 mètres), en Bavière, est situé dans la vallée de la Saal, très abritée par des hauteurs boisées. Ses eaux chlorurées sodiques ferrugineuses, athermales, extrêmement riches en CO², sont employées en boisson et en bains. Parmi les sources utilisées en boisson, la plus célèbre, la source Rakoczy, renferme 5 gr. 8 de sel marin par litre et, de même que le Pandur et le Maxbrunnen, moins chargés de Na Cl, renferme une assez grande quantité de sulfate de magnésium. Les deux « sprudel » salins servent surtout à la préparation de bains; on peut les renforcer avec de l'eau-mère de Kissingen. Pour obtenir un effet purgatif plus prononcé, on mélange parfois les eaux avec les eaux dites purgatives (Bitterwasser) de Kissingen, qui proviennent du sprudel salin. On donne encore des *bains de boue* à Kissingen, qui possède toutes les ressources thérapeutiques modernes. Les eaux chlorurées sodiques de l'établissement balnéaire et l'air des appareils de graduation servent à des inhalations; une installation particulière du bâtiment de graduation permet l'inhalation de la saline pulvérisée. Les indications de Kissingen sont celles que nous avons exposées dans les généralités sur les cures d'eaux chlorurées sodiques. La saison va du 1ᵉʳ mai à la fin de septembre.

Wiesbade (117 mètres), dans le Hesse-Nassau, a déjà été mentionné comme station climatique (voy. p. 99). Les thermes de Wiesbade, déjà connus des Romains *(Aquæ Mattiacæ)*, présentent différents degrés de température et renferment 5 à 6,8 %₀ de sel marin. La source la plus chaude et la plus usitée en boisson est le Kochbrunnen (68°,7). Les autres sources, au nombre de 32 environ, ne sont guère employées qu'en bains. Leur débit est si considérable que bien des maisons possèdent leurs propres sources. On y trouve d'excellents établissements balnéaires, où toutes les méthodes physiques de traitement sont employées dans la mesure la plus large. Les indications de Wiesbade sont celles des sources chlorurées sodiques en général. Cette station est surtout recherchée par les malades souffrant de rhumatisme musculaire et articulaire, de névralgies, de paralysie et d'affections goutteuses. C'est à la fois une station d'été et d'hiver. Le plus beau moment pour y faire un séjour est le printemps ou l'automne.

Bade (Baden-Baden) (160-250 mètres), dans le Grand-Duché de Bade, admirablement situé dans la partie septentrionale de la Forêt-Noire a déjà été mentionne à titre de station climatique. Ses eaux chlorurées sodiques relativement faibles, les *Aquæ Aureliæ* des Romains, présentent une température de 44°,9 à 68°,6 et contiennent jusqu'à 2,2 °/₀₀ de sel marin. On les emploie en bains et en boisson. Les installations balnéaires et curatives comptent parmi les meilleures du continent. (Bains de toutes sortes, gymnastique, salles d'inhalation, fango, etc.). Les indications de Bade sont à peu près les mêmes que celles de Wiesbade. On peut fréquenter cette station en été et en hiver.

Nauheim (183 mètres) est situé dans une vallée profonde du Taunus; ses thermes chlorurés sodiques, riches en CO^2 , sont de préférence employés en bains et renferment jusqu'à 29 °/₀₀ de Na Cl. Les indications sont celles de toutes les autres eaux chlorurées sodiques et des bains salins. Mais Nauheim est surtout fréquenté par les cardiaques. La grande réputation dont cette station jouit à ce point de vue n'est pas due à la composition spéciale de ses eaux, mais au procédé de traitement spécial (méthode de Schott) qui y est en usage. Cette méthode consiste en un emploi de bains de CO^2 , rigoureusement dosés quant à leur contenu en Na Cl et en acide carbonique, associé à des exercices gymnastiques pratiqués à l'institut Zander. On donne à Nauheim des bains salins dépourvus de CO_2 , avec ou sans addition d'eaux-mères, des bains thermaux à contenu de CO_2 , des bains de « sprudel » riches en CO_2 , et enfin, des bains de « sprudel » salins avec leur contenu intégral en CO_2 . Toutes ces variétés de bains sont encore appliquées sous forme d'eaux courantes (Strombäder), avec renouvellement continu de l'eau pendant tout le bain ; ainsi se trouvent constituées 19 variétés diverses de bains. La saison de Nauheim va du commencement de mai à la fin de septembre.

Œynhausen (71 mètres), en Westphalie, entouré de montagnes et de forêts, possède quatre sources chlorurées sodiques fortes riches en CO_2 (24°-33"), avec un contenu de 34 à 35 °/oo de Na Cl.; la Bohrlochsoole, plus forte encore, contient 80 °/oo de Na Cl. On emploie ces eaux presque exclusivement en bains. Ocynhausen jouit d'une réputation particulière pour le traitement des affections nerveuses organiques, en particulier du tabès. Mais les autres indications de bains salins y trouvent aussi leur pleine application. La saison va de la mi-mai à la fin de septembre.

Soden (140 mètres), dans le Taunus, non loin de Francfort-sur-le-Mein, offre un climat doux, légèrement excitant, et des sources chlorurées sodiques ferrugineuses (15°-30") dont le contenu en NaCl est de 2 à 14,4 °/oo. Quelques-unes servent en boisson, les autres surtout en bains. On administre des bains salins simples ainsi que des bains carbo-gazeux salins. Soden a les mêmes indications que les autres bains salins ; la station est surtout réputée pour le traitement des affections catarrhales des voies respiratoires et est beaucoup fréquentée par les enfants scrofuleux et débiles. La saison va du commencement de mai à la fin de septembre.

Salzschlirf (250 mètres), en Hesse-Nassau, est situé dans une vallée entourée de collines et jouit d'un climat doux, assez uniforme. C'est à la source Bonifacius qu'il doit la réputation, récemment acquise, de l'efficacité de ses eaux contre la diathèse urique ; cette source chlorurée sodique froide, avec 10,2 °/oo de Na Cl et une assez grande quantité de sels de magnésium, renferme de la lithine et de l'acide carbonique en abondance. Outre la source Bonifacius, Salzschlirf possède une source chlorurée sodique riche en fer, une source chlorurée sodique purgative, qu'on appelle l'eau purgative de Hesse, et enfin une source sulfureuse froide. On administre à Soden des bains salins et des bains de boue. La saison dure du commencement de mai à la fin de septembre.

Kiedrich, *Schmalkalden* et *Orb*, en Hesse-Nassau, possèdent également des sources salées.

Münster am Stein (117 mètres), dans la province rhénane, possède plusieurs thermes chlorurés sodiques, renfermant de l'iode et du brome et employés en bains dans la scrofule, le rachitisme, les maladies chroniques de la peau et tout particulièrement les maladies des femmes.

En Thuringe, on rencontre des sources salines à *Arnstadt, Frankenhausen* et *Sulza*, utilisées en bains. Frankenhausen a, ainsi que Sulza, un établissement pour enfants scrofuleux.

Kœstritz, dans le Reuss, possède des bains chlorurés sodiques forts et est surtout connu pour ses bains de sable chauds, inaugurés dès 1865 et employés avec succès dans le rhumatisme articulaire et musculaire chronique, les névralgies, etc.

Salzhausen, en Hesse, *Salzuflen*, en Lippe-Detmold et *Salzungen* en Saxe-Meiningen, ont des sources chlorurées sodiques, utilisées en boisson, mais plus encore en bains et particulièrement en inhalations dans les maladies des voies respiratoires. Salzungen possède un hospice pour enfants.

Kolberg, en Poméranie, a, outre ses bains de mer, des sources chlorurées sodiques. Les salines de Kolberg contiennent environ 40 de Cl Na et conviennent en particulier aux enfants débiles, scrofuleux, rachitiques, d'autant mieux que le séjour sur les bords de la mer leur est également favorable.

Dürrheim (705 mètres), dans la Forêt-Noire badoise, est la station de bains salins la plus élevée d'Allemagne.

En Bavière, on trouve un grand nombre de sources salines.

Dürkheim (130 mètres), près de la Haardt, dans le Palatinat bavarois, possède des sources chlorurées sodiques renfermant jusqu'à 12,7 °/oo de Na Cl, et une source qui contient 23 °/oo de Na Cl et est assez riche en chlorure de lithium. Aux eaux de Dürkheim se rattache la découverte de deux métaux rares, le *cæsium* et le *rubidium*, trouvés pour la première fois dans ces sources. Récemment on y a aussi découvert de l'arsenic. Dürkheim possède un hospice pour enfants scrofuleux et rachitiques.

Berchtesgaden (575 mètres), à la frontière autrichienne, déjà mentionné comme station climatique, possède également de bons bains salins.

Reichenhall (470 mètres), le bain salin le plus important de Bavière, offre une source renfermant 25 °/o de sel marin. On l'emploie en bains et en inhalations. Les salles d'inhalation de Reichenhall sont parmi les meilleures, soit pour l'inhalation d'eau chlorurée sodique pulvérisée, soit par celle de lignosulfite. Bien connue est l'huile aromatique (Latschenöl) de Reichenhall qu'on ajoute souvent aux eaux salines. On y trouve aussi des chambres pneumatiques à air comprimé. Comme Reichenhall se trouve dans un site magnifique et possède un climat très doux, chaud et humide, avec de faibles oscillations thermiques, et se trouve bien protégé contre le vent, cette station est une des rares localités indiquées pour le catarrhe des voies respiratoires, mais convient aussi dans la scrofule, la chlorose, les exsudats thoraciques et pelviens. Reichenhall possède de bonnes installations pour cures de lait, de kéfir et de petit-lait, pour l'hydrothérapie et la gymnastique médicale; à l'occasion on y trouve des bains de boue et on y fait des applications de fango.

Krankenheil-Tœlz (670 mètres), avec son climat de montagne excitant, possède des sources froides renfermant de l'iodure de sodium, et un peu de H^2S, très peu de Na Cl. En raison de leur pauvreté en principes fixes (moins de 1 °/oo), elles pourraient être rangées parmi les sources indifférentes. On les emploie aussi bien en boisson qu'en bains, surtout dans la scrofule, les maladies de la peau, la syphilis tertiaire et la métrite chronique.

Parmi les autres sources chlorurées sodiques de Bavière, mentionnons encore Rosenheim, Kreuth, Heilbrunn, Aibling, Neuhaus et

Sulzbrunn. *Heilbrunn* a des eaux chlorurées sodiques iodo- bromurées, employées surtout en bains, gargarismes et lavages; *Kreuth*
a une source chlorurée sodique froide, renfermant un peu de H^2S.
En raison de son climat (850 mètres) Kreuth convient fort bien dans
la chlorose, la scrofule, la phtisie au début.

En Allemagne on trouve encore des sources chlorurées sodiques
dans les localités suivantes : *Gandersheim*, dans le Brunswick; *Werl*
et *Rothenfelde*, en Westphalie; *Cannstatt, Berg, Jaxtfeld* avec une des
plus fortes sources chlorurées sodiques; *Schwæbisch-Hall*, dans le
Wurtemberg; *Harzburg* et *Thale*, dans le Harz, qui sont surtout
recherchés comme stations climatiques; *Eisenach*, puis *Niederbronn*,
Sulzbad (bains de Soultz) et *Chatenois*, en Alsace; *Elmen, Wittekind*,
Neu-Rakoczy, Dürrenberg, Suderode et *Kœsen*, en Prusse; cette dernière localité possède l'hospice Augusta-Victoria et la station de
vacances berlinoise pour enfants débiles et scrofuleux; *Kammin*,
en Poméranie; *Wimpfen*, en Hesse-Darmstadt; *Segeberg* et *Oldes-
loe*, dans le Schleswig-Holstein; et *Bernburg* dans l'Anhalt, avec
une des sources chlorurées sodiques les plus concentrées (31 %).

SOURCES CHLORURÉES SODIQUES DE L'AUTRICHE

Ischl (474 mètres) dans le Salzkammergut, a déjà été mentionné
parmi les stations climatiques (voyez p. 109). Les fortes salines
d'Ischl, avec 27 % de Na Cl, sont employées en bains, quelques-unes
des sources, renfermant environ 5 °/oo de NaCl, servent aussi en
boisson. Ischl possède de bonnes installations balnéaires et des
bains de boue; on y fait facilement des cures de terrain, des cures de
lait et de petit-lait. Les indications sont celles de tous les bains
salins forts : surtout chlorose, scrofule, rachitisme, catarrhes des
voies respiratoires et maladies des femmes. La saison va de mai à ·
fin septembre.

Gmunden (422 mètres) et *Aussee* (656 mètres) sont plutôt recherchés pour leur climat que pour leurs eaux.

Hall (559 mètres) dans le Tyrol, possède une eau chlorurée sodique forte (24 %), *Hallein*, près de Salzburg, une eau moins forte.

Hall (376 mètres), dans la Haute-Autriche, passait pour l'une des sources chlorurées sodiques fortes les plus célèbres, à cause de son contenu iodé. L'eau iodée de Hall ou eau contre le goitre (Kropf-wasser) jouait jadis un grand rôle dans le traitement du goitre; aujourd'hui encore on l'exporte beaucoup. D'ailleurs les indications de Hall sont celles de tous les bains salins.

Durkau, en Silésie, possède également des eaux chlorurées sodiques iodurées; de même *Iwonicz*, en Galicie, *Csiz*, *Vizakna* et *Baussen*, en Hongrie.

SOURCES CHLORURÉES SODIQUES DE LA SUISSE

Rheinfelden (275 mètres), dans le canton d'Aargau, non loin de Bâle, avec un climat doux, possède une des eaux salines les plus fortes. L'eau contient 315 grammes de principes fixes par litre, dont 314 grammes de Na Cl. Pratiquement on peut considérer les eaux salines de Rheinfelden comme une solution saturée de sel marin. Le traitement qu'on y fait consiste surtout en bains et en douches. La saline ou l'eau-mère sont aussi employées en applications locales et, convenablement diluées, peuvent être bues. La saison va de mai à fin octobre.

Schweizerhalle, *Laufenburg* et *Sæckingen* possèdent également des sources salines. Une excellente station pour bains salins est *Bex* (435 mètres) dans la vallée du Rhône, et est à recommander surtout pour les enfants et les femmes débiles. L'eau est très chargée (27 %). Bex convient aussi très bien pour des cures de raisin. Dans le canton d'Aargau se trouve encore *Wildegg*, dont les sources chlorurées sodiques renferment un peu d'iode et de brome.

SOURCES CHLORURÉES SODIQUES DE FRANCE

Bourbon-l'Archambault (265 mètres), dans l'Allier, a de nombreux thermes chlorurés sodiques faibles à 52°, employés en boisson, bains, douches et bains de natation. La station jouit d'une ancienne réputation pour le traitement des affections rhumatismales chroniques, l'arthrite déformante, [la goutte des sujets lymphàtiques] et les paralysies consécutives à l'apoplexie. La saison va de la mi-mai à la mi-septembre.

Bourbon-Lancy (240 mètres), en Saône-et-Loire, déjà connu des Romains, a des sources chlorurées sodiques très faibles, avec une température de 28° à 58°, qui peuvent tout aussi bien être rangées parmi les thermes indifférents. On les utilise en bains, douches et inhalations. La douche est, comme à Plombières, employée sous forme de douche sous-marine. La station est surtout fréquentée par les rhumatisants, [les goutteux] et les cardiaques.

Bourbonne-les-Bains (275 mètres), dans la Haute-Marne, possède des eaux chlorurées sodiques à la température de 43° à 65°,8, et contenant du sulfate de chaux, du chlorure de lithium, du bromure de sodium et des traces de fer et de manganèse; elles sont employées en boisson, douches et bains. Les indications les plus importantes sont relatives aux affections rhumatismales chroniques, aux névralgies et aux maladies articulaires, à la scrofule et aux exsudats annexiels; la station est encore réputée pour la guérison des plaies, [des suites de fractures] et des ulcères chroniques.

Salins (365 mètres), dans le Jura, est en possession d'eaux chlorurées sodiques, iodo- bromées froides, qui servent en bains et en douches, surtout chez les enfants scrofuleux. Il s'y trouve de petits bassins de natation pour enfants. *Lons-le-Saunier* a également de ces bassins, dont l'eau est l'une des plus fortes connues (30,5 %).

La Motte-les-Bains (650 mètres), dans l'Isère, possède deux sources chlorurées sodiques chaudes (51° à 58°), qui renferment du gypse et un peu de bromure de sodium. On les utilise surtout dans les affections rhumatismales chroniques, les névralgies et les exsudats annexiels.

Salies-de-Béarn (32 mètres), dans les Basses-Pyrénées, présente des eaux salines très fortes, employées aux mêmes usages qu'à

Kreuznach, [particulièrement dans la scrofule, le rachitisme, les tuberculoses osseuses, les inflammations utérines chroniques.]

Briscons, près de Biarritz, déjà signalé comme station climatique, a des eaux salines fortes, de même que *Salies-du-Salat* dans la Haute-Garonne.

SOURCES CHLORURÉES SODIQUES D'ANGLETERRE

Droitwich, dans le Worcestershire, a une eau saline analogue à celle de Rheinfelden (Suisse), et qu'on peut pratiquement assimiler à une dissolution concentrée de Na Cl. Elle renferme 31 % de sel marin, un peu de sulfate de magnésium et de sodium. Les bains, convenablement dilués, sont prescrits aux rhumatisants chroniques et aux goutteux.

Woodhall Spa, dans le Lincolnshire, avec un climat vivifiant, possède des eaux chlorurées sodiques, iodo-bromées, répondant à toutes les indications des sources chlorurées sodiques. On prend aussi ces eaux en inhalations et particulièrement en douches nasales.

Nantwich, dans le Cheshire, a des eaux chlorurées sodiques fortes, riches en gypse et en sel de Glauber et employées avec succès surtout dans le lumbago, le rhumatisme musculaire et autres affections analogues. On peut encore citer brièvement : *Ashby-de-la-Zouch, Stafford, Middlewich, Middlesborough*.

Llangammarch Wells, dans le Brecknoshire, possède une eau chlorurée sodique, renfermant en outre des sels de chaux et de magnésie et du *chlorure de baryum*, et pour ce motif désignée sous le nom d'« eau de baryum ». Grâce à ce contenu en baryum, cette eau passe pour augmenter la pression du sang et la diurèse. Il ne semble pas cependant que des recherches exactes aient été faites à cet égard. La station est surtout recommandée dans les affections dyspeptiques, le rhumatisme et la goutte. On gazéifie aussi cette eau artificiellement avec CO_2 et on l'exporte comme eau de table.

Bridge-of-Allan et *Airthrey*, en Ecosse, possèdent des sources chlorurées sodiques faibles, qui jouissent d'une réputation particulière contre les troubles digestifs.

SOURCES CHLORURÉES SODIQUES D'ITALIE

Battaglia a plusieurs sources chlorurée sodiques, mais est surtout recherché pour les applications de fango. Le fango, dont l'action est analogue à celle des boues, est expédié dans toutes les parties du monde. Pour plus de détails sur les applications du fango, voyez le chapitre consacré aux bains de boue.

Albano, non loin de Battaglia, possède des sources chlorurées sodiques d'une température de 38° à 83°; elles ne renferment que peu de NaCl et de gypse, et seulement des traces d'hydrogène sulfuré. Outre les bains chlorurés sodiques, on y fait, comme à Battaglia, des applications externes de fango, surtout lorsqu'il s'agit d'affections rhumatismales et goutteuses. Les eaux des stations voisines de Montegroto, San-Pietro-Montagnone et Monte-Ortone, sont analogues à celles d'Albano. Sales, Salice et Rivanazzano, dans la province de Pavie, ont aussi des eaux chlorurées sodiques faibles.

Salsomaggiore (Parme), sur le versant nord-est des Apennins, est l'une des stations les plus fréquentées d'Italie. Ses sources chlorurées sodiques froides contiennent 15,3 % de sel de cuisine, de l'iodure et du bromure de magnésium et une substance bitumineuse. L'eau-mère (Aqua Madre) est utilisée en inhalations. Salsomaggiore est surtout recommandé dans les affections scrofuleuses, rhumatismales et goutteuses, ainsi que dans les maladies de l'estomac, de l'intestin et du foie.

Montecatini (province de Lucques) est également très fréquenté ; les médecins italiens l'appellent quelquefois le *Kissingen italien*, attendu que ses sources renferment, outre Na Cl (4 à 18 °/oo), des sels de magnésium et de sodium. On emploie ces eaux dans les catarrhes gastro-intestinaux, la constipation chronique, les maladies du foie, la diathèse urique et la goutte. La saison dure de mai à fin septembre ; on préfère le printemps. Non loin de Montecatini se trouve la grotte déjà mentionnée de Monsummano.

Castro-Caro (province de Florence), a des sources chlorurées sodiques iodo-bromurées. Sur le littoral septentrional de la Sicile on rencontre *Termini-Imerese* avec ses eaux chlorurées sodiques, les « *Thermæ Himerenses* » des Romains.

SOURCES CHLORURÉES SODIQUES D'AUTRES PAYS

En *Espagne*, les sources chlorurées sodiques de *Caldas-de-Montbuy* jouissent d'une réputation spéciale pour leur efficacité dans les affections rhumatismales chroniques, les paralysies et les vieilles blessures.

En *Russie*, *Staraja-Russa*, dans le gouvernement de Novgorod, possède des sources chlorurées sodiques à débit abondant. En raison de la surabondance d'eau de source il s'est formé plusieurs lacs, où se constitue un dépôt de limon utilisé pour des bains. Il existe des bains de boue de vapeur, des bâtiments de graduation. La saison va de la fin mai à la fin août. *Druskeniki*, dans le gouvernement de Grodno, remarquable par son climat doux, possède 17 sources chlorurées sodiques faibles froides, avec CO_2 libre et contenant un peu de brome. On renforce les bains en y ajoutant des eaux-mères. On trouve à Drusdeniki de bonnes installations balnéaires. La saison va du commencement de mai au milieu de septembre. *Zsechozinek*, dans le gouvernement de Varsovie, a de bonnes installations balnéaires (bains de boue et de vapeur) et un bâtiment de graduation.

On parlera dans le chapitre consacré aux bains de boue des célèbres limons de la *Crimée* et du *Caucase*, très riches en Na Cl.

CHAPITRE VII

Sources Alcalines

Les sources alcalines se distinguent par leur contenu relativement considérable en carbonate de calcium et sont divisées depuis longtemps en *alcalines simples, alcalines-chlorurées* et *alcalines salines.* Il nous paraît logique de traiter d'abord séparément des trois groupes et ensuite de leurs indications communes.

SOURCES ALCALINES SIMPLES. — SOURCES SODIQUES SIMPLES. EAUX ACIDULES ALCALINES *(Bicarbonatées sodiques)*

Les *eaux alcalines simples* renferment comme élément principal du bicarbonate de sodium (1 à 9 gr. par litre), avec de petites quantités de chlorure de sodium, de sulfate de sodium et d'autres sels. Ce sont ou bien des eaux froides riches en CO_2 *(eaux acidules alcalines)* ou des sources chaudes moins riches en CO_2. Les eaux acidules alcalines se rapprochent beaucoup des eaux acidules simples et ne renferment qu'un peu plus de sodium qu'elles.

Quant à l'action des sources alcalines, il faut tenir compte, outre CO_2, du bicarbonate de sodium. De nombreux travaux ont été publiés quant à l'action de ce sel sur les processus organiques. Nous ne retiendrons que les résultats obtenus par des méthodes de recherche impeccables.

Dès que le bicarbonate de sodium arrive dans l'estomac, il est décomposé par l'acide chlorhydrique; il se forme du chlorure de sodium et l'acide carbonique mis en liberté est en partie expulsé par les éructations. Si l'estomac renferme, comme il arrive dans certaines conditions pathologiques, des acides organiques tels que l'acide lactique, acétique et butyrique, il se forme nécessairement du lactate, de l'acétate ou du butyrate de sodium. Mais tenons-nous aux conditions normales. La neutralisation de l'acide chlorhydrique n'est pas complète d'ordinaire ; selon les cas, il reste soit de l'acide chlorhydrique, soit de la soude en excès. D'après l'opinion d'auteurs anciens, et aussi de Nothnagel et Rossbach (114), le bicarbonate de sodium exciterait la sécrétion gastrique. Mais déjà Reichmann (115) put conclure de ses recherches que la soude n'exerce pas sur la muqueuse gastrique une excitation sécrétoire. Cette question ne fut résolue définitivement qu'à une époque toute récente par les recherches de Bickel et Heinsheimer (116), qui établirent, sur le chien ainsi que sur l'homme, que $Na_2 CO_3$ exerce une *action paralysante sur l'activité sécrétoire de l'estomac*, donc sur la sécrétion du suc gastrique, tout en émoussant la réaction acide du contenu stomacal et abaissant la faculté digestive du suc gastrique vis-à-vis de l'albumine. De nouvelles recherches faites au laboratoire de Pavlov ont montré que cette action d'arrêt des alcalis dépend d'un réflexe qui a pour point de départ la muqueuse du duodénum, et que, si l'on empêche la soude de parvenir dans l'intestin et qu'on réussit à limiter son action à la muqueuse gastrique, il n'y a pas de paralysie, mais une augmentation de l'activité sécrétoire. Il en résulte que, pour obtenir un arrêt de cette dernière, il faut introduire la soude dans l'estomac à jeun afin qu'elle parvienne, comme telle, dans l'intestin, l'estomac à jeun ne renfermant pas d'acide chlorhydrique. Cependant, dans certains états pathologiques il peut ne pas en être ainsi, et dans ce cas, il faut administrer un excès d'alcali pour neutraliser tout d'abord l'acide. Si l'on prétendait attribuer ce mode d'action aux eaux alcalines, on risquerait de se tromper. Car, comme nous l'avons déjà dit, plusieurs facteurs jouent un rôle dans l'action des eaux minérales, de sorte que l'on ne peut envisager comme décisive à cet égard la présence d'un sel donné. Lorsqu'il s'agit d'eaux alcalines simples, les choses sont encore relativement peu complexes, vu qu'à côté de la soude il n'y a que CO_2 qui entre en ligne de compte. Mais CO_2 excite la sécrétion gastrique. L'action d'une eau alcaline sur l'estomac dépend donc essentiellement de la prépondérance de l'un ou de l'autre de ces deux facteurs : action d'arrêt de la soude, action excitosécrétoire de CO_2. Les deux modes d'action peuvent également se neutraliser, de sorte qu'il ne faut jamais perdre de vue la possibilité pour une eau alcaline, soit de ne pas influencer la sécrétion du suc gastrique, soit de la paralyser, soit de l'exciter. Si, par exemple, une eau alcaline renferme plus de Na_2CO_3 et moins de CO_2 qu'une autre, on pourra compter par son administration sur une action paralysante de la sécrétion gastrique plus grande que par l'administration de l'autre. Mais les autres sels contenus dans l'eau même en très petite quantité peuvent aussi prendre part à l'action totale et modifier le mode d'action de Na_2CO_3 et de CO_2. Ainsi nous savons, entre autres, que beaucoup de sels de calcium, $CaCl_2$ (Birk, 117) et $CaCO_3$ (Heinsheimer, 118), augmentent notablement la sécrétion du suc gastrique ; de même les sels de lithium, contrairement aux autres sels alcalins, déterminent, comme l'a montré récemment Mayeda (81), une augmentation de la sécrétion gastrique. Ces faits prouvent qu'il ne suffit pas de borner ses recherches à l'une ou à l'autre variété d'eaux alcalines et qu'il est nécessaire, au contraire, d'étudier séparément l'action de chacune d'elles. Jusqu'à ce jour, il n'a été établi par Bickel que pour les eaux de Vichy et de Fachingen, qu'elles entravent la sécrétion du suc gastrique, mais que cette action d'arrêt est plus faible qu'on avait lieu de s'y attendre comparativement à leur contenu alcalin. Quant à la *sécrétion du suc pancréatique*, Pewsner (82) a établi, sous la direction de Bickel, que l'eau de Vichy l'entrave également.

L'*action diurétique* de Na_2CO_3 a fait l'objet de longues discussions. Elle est considérée aujourd'hui comme certaine. Ce sont notamment les recherches de Spilker (119) et de Jacques Mayer (120), sur les animaux, et celles de Stadelmann (121) et de ses élèves, sur l'homme, qui ont été décisives à cet égard. Naturellement la proportion de CO_2 joue aussi un rôle dans cet effet diurétique. Les eaux acidules alcalines froides sont plus diurétiques que les eaux alcalines chaudes pauvres en CO_2.

L'action de Na_2CO_3 sur le *métabolisme* est encore entourée d'obscurités. Les résultats des recherches anciennes sont en partie contradictoires. Tandis que, par exemple, Seegen (122) et Jacques Mayer (120) attribuent à $Na^2 CO^3$ un accroissement du métabolisme des albuminoïdes, d'autres ont trouvé tantôt une augmentation, tantôt une diminution de l'excrétion d'azote. Il est probable que c'est une affaire de dose. Du moins Jawein (123) n'a constaté qu'après des doses fortes journalières de 20 gr., un accroissement, faible il est vrai, du métabolisme de l'albumine. Jawein a trouvé, en outre, après administration du sel de soude, une augmentation de l'excrétion des sulfates neutres dans l'urine et une diminution de la quantité totale d'acide sulfurique. Cette diminution de l'excrétion d'acide sulfurique fut constatée aussi par Stadelmann (121), qui trouva en même temps une augmentation de la proportion des éthers sulfuriques dans l'urine, résultat confirmé par Kast (124). Cependant, il n'est guère possible de tirer de ces faits des conclusions de grande portée relativement à une action sur la putréfaction intestinale.

Très importantes sont les observations d'A. Lœwy (125) sur l'action de $Na^2 CO^3$ relativement aux *échanges gazeux*. Cet auteur a établi, en se servant de l'appareil respiratoire de Zuntz, qu'après introduction de $Na^2 CO^3$ il se produit un accroissement de la dépense d'oxygène et de l'excrétion d'acide carbonique. Cela prouve donc que le carbonate de sodium a une action sur le métabolisme total.

L'*excrétion d'acide urique* a été parfois trouvée accrue après l'ingestion d'alcalis et d'eaux alcalines. Depuis les travaux de Pfeiffer on tient toujours grand compte de la propriété dissolvante de l'acide urique que possèdent $Na^2 CO^3$ et les eaux alcalines. Pfeiffer (126), Posner et Goldenberg (90) ont montré que l'urine recueillie après absorption d'eau alcaline dissout en partie l'acide urique, tandis que de l'acide urique arrosé d'urine normale augmente de poids ; on a vu déjà que la même expérience réussit avec les eaux chlorurées sodiques et les eaux terreuses.

Mais des réserves sont à faire ici, analogues à celles faites à propos des eaux chlorurées sodiques. De toutes manières ce fait ne permet pas d'expliquer l'action favorable exercée sur la goutte par les eaux alcalines. Pour plus de détails, nous renvoyons au chapitre *Goutte* de la troisième partie de ce livre.

En ce qui concerne l'action de la soude sur la *sécrétion biliaire*, on admet généralement aujourd'hui qu'elle ne possède pas de propriétés cholagogues. Cependant les résultats obtenus sont contradictoires. Quoi qu'il en soit, l'action favorable exercée par les eaux alcalines sur les maladies qui sont en rapport avec la sécrétion biliaire (ictère, cholélithiase) ne se trouverait pas expliquée d'une manière suffisante par une action cholagogue. Les facteurs qui entrent en jeu ici seront étudiés encore à propos des sources alcalines salines et avec plus de détails dans la troisième partie.

Une des propriétés les plus importantes des sources alcalines consiste dans leur *action anticatarrhale.* Le carbonate de sodium est un excellent dissolvant du mucus et il n'est pas douteux que les eaux alcalines influencent favorablement les muqueuses enflammées et aident à la guérison des catarrhes des muqueuses. Bien que nous ne possédions pas encore d'explications claires de ce fait, il faut toutefois admettre que leur action calmante de l'irritation est en toute première ligne la cause des effets favorables qu'on en obtient dans les catarrhes des voies respiratoires, de l'estomac et de l'intestin et de la vésicule biliaire.

SOURCES ALCALINES CHLORURÉES

On range parmi les eaux alcalines chlorurées celles des sources alcalines dont le contenu en Na Cl va de 1 à 4 gr. environ par litre. A l'action de $Na^2 CO^3$ et des autres sels présents en petite quantité vient s'ajouter celle du sel marin, qui la modifie en conséquence. Comme Na Cl excite la sécrétion du suc gastrique, il s'ensuit que l'action contraire des eaux alcalines chlorurées est moins prononcée que celle des eaux alcalines simples ; et même, lorsque l'action de Na Cl devient prédominante, on ne verra plus rien d'une action d'arrêt quelconque de la sécrétion du suc gastrique. Effectivement les recherches de Bickel (127) ont montré que c'est bien le cas des eaux d'Ems et de Selters qui ne renferment que relativement peu de soude ; elles augmentent même légèrement la sécrétion à l'instar des eaux chlorurées sodiques. L'action de CO^2 vient s'y ajouter de façon évidente pour l'eau de Selters. Aussi, comme l'a montré Pewsner (82), Selters augmente aussi la sécrétion du suc pancréatique, tandis que l'eau d'Essentuki, plus pauvre en CO_2, diminue la sécrétion du suc pancréatique, d'après les recherches de Becke (128), faites sous la direction de Pavlov.

L'action *diurétique* des eaux alcalines chlorurées est également influencée par le chlorure de sodium. Elle sera le plus prononcée pour les eaux qui renferment le plus de chlorure de sodium et sont le plus riches en CO_2.

L'action *anticatarrhale* des eaux alcalines chlorurées est le plus marquée dans les catarrhes du pharynx et des voies respiratoires. L'expérience a appris que dans des stations telles qu'Ems, Gleichenberg, Royat, d'excellents résultats sont obtenus dans les catarrhes du larynx, de la trachée et des bronches. A côté de la cure interne, le traitement local de ces affections joue le rôle principal sous forme de gargarismes et d'inhalations. Il existe, dans ce but, des salles d'inhalation spéciales, où l'eau, pulvérisée au moyen d'appareils appropriés en spray extrèmement fin, est inhalée par les malades. Il est difficile, dans un cas donné, de distinguer si l'effet obtenu revient plutot au *lavage des muqueuses* (Clar, 91), et à l'entraînement mécanique des sécrétions adhérentes, ou à une action directe inhibitrice de la sécrétion sur la muqueuse enflammée. Mais le résultat n'est pas douteux et il n'est, dans tous les cas, pas exact, d'attribuer le rôle principal à l'eau chaude, car avec l'eau chaude simple on n'obtient pas ce résultat.

SOURCES ALCALINES SALINES. SOURCES SULFATÉES ALCALINES.
SOURCES SODIQUES-MAGNÉSIENNES.

Les eaux alcalines salines renferment, outre les éléments des eaux alcalines et alcalines chlorurées, du *sulfate de sodium* constituant leur élément principal, plus une foule d'autres sels en quantité plus ou moins grande, de sorte qu'elles constituent les eaux minérales les plus complexes. Comme les eaux froides de ce groupe sont très riches en acide carbonique, les chaudes, moins riches, on trouve réunis dans ces eaux une nombreuse série de principes actifs, dont l'efficacité individuelle n'est de beaucoup pas encore établie et dont les actions réciproques doivent présenter une variété si multiple qu'il est plus difficile encore que pour toutes les autres eaux minérales d'établir scientifiquement leurs effets. Sans doute cette multiplicité même des principes constituants expliquerait peut-être l'efficacité des eaux alcalines salines dans des états pathologiques si divers et leur emploi si fréquent.

Comme nous avons déjà parlé de l'action de Na Cl, de $Na_2 CO_3$ et de CO_2, nous chercherons tout d'abord à reconnaître jusqu'à quel point $Na_2 SO_4$ prend part à l'action collective de ces eaux.

La *sécrétion du suc gastrique* est diminuée par le sel de Glauber ainsi que son pouvoir digestif des albuminoïdes (Bickel, Heinsheimer, 116). Le carbonate de sodium et le sulfate de sodium constituent donc, pour les eaux sulfatées alcalines, deux facteurs d'arrêt de la sécrétion du suc gastrique. Malgré cela, on ne remarque pas nettement ce genre d'action pour les sources de Karlsbad; elle est tout au plus indiquée, comme il ressort des recherches de Bickel, parce que les autres principes constituants des thermes de Karlsbad, surtout Na Cl et $Na_2 CO_3$, agissent en sens contraire sur la production du suc gastrique, de sorte que l'action des sels de soude et du sel de Glauber est entravée. On n'a pas encore cherché à savoir s'il en va de même des autres sources de ce groupe. Comme les rapports réciproques de $Na_2 CO_3$ et de $Na_2 SO_4$ y sont tout différents de ce qu'ils sont dans les eaux de Karlsbad, on ne peut étendre les résultats obtenus pour ces dernières à toutes les autres sources sulfatées alcalines. Car l'action exercée sur la sécrétion du suc gastrique dépend constamment des quantités relatives réciproques des sels contenus et de la teneur en CO_2 libre. Les principes constituants excitateurs de la sécrétion sont l'acide carbonique, le chlorure de sodium, le carbonate de calcium et les sels de lithium, les principes inhibiteurs sont les carbonates alcalins, le sel de Glauber et le sulfate de soude.

La propriété la plus importante de $Na_2 SO_4$ consiste dans ses propriétés purgatives, et cette action est d'autant plus marquée que la dose administrée est plus grande. On admet généralement aujourd'hui que l'action purgative des sulfates de soude et de magnésie dépend de la difficile résorption de ces sels, qui dès lors déterminent un déversement de liquides de la paroi de l'intestin dans cet organe (Magnus, 164), d'où accélération des mouvements péristaltiques, et ainsi les sels se trouvent entrainés par la surabondance de liquide dans les parties inférieures de l'intestin et produisent des selles liquides ou diarrhéiques.

On n'est pas encore fixé aujourd'hui sur la question de savoir si le sulfate de sodium augmente la *sécrétion biliaire*.

Quant à l'action du sel de Glauber sur le *métabolisme,* on a des recherches de Seegen (122), Voit (129), Jacques Mayer (120) et A. Lœwy (165). Seegen a trouvé que le sulfate de sodium provoque une diminution considérable du métabolisme, mais Voit a vivement combattu cette opinion; cependant Jacques Mayer a pu constater une diminution, mais peu considérable. Les importantes recherches de Lœwy ont montré que la dépense d'oxygène et l'excrétion d'acide carbonique se trouvent accrues par l'ingestion de $Na^2 SO^4$. Cet auteur en a conclu que ce sel *favorise le dédoublement des graisses.*

Il est certain que de l'action des constituants les plus importants des sources sulfatées alcalines il est permis de déduire une série d'effets de ces sources. De même que les autres eaux alcalines, elles *neutralisent* l'acide en excès du contenu stomacal; la sécrétion du suc gastrique n'est guère influencée et, comme l'a établi Ewald (130), du moins pour Karlsbad ,l'excrétion des ferments digestifs n'est entravée en rien. *L'excrétion du suc pancréatique* n'est que faiblement accrue par l'usage de l'eau de Karlsbad (Pewsner, 82). L'action sur les *fonctions intestinales* et sur la diurèse dépend dans une large mesure de la température de ces eaux, de la proportion de CO^2 et de la quantité de principes fixes qu'elles contiennent. Les sources froides, telles que Marienbad, excitent déjà par le froid même et l'abondance de CO^2 les mouvements péristaltiques, tandis que les sources chaudes de Karlsbad, plus pauvres en CO^2 et en sel de Glauber, possèdent une action purgative bien plus faible, et les plus chaudes d'entre elles provoquent même la constipation, notamment quand elles sont prises en petite quantité.

L'action sur la *diurèse* est plus prononcée pour les sources froides, riches en acide carbonique, que pour les chaudes, et se trouve en étroite relation avec la manière dont se comporte l'intestin. Lorsqu'il se produit des selles profuses, il va de soi que la sécrétion urinaire ne peut augmenter ; mais quand l'action purgative est modérée, on remarque une augmentation nette de la diurèse.

La *propriété de dissoudre l'acide urique* est aussi un apanage des eaux alcalines salines et a été prouvée par Pfeiffer (126) spécialement pour les thermes de Karlsbad. (Voyez ce qui a été dit sur ce sujet à propos des sources chlorurées sodiques, des sources alcalines simples, et voyez le chapitre *Goutte* de la troisième partie.)

Les recherches relatives à l'action des eaux sulfatées sodiques sur *l'excrétion d'acide urique* d'individus sains n'ont que peu de valeur, parce qu'elles ne nous informent guère sur leur action dans la goutte.

Il est très vraisemblable que les sources alcalines salines influent sur le *métabolisme général,* bien que ce fait ne soit pas prouvé expérimentalement d'une manière certaine. On ne peut plus tenir compte aujourd'hui des vieilles expériences de Seegen (131) avec l'eau de Karlsbad, parce qu'elles datent d'une époque (1860), où l'on ne connaissait pas de méthode exacte d'investigation du métabolisme. Parmi les recherches modernes, nous avons à citer deux séries d'expériences de V. Ludwig (132), par lesquelles il a été prouvé que la source du Moulin (Mühlbrunnen) de Karlsbad n'a pas d'action particulière sur l'excrétion de l'azote, de l'acide pherphorique et de l'acide urique, et les expériences de Leva (132) avec la source Lucius de Tarasp. Leva est arrivé à cette conclusion que le métabolisme de l'albumine est considérablement augmenté par l'eau de Tarasp. Mais il paraît beaucoup plus probable que l'excrétion plus abondante d'azote observée par lui est simplement l'expression d'un meilleur lavage des tissus, et n'est aucunement déterminée par un accroissement de la désagrégation des albuminoïdes. D'ailleurs, les résultats obtenus par Leva ne peuvent être étendus aux autres sources alcalines salines, vu que leur composition diffère essentiellement de celle de la source Lucius de Tarasp, et que cette dernière est la seule de toutes les sources alcalines qui rentre dans la catégorie des eaux hypertoniques.

Des recherches qui ont été faites sur le sulfate de sodium on peut conclure que les sources alcalines salines diminuent plutôt légèrement le métabolisme des albuminoïdes, ou du moins ne l'augmentent pas, et que celles qui sont douées de propriétés purgatives déterminent un accroissement de la décomposition des graisses. On peut donc employer les eaux alcalines salines dans les cas mêmes où il y a nécessité de maintenir la teneur de l'organisme en albumine ou de l'accroître.

INDICATIONS DES EAUX ALCALINES

De ce qui précède il ressort qu'il n'est pas possible de déduire les indications des eaux alcalines simplement de leurs effets expérimentalement établis, et qu'il faut, pour les fixer, s'en rapporter dans une large mesure aux observations recueillies sur place.

Grâce à leur action anticatarrhale, les sources alcalines sont d'une grande utilité dans tous les *catarrhes des muqueuses,* aussi bien dans les catarrhes des voies respiratoires que dans ceux de l'estomac, de l'intestin et de la muqueuse de la vésicule biliaire et dans les processus inflammatoires des voies urinaires.

Dans les *affections des voies respiratoires,* ce sont en première ligne les eaux alcalines chlorurées qui sont indiquées ; on les prescrit aussi fréquemment dans les exsudats séreux pleurétiques et les infiltrations pneumoniques chroniques, sans qu'il nous soit possible d'expliquer d'une manière satisfaisante les effets obtenus. Jadis un grand nombre d'auteurs pensaient que la résorption était favorablement influencée par l'effet diurétique. Glax (133) et d'autres ont montré cependant que bien au contraire l'effet diurétique est une conséquence de la résorption. Il nous semble très douteux, en tout cas, que les eaux alcalines chlorurées provoquent, comme le pense Clar (134), une « déshydratation des tissus tuméfiés » par suite d'une action d'arrêt des sécrétions.

Dans les affections du *tube digestif,* on préfère généralement les eaux alcalines et alcalines salines. Dans les différentes formes du *catarrhe de l'estomac* elles agissent surtout par détersion de la muqueuse gastrique qu'elles débarrassent du mucus qui l'irrite d'une façon continue et éventuellement des résidus alimentaires qui y stagnent, et déterminent ainsi la guérison du processus inflammatoire. Les eaux alcalines influencent favorablement surtout celles des formes de catarrhe qui sont accompagnées d'un excès d'acidité, donc les *gastrites avec hyperchlorhydrie et hyperacidité*. Comme les eaux alcalines simples telles que Neuenahr, Vichy, n'entravent que faiblement la sécrétion du suc gastrique, tandis que cette action est à peine indiquée pour les eaux de Karlsbad, les eaux de Neuenahr et de Vichy paraissent indiquées, peut-être, dans les cas de sécrétion exagérée, tels que la *gastrosuccorrhée*. Mais pour tenir compte des recherches précitées de Pavlov, il est absolument nécessaire que l'eau soit absorbée à jeun, ce que l'on fait empiriquement depuis longtemps.

Dans la plupart des maladies de l'estomac, les eaux chaudes doivent être préférées aux froides, vu que l'eau chaude agit comme un calmant. Les eaux chaudes sont donc indiquées dans les affections douloureuses, et il faut dire que toutes les maladies de l'estomac, et cela précisément dans l'hyperacidité, sont accompagnées de douleur. L'action analgésiante et antispasmodique des eaux chaudes de Karlsbad est bien connue. Comme les eaux thermales de Karlsbad sont, de toutes les eaux usitées dans les affections de l'estomac, celles qui influencent le moins la sécrétion du suc gastrique, elles conviennent le mieux dans les cas où l'excitation de cette sécrétion doit être réduite à un minimum. Si l'on se propose d'obtenir une augmentation de la sécrétion du suc gastrique, les eaux alcalines chlorurées, comme celles d'Ems, mériteraient peut-être la préférence. L'une des maladies qui se trouvent le mieux de l'emploi des eaux alcalines est l'*ulcère de l'estomac*. Sous ce rapport les thermes de Karlsbad jouissent d'une réputation universelle. Leur efficacité est due en toute première ligne à ce que, grâce à la neutralisation de l'acide chlorhydrique en excès, de l'expulsion du mucus et des sécrétions, l'ulcère ne peut plus progresser et arrive peu à peu à guérir.

L'expérience a depuis longtemps permis de reconnaître que les eaux alcalines sont employées en outre avec succès dans les cas de *faiblesse motrice de l'estomac*, dans les états atoniques et les dilatations légères. Ce fait a acquis une base expérimentale par de nou-

velles recherches, après que Strauss (16) a eu montré que les sources
alcalines sont hypotoniques, donc que leur séjour dans l'estomac est
relativement court. Seule la source Lucius, de Tarasp, rentre dans les
hypertoniques, et elle ne convient guère, par suite, dans l'insuffisance motrice de l'estomac. Dans un grand nombre de catarrhes
gastriques il est utile de combiner les lavages de l'estomac avec la
cure de boisson. Dans la dilatation et dans l'hyperesthésie de la muqueuse de l'estomac les lavages avec de l'eau chaude de Karlsbad,
de Neuenahr ou de Vichy sont souvent très utiles. Dans les dilatations intenses, les eaux alcalines ne donnent guère de résultat, bien
qu'on puisse arriver à améliorer la situation par l'action anticatarrhale des eaux, par les lavages et en débarrassant la muqueuse
de son contenu stagnant. Les eaux alcalines sont *contre-indiquées*
dans toutes les dyspepsies avec hypochlorhydrie intense, tandis que
dans les degrés légers d'hypoacidité de bons résultats peuvent être
obtenus, comme l'a appris l'expérience.

Quant aux *maladies de l'intestin*, ce sont les différentes formes de
catarrhes chroniques qui bénéficient surtout de l'usage des eaux
alcalines. Il faut faire ressortir notamment que la digestion des
hydrates de carbone dans l'intestin grêle est activée par les eaux
alcalines (Fleiner), vu que la ptyaline pancréatique ne développe
son action saccharifiante que dans le cas où le chyme est alcalin.
Pour la *constipation chronique*, les eaux alcalines salines méritent
d'être prises en considération. Lorsqu'il s'agit d'activer énergiquement les mouvements péristaltiques, il faut recommander surtout
les eaux de Marienbad. Les thermes de Karlsbad possèdent cet
avantage que, grâce à la gamme des températures qu'ils offrent, il
est possible de satisfaire à toutes les indications individuelles des
catarrhes intestinaux. Dans un grand nombre de cas de constipation
habituelle, elles sont indiquées précisémment par ce fait qu'elles ne
sont que faiblement laxatives et que bues fraîches, elles activent
néanmoins les mouvements péristaltiques d'une façon graduelle.
Les thermes chauds de Karlsbad combattent d'autre part l'impressionnabilité exagérée et l'irritation de l'intestin, de sorte qu'on peut
presque assigner au « Sprudel » une action spécifique en pareil cas.
La cure de Karlsbad rend précisément les plus grands services dans

les *catarrhes chroniques de l'intestin*, caractérisés par des alternatives de constipation et de diarrhée. Quant aux indications spéciales relatives aux formes individuelles des catarrhes de l'intestin
grêle et du gros intestin, nous renvoyons à la troisième partie. L'action favorable exercée par les eaux alcalines (Neunahr, Vichy et
surtout Karlsbad) sur l'*ictère catarrhal* est surtout fondée sur la guérison du catarrhe duodénal déterminée par l'usage des thermes.

C'est la *circulation porte* qui constitue le point d'attaque principal
des sources alcalines salines. Dans le syndrome qu'on désigne ordinairement sous le nom de *pléthore abdominale*, dans l'*hyperémie* et
les *tuméfactions du foie*, dans le cas d'hémorroïdes, on s'adresse
surtout aux sources de Karlsbad et de Marienbad, dont l'efficacité
est certaine grâce à l'excitation de l'activité intestinale produite et
grâce à la déplétion du système porte et à la décongestion des organes abdominaux.

Les différentes formes de *cirrhose hépatique*, qui bénéficient toujours des cures de Karlsbad, de Neuenahr ou de Vichy, sont certainement influencées par l'amélioration de l'état de catarrhe gastro-
intestinal provoqué par les troubles de la circulation dans le domaine de la veine porte.

Si universellement reconnue qu'est l'efficacité des sources alcalines et surtout de celles de Karlsbad dans la *cholélithiase*, on ne
sait rien concernant leur mode d'action en pareil cas. On s'est maintes fois efforcé d'expliquer ce fait par une action cholagogue des
sources. Mais rien n'est prouvé à cet égard. Pour éviter des répétitions, nous reviendrons sur ce sujet dans la partie III, en traitant
de la lithiase biliaire, nous y examinerons les diverses théories susceptibles de rendre compte de ces faits.

Parmi les autres maladies, dans lesquelles on recommande l'emploi des eaux alcalines et des eaux alcalines salines, nous mentionnerons les *affections des voies urinaires* (catarrhes de la vessie
et du bassinet, concrétions rénales et vésicales, néphrite chronique).
Dans ces maladies, c'est d'une part l'effet diurétique des eaux,
d'autre part leur action anticatarrhale sur les muqueuses enflammées, qui concourent au résultat obtenu. Données en quantité suffisante, les eaux alcalines rendent l'urine neutre ou alcaline aux

réactifs. Ainsi l'irritation occasionnée par l'acidité urinaire est supprimée et par cela même le catarrhe amélioré. Pour plus de détails, nous renvoyons a la partie III.

Les sources alcalines salines sont encore indiquées dans l'*artériosclérose* au début, qui est favorablement influencée par la déplétion du système de la veine porte.

Parmi les indications les plus importantes des sources alcalines, citons enfin l'*obésité*, la *diathèse urique* et la *goutte,* et le *diabète sucré*. Tout le monde sait le rôle considérable joué par Karlsbad dans le traitement du diabète. Neuenahr jouit également d'une réputation particulière sous ce rapport. Pour éviter des répétitions, nous n'insisterons pas ici sur l'action des eaux dans cette maladie et nous renvoyons aux chapitres spéciaux de la partie III.

Ce n'est pas tout, il y a davantage encore à dire des indications des eaux alcalines salines ; car Franzensbad, Karlsbad et Marienbad conviennent, grâce à leurs bains de boue, dans tous les cas où ceux-ci sont indiqués, donc avant tout dans les maladies des organes sexuels de la femme, dans les affections rhumatismales chroniques, les prostatites, etc. (Voyez le chapitre *Bains de boue.)*

Franzensbad, qui jouit d'une renommée universelle comme station gynécologique, est formellement indiqué pour les *maladies du cœur* à cause de ses bains d'acide carbonique.

Les eaux acidules alcalines froides telles que Bilin, Giesshübel, Fachingen, servent beaucoup comme eaux de table ; mais elles sont certainement plus actives que les acidules simples et sont très utilement employées comme adjuvantes dans tous les cas où les eaux alcalines sont indiquées.

Les sources alcalines sont toutes aussi employées sous forme de bains. Elles agissent en première ligne par leur température, de même que les bains d'eau douce ordinaires. Cependant, l'irritation cutanée produite par les sels n'est sans doute pas négligeable, et elle est naturellement plus forte pour les eaux alcalines chlorurées et les alcalines salines. Le contenu alcalin de ces eaux détermine certainement aussi une détersion plus intense de la peau et la débarrasse de tout enduit gras, de sorte que la mise en contact des sels avec les extrémités nerveuses se trouve facilitée et l'action ex-

citante des bains accrue. Les bains riches en CO^2 , comme à Marienbad et à Franzensbad, possèdent toutes les propriétés générales des
bains carbo-gazeux.

SOURCES ALCALINES SIMPLES D'ALLEMAGNE

Neuenahr (92 mètres), dans la province rhénane, dans une vallée
arrosée par l'Ahr, possède 4 sources alcalines, dont la plus importante, le grand Sprudel (40°), constitue la seule source alcaline
chaude de l'Allemagne. Elle renferme 0 gr. 89 de $Na^2 CO^3$ par litre
et de plus du carbonate de chaux et de magnésie. Neuenahr possède de remarquables installations, les bains les plus variés et une
salle d'inhalation. Les indications de Neuenahr découlent des indications précitées des eaux alcalines en général. Depuis une série
d'années Neuenahr est très visité par les diabétiques. La saison se
prolonge du commencement de mai à la fin de septembre.

Fachingen, dans le Hesse-Nassau, a une source alcaline riche en
CO_2, qu'on prescrit notamment dans la diathèse urique, dans les
maladies du système uropoiétique et les affections de l'estomac.
C'est une eau de table des plus recherchées.

Obersalzbrunn (400-450 mètres), en Silésie, présente des sources
alcalines froides, riches en CO^2; l'Oberbrunnen renferme 2,15 °/₀₀
de soude et un peu de lithium et de sel de Glauber. On y trouve
des installations modernes pour bains de toutes sortes, un cabinet
pneumatique avec une salle de gargarismes et tout ce qu'il faut pour
des cures de lait, de petit-lait et de kéfir. Cette station est surtout
fréquentée par des malades atteints de catarrhes des voies respiratoires ou encore d'affections de l'estomac, de l'intestin et du foie,
enfin par des individus affligés de diathèse urique. La saison va du
début de mai à la fin de septembre.

Comme eaux acidules alcalines simples surtout employées à titre
d'eaux de table, on peut mentionner : *Gerolstein* (province Rhénane),
Teinach (Wurtemberg) et *Soulzmatt* (Alsace).

EAUX ALCALINES SIMPLES D'AUTRICHE

Les eaux acidules alcalines simples d'Autriche-Hongrie s'exportent principalement et sont des eaux de table recherchées. Parfois aussi elles sont consommées sur place pour des cures. Mentionnons ici *Giesshübler*, le Sauerbrunnen de *Krondorf*, et *Klœsterle* près de Karlsbad; *Radein* et *Gabernigg* en Styrie, la *Johannisquelle* près de Gleichenberg, les *Fellatalquellen* (les sources de la vallée du Fella) et *Preblau* en Carinthie, la *Salvatorquelle* (source Salvator) de Szinye-Lipocz en Hongrie. L'eau acidule alcaline la plus importante d'Autriche est le Sauerbrunnen (source acidule) de *Bilin*, qui renferme 4,7 °/oo de soude et un peu de sulfate de sodium. Elle peut être considérée, avec l'eau de Fachingen, comme l'une des eaux acidules alcalines les plus efficaces et constitue un adjuvant des plus utiles dans le traitement des affections de la vessie et des reins, de la diathèse urique, de la goutte, des affections des voies biliaires et de l'estomac, et du diabète.

SOURCES ALCALINES SIMPLES DE FRANCE

Vichy (260 mètres), dans l'Allier, est situé dans une vallée entourée de montagnes; c'est l'une des stations françaises les mieux connues à l'étranger. Vichy possède des sources alcalines qui se différencient principalement par leur température. Les sources les plus employées, la *Grande-Grille* (44°), la *source de l'Hôpital* (31°) et les trois sources froides des *Célestins* renferment presque la même quantité de carbonate de sodium (environ 5 grammes par litre). Vichy possède les installations les plus magnifiques et offre, comme la plupart des stations françaises, le meilleur confort, mais peut-être trop de distractions mondaines de toutes sortes pour qui veut faire une cure sérieuse. Les indications de Vichy sont les mêmes que celles de toutes les sources alcalines. On prescrit ses eaux en France dans toutes les maladies où les sources alcalines et alca-

lines salines sont indiquées. La Grande-Grille jouit d'une renommée spéciale pour la lithiase biliaire, tandis que la source de l'Hôpital est préférée dans les maladies de l'estomac. Les sources froides
des Célestins, plutôt diurétiques, sont surtout prescrites dans les
affections des voies urinaires. La saison commence à la mi-mai et se
prolonge jusqu'à la fin de septembre.

Vals (250 mètres), dans l'Ardèche, au milieu de montagnes volcaniques, encore appelé le *Vichy froid*, possède un grand nombre
de sources alcalines froides, dont les plus faibles servent fréquemment d'eau de table et sont à placer au même rang que Fachingen
et Bilin, tandis que les plus fortes, qui renferment jusqu'à 6 et 7
grammes de $Na^2 CO^3$ par litre, sont employées en boisson et en
bains au même titre que les eaux de Vichy. Quelques-unes des
sources renferment en outre un peu de fer et d'arsenic. Vals présente des installations spéciales pour l'application locale de douches de CO^2, employées dans les catarrhes chroniques du nez et du
pharynx et dans les cas de vaginisme qui sont liés à une inflammation chronique du col de l'utérus. La saison va de la mi-mai à la
mi-octobre.

Le Boulou, dans les Pyrénées, a des eaux alcalines qui s'expor-
tent principalement. Parmi les autres eaux acidules alcalines de
France, usitées comme eau de table, citons : *Châteauneuf, Andabre,
Artonne, Désaignes, Montrond, Couzan* et *Teissières-les-Bouliès.*

EAUX ALCALINES SIMPLES D'AUTRES PAYS

En Suisse : *Passugg* (829 mètres), dans les Grisons, possède deux
sources alcalines froides, dont l'une est acidule ferrugineuse faible.
On la prescrit dans la scrofule et la chlorose, d'autant plus que Passugg convient très bien dans les états morbides à titre de climat
d'altitude.

En Italie : *San Marco*, en Toscane, et *Bagno-in-Romagna* (province de Florence).

En Espagne, on prescrit les eaux alcalines de *San Hilario*, de

Mondariz et de *Marmolejo*, principalement dans les troubles digestifs. — *Vidago*, en Portugal, présente des indications analogues à celles de Vichy.

En Russie : *Borchom* (797-804 mètres), le *Vichy russe*, non loin d'Abbas-Tuman, dans le Caucase, jouit d'un climat uniforme agréable et se trouve bien abrité des vents. Ses sources alcalines, prises en boisson et en bains, renferment environ 5 $^o/_{oo}$ de soude et s'emploient dans la diathèse urique, le diabète, les maladies gastro-intestinales, les maladies de la vessie et des reins. Grâce à son climat d'altitude, Borchom est aussi fréquenté par les scrofuleux et les chlorotiques. Ses eaux sont expédiées en grande quantité dans toutes les parties de la Russie.

SOURCES ALCALINES CHLORURÉES D'ALLEMAGNE

Ems (82 mètres), dans le Hesse-Nassau, est situé dans une vallée assez fermée et se distingue par son climat particulièrement doux. Ses sources alcalines chlorurées sodiques (27°,9 à 46°,6) présentent toutes à peu près la même composition et renferment environ 2 grammes de $Na^2 CO^3$ et environ 1 gramme de $Na Cl$ par litre et en outre d'autres sels en petite quantité et des traces de lithine. On boit surtout les eaux du *Kesselbrunnen* (46°,6) et du *Krænchen-Brunnen* (35°,8). C'est avec ces eaux qu'on prépare les fameuses tablettes connues sous le nom de *pastilles d'Ems*, si employées dans les catarrhes pharyngo-laryngés. Ems possède d'excellentes salles d'inhalation, où l'eau pulvérisée est inhalée pure ou mélangée, et des chambres pneumatiques pour l'inspiration d'air comprimé, et des installations balnéaires modernes. Ems jouit d'une vieille réputation, bien fondée, pour le traitement hydrominéral des catarrhes des voies respiratoires et aussi pour celui des affections des organes digestifs, de la diathèse urique, de la scrofule et des maladies chroniques des femmes. Dans les cas de leucorrhée, de catarrhe utérin et de troubles dysménorrhéiques, les bains sont ordinairement associés à la cure de boisson, ainsi que parfois les douches vaginales. Jadis Ems était réputé contre la stérilité, ce qu'indique encore le nom d'une des sources « Buben-Quelle » (source des garçons). La saison va du commencement de mai à la fin de septembre.

Les autres alcalines chlorurées d'Allemagne sont moins importantes. Citons encore *Sellers, Rosbach*, le *Kronthalbrunnen*, la *Wilhelmsquelle* (source Guillaume), à Kronthal, *Offenbach*, près de Francfort-sur-le-Mein, avec la source de l'empereur Frédéric, dont l'eau est transportée au loin et sert surtout dans la goutte, la lithiase vésicale et rénale, et le *Sauerbrunnen* (source acidule) du Harz, près de Goslar.

SOURCES ALCALINES CHLORURÉES D'AUTRICHE-HONGRIE

Gleichenberg (300 mètres), en Styrie, avec un climat doux et humide, a des eaux alcalines chlorurées riches en CO_2 qui jouissent d'une grande réputation pour les affections des voies respiratoires et sont, comme les eaux d'Ems et de Reichenhall, employées en inhalations. Elles renferment 2 à 2,5 °/oo de soude et jusqu'à 1,8 °/oo de sel marin. Gleichenberg possède des bains de CO_2, des chambres pneumatiques et d'excellentes salles d'inhalation, et l'on y fait aisément des cure de lait, de petit-lait et de kéfir. La saison dure du début de mai à la fin de septembre.

Outre Gleichenberg, on peut mentionner encore *St. Lorenz*, en Styrie, *Luhatschowitz*, en Moravie, *Szczawnica*, en Galicie, *Cziyelka*, *Kovaszna* et *Vajnafalva*, en Hongrie, et *Lipik*, en Slavonie.

De toutes ces stations, c'est Luhatschowitz la plus importante. Ses sources alcalines chlorurées, riches en soude (3 à 4,4 °/oo) et en Na Cl (2,4 à 4,5 °/oo), sont prescrites dans les maladies de l'estomac, de l'intestin et du foie et dans les catarrhes des voies respiratoires.

SOURCES ALCALINES CHLORURÉES DE FRANCE

Royat (450 mètres), dans le Puy-de-Dôme, admirablement situé au milieu des montagnes de l'Auvergne, est souvent dénommé

l'*Ems français*. Ses sources, dont la plus chaude et la plus employée
en boisson, est la source Eugénie, avec une température de 35°,5,
renferment environ 1 gr. de soude et 1 gr. 5 de chlorure de sodium
par litre, et en outre du carbonate de chaux et de magnésie, du
chlorure de lithium, du fer et de l'arsenic. Les thermes de Royat
sont employés pour des cures de boisson, des bains, des douches et
des inhalations. Royat possède des bains d'acide carbonique qui
sont abondamment chargés de ce gaz par une méthode particulière.
Les eaux de Royat sont surtout prises, en France, dans les catarrhes
des voies respiratoires, les affections rhumatismales, les maladies
des femmes, la diathèse urique et la goutte, [le diabète, les cardio-
pathies avec hypertension, les insuffisances cardiaques], et dans les
maladies cutanées chroniques. La saison commence à la mi-mai et
se prolonge jusqu'au commencement d'octobre.

Saint-Nectaire (760 mètres), également situé dans les montagnes,
possède de nombreuses sources alcalines chlorurées de 10° à 44°,
qui renferment 2 à 2,5 %, de soude et autant de chlorure de sodium, à côté de faibles quantités de fer et d'arsenic. Les eaux sont
surtout employées en boisson, en bains et particulièrement en douches (douches gazeuses de CO^2 spéciales entre autres). Les indications sont les mêmes que celles de Royat. On s'y rend beaucoup,
sur la recommandation de Robin, dans les cas d'albuminurie à
base goutteuse. [Ces eaux conviennent en outre dans les anémies et
le lymphatisme]. La saison va de la mi-juin au début d'octobre.

Entre autres stations on peut nommer encore *Châtel-Guyon*, qui
jouit d'une grande réputation pour l'entérite membraneuse.

[*Châtel-Guyon* (380 mètres), situé à l'entrée de la Limagne, avec un
climat de plaine, possède plusieurs sources alcalines chlorurées de
22° à 35°, renfermant environ 1,6 à 2 %₀ de chlorure de sodium,
0,1 à 0,9 de $CO^3 Na^2$ et 2,17 à 2,99 de carbonate de calcium, avec
des traces d'arsenic et d'acide borique. Les eaux sont principalement employées en boisson et en bains à eau courante. Irrigations
intestinales et douches sous-marines, comme à Plombières. Châtel-
Guyon jouit d'une grande réputation pour l'entérite muco-membra-
neuse chez les sujets atoniques (ceux présentant des spasmes dou-

loureux seront envoyés de préférence à Plombières). Ces eaux conviennent en outre dans la constipation atonique et dans le neuro-arthritisme avec asthénie et anémie].

SOURCES ALCALINES CHLORURÉES D'AUTRES PAYS

En Italie : *Pouzzoles*, dans la baie, entre Naples et Baies, a des eaux alcalines chlorurées faibles. L'île d'*Ischia*, dans la baie de Naples, a des thermes que les Romains connaissaient déjà. De même *Castellamare-di-Stabia*, déjà mentionné comme station climatique, possède des eaux alcalines chlorurées et est très fréquenté en été par les Italiens pour ces eaux. *Acqua Acetosa,* près de Rome, eau alcaline chlorurée faible, très recherchée pour rafraîchir.

En Espagne, il faut mentionner *Los-Hervideros-de-Fuen-Santa,* qui a des eaux analogues à celles de Royat.

En Russie, c'est à *Essentuki,* dans le Caucase, qu'on trouve les eaux alcalines chlorurées des plus importantes. La source la plus connue renferme 4 gr. 3 de soude et 3 gr. 6 de Na Cl par litre, avec de petites quantités de sels de baryum, de lithium et de strontium ; elle est appelée la *perle du Caucase* pour ses propriétés curatives.

SOURCES ALCALINES SALINES D'AUTRICHE

Les plus importantes sources alcalines salines sont Karlsbad, Marienbad et Franzensbad, en Bohême.

Karlsbad (374 mètres), dans une profonde vallée entourée de montagnes boisées, possède des thermes nombreux qui doivent être considérés comme le type des sources sulfatées alcalines. Ils possèdent tous à peu près la même composition et se distinguent par le contenu en CO_2 et la température (36°,6 à 73°,2). Ils renferment environ 2 gr. 4 de $Na_2 SO_4$, 1 gr. 2 de $Na_2 CO_3$, 1 gr. de Na Cl par litre, puis du carbonate de chaux, du sulfate de calcium, de potassium, de magnésium, de strontium, de lithium, de fer, de manganèse, et des traces d'autres substances. Les sources les plus connues

sont le « Sprudel » (73°,2), la source François-Joseph (64°,5), la
Felsenquelle (source du Rocher) (62°,2), le Bernardsbrunnen
(58°,5), le Mühlbrunnen (source du Moulin) (49°,7, le Schloss-
brunnen (source du Château) (42°,3), et le Marktbrunnen (source du
Marché) (40°). Il faut mentionner encore les sources froides en
petit nombre : Dorotheensäuerling, Eisenquelle (source ferrugineuse) et Stephaniequelle. Les eaux sont surtout employées en
boisson, mais aussi en bains. Le *sel de Karlsbad,* obtenu par l'évaporation de l'eau du Sprudel, de composition constante, est pré-
paré à l'état cristallin et en poudre. En poudre il renferme 36,1 %
de soude, 18,2 % de sel marin et 41,6 % de sel de Glauber et, lorsqu'on veut obtenir un effet purgatif assez fort, on l'ajoute à la dose
de 2 à 10 gr. à l'eau prise en boisson, et parfois, pour remplacer
l'eau naturelle de Karlsbad, on l'emploie dissous dans de l'eau chaude.

Karlsbad possède toutes les installations modernes balnéaires et
autres qu'on recherche dans une station mondiale, de grands établissements pour bains de toutes sortes (bains de CO^2 , bains électriques, etc.), des établissements d'hydrothérapie, un institut mécanothérapique Zander des plus importants et des mieux fournis, associé à une installation pour application d'air chaud. La boue mérite
une mention spéciale; elle provient d'un dépôt de boue ferrugineuse situé dans le voisinage de Franzensbad et qui est la propriété
de Karlsbad, et sert à la préparation de bains entiers ou partiels et à
des applications. Les indications de Karlsbad sont celles des eaux
alcalines salines en général, déjà exposées; elles concernent les maladies les plus diverses de l'estomac et de l'intestin, du foie et de la
rate, du rein, de la vessie, et de la prostate; le cœur gros et l'artériosclérose, les catarrhes chroniques de l'utérus et des annexes, la
goutte, l'obésité et le diabète sucré. C'est pour le traitement de la
cholélithiase et du *diabète,* que Karlsbad a acquis la plus grande renommée. La cure peut aussi s'effectuer durant les mois d'hiver;
mais la véritable saison va du commencement d'avril au commencement d'octobre.

Marienbad (640 mètres) est situé dans une vallée large et profonde,
entourée de montagnes, et a exclusivement des sources froides,

riches en CO_2 , dont les plus importantes sont le Kreuzbrunnen et le Ferdinandsbrunnen. Elles contiennent environ 5 °/oo de $Na_2 SO_4$, 1,7 °/oo de $Na_2 CO_3$ et 1,7 à 2 °/oo de $Na Cl$. La Waldquelle (source de la Forêt) et l'Alexandrinenquelle sont beaucoup plus faibles. Outre ces eaux sulfatées alcalines, on y trouve 2 sources acidules ferrugineuses, l'Ambrosiusbrunnen et le Karolinenbrunnen. La première renferme 0,16 °/oo de bicarbonate de protoxyde de fer ; la Rudolphquelle est assez riche en carbonates terreux et peut être comparée à la Helenenquelle de Wildungen. Enfin, il faut mentionner encore la Marienquelle, très pauvre, il est vrai, en principes fixes, mais très riche en CO_2 libre ; elle peut servir anisi à des bains d'acide carbonique naturels. Marienbad est pourvu d'établissements balnéaires très confortables et de toutes les installations curatives modernes : outre les bains de CO_2 , on peut y prendre les bains les plus variés, en particulier des bains de boue (celle-ci prise dans des dépôts propres à la station) ; ces bains de boue comptent, avec ceux de Franzensbad et de Karlsbad, parmi les plus efficaces. Le *sel de Marienbad* se prépare avec l'eau des sources ; pour obtenir un effet purgatif plus prononcé, on l'ajoute aux eaux de boisson. Les indications de Marienbad sont celles des eaux sulfatées alcalines en général ; ces eaux semblent être spécialement indiquées dans la *stagnation de la circulation de la veine porte* et surtout dans l'*obésité* et le *cœur gras*. La saison va du début de mai à la fin de septembre.

Franzensbad (450 mètres) est situé au milieu de beaux parcs, près d'Egen. Ses eaux, exclusivement froides, renferment toutes du bicarbonate de protoxyde de fer. Selon l'abondance des principes les plus importants, on peut les diviser en eaux acidules alcalines salines, acidules alcalines ferrugineuses et acidules ferrugineuses. Parmi les sources alcalines salines proprement dites, ce sont la Salzquelle et la Wiesenquelle qui sont le plus usitées en boisson. Elles renferment 2,8 et 3,3 gr. de sel de Glauber, 1,6 de soude et 1,1 de chlorure de sodium par litre. Parmi les sources acidules sulfatées alcalines ferrugineuses viennent se ranger avant tout la Franzensquelle, la Neuquelle et la Luisenquelle. La Franzensquelle, la source la plus employée en boisson de Franzensbad, contient en-

viron 3 °/oo de sel de Glauber et 0,03 °/oo de carbonate de protoxyde
de fer. La Neuquelle, qui renferme 0,12 °/oo de Fe (H CO³)², est la
source la plus ferrugineuse de Franzensbad. Comme acidules ferrugineuses simples, on peut citer la Stahlquelle, la Herkules-Quelle et
la Natalien-Quelle, souvent — surtout la dernière — bues comme
eaux de table. Outre toutes les installations curatives modernes,
Franzensbad présente des établissements balnéaires de premier ordre.
Les eaux ferrugineuses se distinguent par leur contenu élevé en
acide carbonique. Les bains dits d'eau minérale se distinguent des
bains ferrugineux naturels par ce fait qu'on y a abaissé la proportion de CO² libre par une méthode particulière d'échauffement. Mais
Franzensbad est surtout célèbre pour ses *bains de boue*, la boue y
présentant, d'après l'opinion encore régnante, la composition la plus
active et la plus efficace. (Voyez le chapitre consacré aux bains de
boue.) En raison des excellents effets obtenus par les bains de boue
dans les diverses maladies des organes sexuels de la femme, Franzensbad a été et est encore le « bain des femmes » par excellence,
d'autant plus que l'association des bains de boue à la cure de boisson des eaux ferrugineuses donne d'excellents résultats chez les
jeunes filles et les femmes chlorotiques. Naturellement les bains de
boue de Franzensbad répondent à toutes les indications de ce genre
de bains. Les autres indications de cette station sont celles en outre
des sources sulfatées alcalines, bien qu'elles soient plutôt ici d'ordre
secondaire. Grâce à ses excellents bains carbo-gazeux ferrugineux,
Franzensbad est très recherché, depuis quelques années, par les
cardiaques. La saison va du commencement de mai à la fin de septembre.

Parmi les autres sources sulfatées alcalines d'Autriche, on peut
encore citer *Rohitsch-Sauerbrunnen* (228 mètres) en Styrie, avec des
eaux froides contenant 1 gr. 9 de sulfate de soude, 1 à 1 gr. 4 de
soude par litre, du carbonate de chaux et relativement beaucoup
(3,5 à 4,5 °/oo) de carbonate de magnésie. Ces eaux sont aussi utilisées pour des bains d'acide carbonique, qu'on chauffe d'une façon
originale avec des masses de fer incandescentes. Les indications de
Rohitsch sont celles de toutes les eaux sulfatées alcalines. Grâce à
son climat doux et à son atmosphère humide, privée de poussière,

Rohitsch convient surtout aux malades atteints de catarrhes des voies respiratoires (Glax). La saison dure du début de mai à la fin de septembre.

SOURCES ALCALINES SALINES D'ALLEMAGNE ET DE SUISSE

Elster (491 mètres), en Saxe, situé dans l'attrayante vallée de l'Elster, sur des pentes montagneuses couvertes d'épaisses forêts, possède des sources alcalines salines froides ferrugineuses. Les plus importantes contiennent 0 gr. 26 à 0 gr. 87 de soude, 0 gr. 9 à 3 gr. de sel de Glauber et 0 gr. 06 à 0 gr. 09 de bicarbonate de fer par litre. Seule une source renfermant 5 °/oo de sel de Glauber et 1,7 °/oo de soude peut être considérée comme une source sulfatée sodique moyenne. Les eaux d'Elster, les plus semblables à celles de Franzensbad, et qui se distinguent des eaux ferrugineuses simples, telle que Schwalbach et Pyrmont, par leur contenu en sel de Glauber, sont prises en boisson et en bains surtout dans la *chlorose* et les *affections des organes sexuels des femmes*. Les femmes et les enfants constituent le contingent principal des baigneurs à Elster. Outre des bains ferrugineux, on y administre des *bains de boue ferrugineux*. La saison dure du commencement de mai à la fin de septembre.

Bertrich (165 mètres), dans la province rhénane, possède deux sources alcalines salines de 33° de température, qu'on utilise en boisson et en bains. Elles sont beaucoup plus faibles que celles de Karlsbad, car elles ne renferment que 0,88 °/oo de sel de Glauber.

En Suisse, *Tarasp* (1200 mètres), déjà mentionné parmi les stations climatiques (voyez p. 86), a des sources sulfatées alcalines. La plus importante, la *Luciusquelle*, renferme environ 2 °/oo de sulfate de soude, presque autant que l'eau de Karlsbad ; mais ces sources sont froides et se distinguent encore de cette dernière par leur richesse en CO^2, en soude et en chlorure de sodium. Tarasp possède encore 4 sources acidules alcalines ferrugineuses contenant 0,02 à 0,04 °/oo de bicarbonate de fer. Dans le voisinage de Tarasp se rencontre une source acidule ferrugineuse arsenicale, à *Val Si-*

nestra ; on la boit beaucoup à Tarasp. Cette station a de très bonnes installations balnéaires, des bains naturels de CO_2, des bains salins, préparés avec les eaux salines de Rheinfelden, et des bains de fango (le fango provenant de Battaglia). Les eaux ferrugineuses de Tarasp conviennent très bien dans les états chlorotiques, vu que l'action favorable du climat d'altitude joue en même temps son rôle. Les sources sulfatées sodiques sont employées dans des affections analogues à celles qui sont traitées à Karlsbad (voyez de plus les généralités exposées). On boit généralement cette eau après l'avoir chauffée. Tarasp convient très bien comme séjour après une cure à Karlsbad.

CHAPITRE VIII

Eaux Purgatives

Les eaux purgatives se distinguent par la grande quantité de sulfate de sodium et de sulfate de magnésium qu'elles renferment. Elles contiennent 50 à 60 gr. de principes fixes par litre (quelques eaux espagnoles peu employées en contiennent même 100 à 125 gr.), dont jusqu'à 25 gr. de sulfate de magnésium (sel de Sedlitz, sel d'Epsom) et jusqu'à 23 gr. de sulfate de sodium (sel de Glauber). Des autres sels seul le chlorure de sodium s'y rencontre en quantité appréciable; quelques eaux purgatives en contiennent une assez forte proportion (7 à 16 gr. par litre), pour qu'on ait pu les désigner du nom d'eaux purgatives chlorurées sodiques. Parmi ces dernières se rangent les eaux de Mergentheim, de Friedrichshall, l'eau purgative de Kissingen et celle de Hesse. Les eaux purgatives possèdent une pression osmotique élevée, supérieure à celle du sang. $\Delta = -1°$ jusqu'à $- 1°,1$ (l'eau purgative la plus forte de Villacabras, en Espagne, a son point de congélation abaissé jusqu'à $\Delta = - 2°,32$), tandis que le sang présente $\Delta = - 0°,56$. Elles appartiennent donc à la catégorie des eaux hypertoniques et elles séjournent relativement longtemps dans l'estomac. (Voyez p. 131, H. Strauss.)

Strauss (16) fait ressortir en particulier l'utilité du séjour prolongé de ces eaux dans l'estomac, ce qui empêche un accroissement trop rapide, subit, de la pression osmotique du sang. Comme ces eaux sont difficilement résorbées à cause de leur haute tension osmotique, elles excitent les mouvements péristaltiques de l'intestin et parviennent facilement jusque dans les parties inférieures de l'intestin et déterminent des selles liquides ou pulpeuses. Quant au mécanisme de la purgation provoquée par ces eaux, il est celui que nous avons exposé dans le chapitre précédent à propos du sulfate de sodium.

Les recherches de Bickel et Pewsner (135) ont montré que l'eau d'Hunyadi-János entrave la formation des produits spécifiques des glandes gastriques et abaisse l'acidité du contenu stomacal ; sur le grand cul-de-sac de l'estomac, chez le chien, on a constaté qu'*elle arrête la sécrétion du suc gastrique;* la quantité de suc gastrique produite était toujours considérablement diminuée. Comme on pouvait le prévoir, il n'en est pas de même des eaux purgatives chlorurées sodiques, vu que le chlorure de sodium active au contraire la sécrétion. L'eau de Friedrichshall, par exemple, dans laquelle la quantité des sels contraires à la sécrétion (sulfate de sodium et de magnésium) dépasse à peine celle de Na Cl, n'entrave point la sécrétion de la muqueuse gastrique. Bickel et Pewsner ont montré en outre que la *sécrétion du suc pancréatique* est bien moins gênée par l'eau de Friedrichshall que par celle d'Hunyadi-Jànos.

Les rares recherches concernant l'action de ces eaux sur le *métabolisme* ne sont pas à l'abri de toute objection. Ainsi celles qui ont porté sur l'eau de Friedrichshall, donc sur une eau purgative chlorurée sodique, n'ont donné que des résultats absolument incertains. Des recherches déjà mentionnées d'A. Lœwy (165) relatives à l'action des purgatifs salins sur les échanges gazeux chez l'homme on peut conclure que le *métabolisme des graisses* est favorisé grâce à la péristaltique plus active.

Les indications des eaux purgatives sont évidentes par elles-mêmes. En tenant compte des principes qui régissent actuellement le traitement de la constipation chronique, principes aussi limitatifs que possible de l'emploi des purgatifs, on ne les prescrira guère que transitoirement. Elles sont surtout indiquées chez les personnes pléthoriques avec stase sanguine dans le système de la veine porte, chez lesquelles une dérivation énergique sur l'intestin est souvent désirable, même lorsque les selles sont normales. Comme le métabolisme des graisses est légèrement activé, les obèses se trouveront bien aussi, à l'occasion, de l'usage de ces eaux. En tenant compte des résultats obtenus par Bickel et Pewsner, on donnera la préférence aux eaux purgatives chlorurées sodiques, du moment qu'on n'aura pas intérêt à diminuer l'activité sécrétoire des glandes digestives. Chez les personnes débiles, les convalescents, les fébricitants, et dans le cas d'intestin irritable, les eaux purgatives ne sont pas indiquées en général. De même elles sont directement nuisibles dans la forme spasmodique de la constipation.

Les eaux purgatives les plus connues sont celles de Hongrie : *Hunyadi-Janos*, *eau François-Joseph*, *Apenta*, Esculape, Hercule, Ivanda et Igmandi. Parmi les autres, on peut nommer : *Galthof*, en Moravie; *Püllna*, *Sedlitz* (les poudres de Sedlitz des pharmaciens n'ont rien de commun avec l'eau de Sedlitz et sont préparées au moyen de l'acide tartrique) et *Saidschütz*, en Bohême; *Birmenstorf et Müllingen*, en Suisse; *l'eau verte* de Montmirail, en France, *l'eau purgative du Caucase*, en Russie; *Victoria Spa*, *Purton Spa*, Cherry-Rock, Scarborough, en Angleterre. *L'eau d'Epsom*, qui a donné son nom de sel d'Epsom, en Angleterre, au sulfate de magnésium, n'est plus employée. Les plus faibles de ces eaux sont Galthof, Sedlitz et Ivanda. Extraordinairement fortes sont les eaux purgatives de *Gran*, en Hongrie, avec 45 °/oo de sulfate de magnésium, de *Rubinat*, *Carabana* et *Villacabras*, en Espagne; cette dernière contient jusqu'à 122 gr. de sel de Glauber par litre.

De toutes les eaux purgatives, ce sont celles de Hongrie : Hunyadi-János, eau François-Joseph et Apenta, qui sont peut-être aujourd'hui les plus répandues.

EAUX PURGATIVES CHLORURÉES SODIQUES

En Allemagne : *Friedrichshall*, en Saxe-Meiningen, et *Mergentheim*, en Wurtemberg, dont les sources sont employées à Karlsbad près de Mergentheim dans la constipation, les maladies du foie, l'obésité et la goutte.

En Angleterre : *Leamington*, dans le Warwickshire, situé dans une des plus belles régions de l'Angleterre, possède des sources qui, outre des traces de fer, renferment de petites quantités de soude et des sulfates de calcium et de magnésium et 8 gr. de Na Cl par litre ; on les emploie en boisson et en bains dans les dyspepsies légères, les troubles goutteux et rhumatismaux et surtout dans les maladies du foie développées par un séjour prolongé sous les tropiques.

Cheltenham, dans le Gloucestershire, a des eaux alcalines, renfermant du sel marin, de la soude et du sel de Glauber, mais point de magnésium, et d'autres contenant du sulfate de magnésium, et enfin des eaux purgatives qui, à côté de faibles quantités de sel de Glauber, de sel marin et de gypse, contiennent 1 gr. 7 de sulfate de magnésium par litre. Ces eaux sont renforcées par l'addition de sulfate de magnésium et vendues sous le nom de *Cheltenham natural aperient water*. Enfin on trouve à Cheltenham des eaux acidules ferrugineuses. La cure de Cheltenham est considérée comme particulièrement utile aux « Old Indians », c'est-à-dire aux personnes qui, par un séjour prolongé aux Indes ou dans d'autres contrées tropicales, présentent une altération de la santé (surtout affections du foie, malaria).

En France, on trouve quelques stations très connues, dont les sources ont une composition telle qu'elles sont difficiles à ranger dans un groupe déterminé ; elles renferment Na Cl, du gypse et $Na^2 SO^4$, mais point de $Na^2 CO^3$; nous en parlerons ici bien que, grâce à la quantité relativement faible de sel de Glauber qu'elles renferment, elles ne peuvent être considérées comme des eaux purgatives véritables. *Brides-Salins* (600 mètres), dans une magnifique vallée de la Savoie, possède une source de 35°, renfermant, outre un peu d'arséniate de sodium, 1,8 °/₀₀ de Na Cl, 1,16 °/₀₀ de $Na^2 SO^4$ et 1,7 °/₀₀ de gypse. Les eaux de la station voisine *Salins-Moutiers* (36°) contiennent 13,4 °/₀₀ de Na Cl et 2 °/₀₀ de gypse. Les eaux de la première station servent en boisson, celles de la seconde en bains. Les deux stations possèdent d'excellents établissements balnéaires. Brides-Salins est prescrit dans les troubles digestifs, la constipation, la diathèse urique, les maladies du foie, [l'obésité avec congestion hépatique] et est appelé assez souvent le *Karlsbad français*. Salins-Moutiers est surtout indiqué dans la chlorose et la scrofule,

les affections rhumatismales chroniques et les maladies de l'utérus
et des annexes. [Les deux cures combinées conviennent très bien
aux obèses, surtout aux obèses atones]. La saison va de juin à la fin
de septembre.

Parmi les autres sources de composition analogue mentionnons :
Saint-Gervais (635 mètres), non loin de Chamonix, recommandé
dans la constipation, les affections rhumatismales et les maladies de
la peau [et aux enfants lymphatiques], et *Santenay* (Côte-d'Or). [Leur
teneur en lithine, 0 gr. 07 et 0 gr. 09, met ces deux stations au premier rang des sources lithinées connues (J. Heitz, 166)].

CHAPITRE IX

Sources ferrugineuses et Eaux arsenicales

EAUX FERRUGINEUSES ACIDULES. EAUX SULFATÉES FERRUGINEUSES

Comme le fer contenu dans les sources ferrugineuses s'y trouve surtout sous forme de bicarbonate ou de sulfate, on établit une distinction entre les sources ferrugineuses ordinaires (Stahlquellen) qui sont des eaux froides, riches en acide carbonique libre, et en raison de ce fait encore appelées eaux acidules ferrugineuses, et les eaux sulfatées ferrugineuses. Un grand nombre de ces dernières renferment de l'arsenic, et l'on peut dire que la plupart des eaux arsenicales employées rentrent dans le groupe des sources sulfatées ferrugineuses.

La quantité de fer contenue dans les eaux ferrugineuses n'est pas considérable; elle n'est guère que de 0 gr. 3 ou au plus de 0 gr. 19 de bicarbonate de fer par litre. Les eaux ferrugineuses allemandes les plus importantes, celles de Pyrmont et de Schwalbach, renferment 0 gr. 07 et 0 gr. 08 de fer.

Les théories de la chimie physique nous permettent aujourd'hui de comprendre que des quantités même très faibles de fer puissent agir utilement sur l'organisme, d'autant plus que nous savons quel rôle important revient au *fer comme catalyseur accélérateur des oxydations.* (Voyez p. 127.)

Bien que nous sachions depuis longtemps qu'il existe des rapports entre le fer et l'hémoglobine, bien que le fer ait été de temps immémorial prescrit avec le plus grand succès dans la chlorose, le mode d'action des sels de fer est loin encore d'être parfaitement élucidé. Sans doute, grâce aux travaux fondamentaux de von Bunge (136), nous commençons à nous orienter sur la forme sous laquelle le fer se présente dans les organes et les aliments ; nous savons surtout depuis les travaux de Kunkel (137), Quincke et Hochhaus (138), que le fer subit dans le corps une sorte de transformation intermédiaire : résorbé dans l'intestin grêle, il passe dans le sang, puis revient dans l'intestin et s'excrète par le gros intestin. Mais, quant à savoir comment le fer se trouve utilisé dans la formation de l'hémoglobine, si les sels inorganiques de fer et le fer en combinaison organique prennent une part égale à la synthèse hémoglobinique, ce sont là des questions qui attendent toujours encore une solution définitive, d'autant plus que nous ne connaissons pas encore suffisamment le mode de formation de l'hémoglobine.

Nous ne savons donc que peu de chose sur les causes de la chlorose et sur la manière dont agit le fer. De déclarer d'une façon générale que dans la chlorose le contenu du sang en hémoglobine est diminué et que le fer est favorable à la formation de celle-ci ne prouve rien. Car le manque de fer n'est pas, du moins dans la plupart des cas, la véritable cause de la chlorose.

Récemment Schade (67), partant de l'action catalytique connue du fer, a établi une nouvelle théorie du mode d'action de ce métal ; nous la reproduisons ici, non parce que nous la considérons comme démontrée, mais parce qu'elle montre de quels facteurs nouveaux la thérapeutique hydrominérale sera obligée de tenir compte. L'hémoglobine agit dans le sang comme une oxydase en vertu de la force catalytique qui lui permet d'opérer le transport de l'oxygène et très probablement le fer de l'hémoglobine est-il le véhicule de cette action accélératrice des oxydations.

Dès que le sang est privé en partie de cette oxydase, une autre substance douée d'une action semblable supplée à la perte. Comme le fer est effectivement un excitateur des oxydations, Schade pense que l'emploi de ce métal dans la chlorose se trouve absolument justifié. Dès lors, d'après cet auteur, l'efficacité d'une préparation ferrugineuse ne dépend en aucune manière de la quantité de fer introduite, mais de ce fait qu'une fois absorbé, le fer se trouve sous une forme qui le met en mesure de développer sa force catalytique, accélératrice des oxydations. On pourrait considérer cette déduction comme légitime si l'on pouvait prouver que tout autre catalyseur, distinct du fer, l'iode, par exemple, rendrait les mêmes services dans le traitement de la chlorose, et cela d'une manière analogue à ce qui se passe pour le brome, dont le fer aussi bien que l'iode accélère catalytiquement l'introduction dans la chaîne de la benzine. Mais jusqu'à présent semblable effet n'a pas été obtenu en thérapeutique. Provisoirement, donc, l'hypothèse de Schade ne nous apporte pas d'éclaircissement nouveau.

De nouvelles recherches ont prouvé que les sels de fer inorganiques sont aussi bien résorbés et aussi actifs que les sels organiques. Du moins l'expérience nous a appris qu'ils rendent les mêmes services dans le traitement de la chlorose. Beaucoup d'auteurs préfèrent même les sels inorganiques aux préparations organiques. L'emploi des eaux ferrugineuses est donc parfaitement justifié dans la chlorose et leur efficacité a été reconnue depuis longtemps.

Les eaux ferrugineuses agissent encore par leur contenu en acide carbonique et leur basse température ; elles activent donc, comme les eaux acidules simples, la digestion stomacale et augmentent la diurèse. Si l'on veut affaiblir ces effets, on fait boire les eaux ferrugineuses chauffées.

Il n'a pas été fait, jusqu'à présent, de recherches directes concernant l'action des eaux ferrugineuses sur la *sécrétion du suc gastrique ;* il n'est pas impossible que les sels de fer modifient l'action de CO^2 . Il n'a pas davantage été fait de travaux rigoureux relativement à l'action des eaux ferrugineuses sur le *métabolisme.*

Il est difficile de dire si les eaux ferrugineuses prises comme telles sont supérieures aux préparations ferrugineuses ordinaires. L'expérience pratique semble simplement avoir prouvé qu'elles peuvent être employées plus longtemps sans provoquer des troubles digestifs. Il se peut aussi que les cures hydrominérales méritent la préférence parce que les autres facteurs qui interviennent dans la cure, l'air forestier pur, le climat généralement meilleur (éventuellement le climat d'altitude), ainsi que les prescriptions diététiques plus faciles à suivre et qui ont dans la *chlorose* une importance égale à celle du fer, exercent sur les malades une influence des plus favorables.

Les bains ferrugineux carbo-gazeux, généralement associés à la cure de boisson, ont une importance capitale. Leur action est celle des bains carbo-gazeux ordinaires.

Les eaux ferrugineuses sont encore en usage dans les autres *états anémiques* ; leur utilité est incontestable dans les anémies secondaires, tandis qu'elles ne rendent aucun service dans les anémies primaires, essentielles.

Les eaux sulfatées ferrugineuses, bien moins employées, sont également froides, mais pauvres en CO^2 ; elles renferment du sulfate ferreux et, en outre, surtout du sulfate de soude et du sulfate de magnésie, ainsi que du gypse et du sulfate d'alumine. Celles de ces eaux qui contiennent de l'arsenic jouissent d'une grande vogue et sont très employées.

EAUX FERRUGINEUSES ARSENICALES

Nous ne savons pas grand chose de l'action de l'arsenic. On ne sait d'ailleurs que depuis peu de temps que l'*arsenic* se rencontre probablement *dans tous les organes de l'homme* (A. Gautier, 139, et Bertrand, 140), en si petite quantité, il est vrai, qu'il a échappé jusqu'à présent à toutes les recherches. Cela montre déjà que de très petites doses doivent produire certains effets dans l'organisme. De petites doses d'acide arsénieux sont rapidement résorbées ; mais l'excrétion d'arsenic se prolonge pendant plusieurs jours, de sorte que l'on peut souvent encore le déceler dans l'urine après un long laps de temps. Graduellement il se produit une tolérance pour des doses croissantes ; dans certaines contrées, particulièrement en Styrie, on trouve des personnes prenant de l'arsenic d'une manière constante, les *mangeurs d'arsenic*, qui arrivent à absorber de la sorte 0 gr. 4 d'$As^2 O^3$ à plusieurs reprises dans la semaine, et après chaque prise d'arsenic ressentent une énergie neuro-musculaire plus grande et sont plus capables de grands efforts musculaires (ascension de montagne, etc.). D'après Glax (141), l'arsenic produit du soulagement dans toutes les affections pulmonaires accompagnées de dyspnée et présente notamment des avantages dans l'emphysème. Glax est d'avis que l'augmentation d'hémoglobine, après ingestion d'arsenic, est due, comme l'a montré von Noorden (142) pour le fer, à ce qu'il a une *action excitante sur les organes hématopoiétiques*. Cette vue est confirmée par un fait d'expérience, l'emploi avantageux d'arsenic dans les processus morbides de ces organes, dans la leucémie, la malaria, etc.

Dans les sources sulfatées ferrugineuses, l'arsenic est contenu sous la forme d'acide arsénique ou d'acide arsénieux, depuis des traces jusqu'à 0 gr. 1 par litre. Les eaux de Roncegno semblent renfermer le plus d'arsenic : 0 gr. 1 d'arséniate de sodium et 0 gr. 1 d'anhydride arsénique par litre.

Les eaux ferrugineuses arsenicales sont indiquées dans la chlorose, l'anémie, la scrofule, la leucémie, le paludisme chronique avec toutes ses conséquences, où précisément l'association du fer et de l'arsenic présente des avantages ; elles sont utiles encore dans diverses affections cutanées, dans le traitement desquelles l'arsenic joue toujours d'ailleurs un si grand rôle, enfin dans la neurasthénie, les névralgies, la chorée et une série d'états d'épuisement. L'efficacité incontestable des eaux arsenicales dans tous ces cas n'a pas encore trouvé son application. Il est possible que l'arsenic ait une action catalysante accélératrice des oxydations dans les tissus.

L'arsenic se trouve encore dans des eaux minérales appartenant à divers autres groupes. Nous en avons déjà cité ; nous traiterons des autres, de celles où l'indication relative à l'arsenic est prédominante.

On trouve aussi du fer dans un grand nombre de sources que nous avons décrites jusqu'à présent. Nous ne nous occuperons que des eaux ferrugineuses qui renferment au moins 0 gr. 03 de Fe $(HCO^3)^2$ par litre.

EAUX FERRUGINEUSES D'ALLEMAGNE

Schwalbach ou *Langenschwalbach* (318 mètres), en Hesse-Nassau, sur le versant nord du Taunus, dans une vallée étroite entourée de montagnes, est l'un des bains ferrugineux les plus fréquentés. On y trouve des eaux ferrugineuses froides, riches en CO_2, presque pures, servant en boisson et en bains. On boit surtout l'eau du Stahlbrunnen et celle de Weinbrunnen, qui renferment 0 gr. 08 et 0 gr. 05 de bicarbonate ferreux par litre. Outre les eaux ferrugineuses chargées de CO_2, on donne aussi à Schwalbach des bains de boue. Les installations balnéaires de cette station répondent à toutes les exigences modernes. On y traite surtout les jeunes filles chlorotiques et les femmes souffrant de leucorrhée, avec processus inflammatoires chroniques des organes sexuels ; dans ce cas on a recours à des douches vaginales. Schwalbach est encore indiqué dans les troubles nerveux fonctionnels. La saison va du début de mai au milieu d'octobre.

Pyrmont (120 mètres), dans le Waldeck-Pyrmont, situé dans une vallée entourée de montagnes, est l'un des bains ferrugineux les plus anciens de l'Europe. Ce sont des eaux ferrugineuses froides et des eaux chlorurées sodiques froides. Parmi les sources acidules ferrugineuses, la Hauptstahlquelle (source ferrugineuse principale) et la Helenenquelle (source d'Hélène), qui renferment l'une 0,07 et l'autre 0,03 °/₀₀ de bicarbonate ferreux, sont les plus employées en boisson. Les eaux acidules chlorurées sodiques contiennent 7 à 9 °/₀₀ de sel marin, la source saline forte 32 °/₀₀ de Na Cl. Outre les bains salins forts et les bains ferrugineux, chargés de CO_2, on donne des bains de boue préparés avec les boues ferrugineuses de Pyrmont. On prend encore des bains mixtes préparés avec de l'eau ferrugineuse et de l'eau chlorurée sodique forte. Les eaux ferrugineuses sont souvent bien mélangées avec un peu d'eau des sources chlorurées sodiques ; on ajoute parfois aussi du lait ou du petit-lait aux eaux.

Pyrmont possède d'excellentes installations balnéaires. Les indications sont les mêmes pour Schwalbach ; grâce à ses sources chlorurées sodiques, Pyrmont est aussi recommandé dans les catarrhes des voies respiratoires supérieures, dans la scrofule, le rachitisme, le rhumatisme et les maladies gastro-intestinales. La saison dure du commencement de mai à octobre.

En Silésie on trouve plusieurs localités balnéaires avec sources ferrugineuses : Kudowa, Reinerz, Langenau et Flinsberg, qui se distinguent, grâce à leur situation dans la montagne, par un climat subalpin doux. Dans toutes ces stations il est possible de faire des cures de lait, de petit-lait et de kéfir.

Kudowa (400 mètres), sur le versant sud des monts de Heuscheuer, dans une vallée entourée de montagnes, possède des eaux acidules alcalines ferrugineuses arsenicales. Kudowa a de bons bains de boue et des bains ferrugineux avec CO_2 libre. Cette station convient non seulement dans la chlorose, les troubles nerveux fonctionnels, le tabès, les maladies du cœur, mais encore dans les catarrhes des voies respiratoires supérieures, les troubles digestifs, le catarrhe de la vessie et la diathèse urique. La saison dure du commencement de mai à la fin d'octobre.

Reinerz (568 mètres), a des eaux acidules ferrugineuses, employées en boisson et en bains. On y donne aussi des bains de boue. Les indications sont à peu près les mêmes que pour Kudowa. Cette station convient aussi à la phtisie stationnaire.

Langenau (371 mètres) et *Flinsberg* (524 à 970 mètres) possèdent également, outre leurs eaux acidules ferrugineuses, des bains de boue.

Driburg (220 mètres), en Wesphalie, dans une vallée encadrée des montagnes de la forêt de Teutoburg, a un climat chaud et humide, doux et excitant, et possède des eaux sulfatées alcalines froides et des eaux terreuses ferrugineuses froides, riches en acide carbonique. La vase sulfureuse de Driburg est employée en bains de boue.

Liebenstein (345 mètres), en Saxe-Meiningen, dans la forêt de Thuringe, jouit d'un climat nettement sédatif, très abrité, et est très recherché comme station climatique, d'autant plus qu'on y trouve un excellent établissement hydrothérapique. Sa source ferrugineuse, qui renferme 0,08 °/₀₀ de bicarbonate de fer, est utilisée en boisson et en bains.

Rippoldsau (570 mètres), dans la Forêt-Noire badoise, déjà signalé

à titre de station climatique (voyez p. 101), a des sources froides
rentrant dans le groupe des eaux sulfatées terreuses acidules ferrugineuses. Outre des bains ferrugineux et des bains hydrominéraux
ordinaires, on y administre des bains de boue.

Parmi les autres stations allemandes possédant des bains ferrugineux, on peut signaler : Schmiedeberg, Bibra et Lauchstädt dans la
province de Saxe ; Cleve, Godesberg, Lamscheid dans la province
rhénane ; Freienwalde et Eberswalde dans la marche de Brande-
bourg ; Polzin en Poméranie, Ronneburg dans la Saxe-Altenburg,
Lobenstein en Reuss-Schleiz, Alexisbad dans l'Anhalt, Berka dans
le Weimar, Hofgeismar en Hesse-Nassau, Auerbach dans le grand-
duché de Hesse ; Charlottenbrunn, Alt-Haide, Hermsdorf et Schwarzbach en Silésie, Rastenberg en Thuringe ; Antogast, Freiersbach,
Griesbach, Peterstal dans la Forêt-Noire badoise ; Teinach dans la
Forêt-Noire wurtembergeoise; Alexandersbad, König-Ottobad, Brückenau, Steben, Bocklet et Bad Kohlgrub (896 mètres) en Bavière ;
Reiboldsgrün, Augustusbad et Schandau dans le royaume de Saxe.
Il a été traité d'Elster à propos des sources sulfatées alcalines.

EAUX FERRUGINEUSES D'AUTRICHE-HONGRIE

Nous avons déjà parlé de *Franzensbad* en traitant des eaux alcalines salines. Les autres sources ferrugineuses de l'Autriche sont de
peu d'importance. Ce sont : Johannisbrunn et Karlsbrunn en Silésie;
Rabbi, Pejo au Tyrol ; St-Lorenz en Styrie, Fellach en Carinthie,
Mattigbad dans la Haute-Autriche, Pyrawarth dans la Basse-Autriche ; Liebwerda, Königswart, Sternberg, Neudorf en Bohême; Krynica en Galicie ; Sziliacs et Vihnye, avec ses sources ferrugineuses
chaudes, Lucski, Korytnicza et Bartfeld en Hongrie. *Bartfeld* possède 12 sources acidules ferrugineuses, très riches en CO_2 et très
employées en Hongrie dans la chlorose et les maladies des femmes,
d'autant plus qu'on y donne aussi des bains de boue.

SOURCES FERRUGINEUSES DE SUISSE

St-Moritz (1800 mètres), dans la Haute-Engadine, a été longuement traité à propos des stations climatiques (voyez p. 84). St-Moritz possède des eaux ferrugineuses froides, riches en acide carbonique, avec 0 gr. 03 à 0 gr. 05 de bicarbonate de fer par litre et présente l'avantage du climat de haute altitude comme important adjuvant de la cure, en particulier dans la chlorose et l'anémie. Les indications de St-Moritz, déterminées par le climat d'altitude et les eaux ferrugineuses, sont donc la chlorose, l'anémie, le rachitisme, la scrofule, le paludisme, les formes torpides de la neurasthénie, la dyspepsie nerveuse, la migraine, la maladie de Basedow et la phtisie au début. Les malades très excitables, auxquels le climat d'altitude ne convient pas, ne doivent pas être envoyés à St-Moritz, pas plus que les néphritiques et les cardiaques. Nous avons dit dans la partie climatologique que St-Moritz est aussi une importante station d'hiver.

Il a été question de *Tarasp* à propos des eaux alcalines salines. *Acquarossa* (350 mètres), dans le canton du Tessin, entouré de hautes montagnes, possède des eaux acidules ferrugineuses contenant du gypse et des traces de lithine. L'eau laisse déposer une vase rouge ferrugineuse qui est employée en applications locales dans les maladies de la peau.

San Bernardino (1620 mètres), dans les Grisons, au col de Bernardino, possède des eaux ferrugineuses terreuses froides. *Fideris* (1056 mètres), dans les Grisons (voyez p. 86), possède une eau terreuse ferrugineuse faible. Cette localité jouissait d'une grande réputation dans les temps anciens, et dès le XVI⁰ siècle, ses sources étaient employées en boisson et en bains. Aujourd'hui elles ne constituent plus qu'un moyen adjuvant de la cure climatique.

Parmi les autres eaux ferrugineuses de la Suisse, mentionnons : Farnbühl dans le canton de Lucerne, Gonten dans le canton d'Appenzell, Rothenbrunnen dans les Grisons, Morgins-les-Bains dans le canton de Vaud, et Gimel dans le Jura. L'eau acidule ferrugineuse de *Passugg* a déjà été mentionnée à propos des sources alcalines simples.

SOURCES FERRUGINEUSES DE FRANCE

Lamalou (190 mètres), dans le département de l'Hérault, possède des eaux ferrugineuses et des sources alcalines faibles de 15° à 47°. La source la plus usitée contient 0 gr. 06 de bicarbonate de fer par litre et un peu d'arséniate de sodium. Les eaux sont généralement plutôt employées en bains qu'en boisson. Plusieurs malades à la fois se baignent en général dans une piscine dont l'eau est chauffée à 31°-36°. Lamalou est recherché surtout par les malades atteints d'affections rhumatismales chroniques, de néphrites, [de paralysies fonctionnelles] et de tabès (bonnes installations pour mécanothérapie compensatrice), et était beaucoup préconisé par Charcot dans d'autres maladies nerveuses. La saison va de la mi-mai à la mi-octobre.

Rennes-les-Bains (320 mètres), dans l'Aude, a des eaux ferrugineuses très faibles [avec sulfate ferreux, sulfate d'alumine et acide sulfurique libre ; cependant le contenu total] en principes fixes est si petit qu'on pourrait tout aussi bien les ranger dans le groupe des thermes indifférents. Elles rentrent dans la catégorie des rares eaux ferrugineuses possédant une haute température (46°) et ont sous ce rapport une analogie avec les eaux ferrugineuses de Szliacs et de Vihnye et surtout avec celles de Jeleznovodosk en Russie.

Nous citerons encore Barbotan, *La Banche* avec une des sources ferrugineuses les plus fortes (0,14 °/₀₀ de bicarbonate de fer), Charbonnières, Renlaigue et Forges-les-Eaux.

SOURCES FERRUGINEUSES D'AUTRES PAYS

En Belgique mentionnons *Spa*, situé dans une vallée des Ardennes. Spa devint fameux surtout aux XVIIᵉ et XVIIIᵉ siècles. Sa réputation fut alors si grande qu'en Angleterre le mot « Spa » fut donné graduellement à toutes les stations balnéaires. Si aujourd'hui Spa n'occupe plus le premier rang incontesté parmi les eaux ferrugineuses, d'autant plus que la station est beaucoup fréquentée par des personnes à la recherche de plaisirs et de distractions, il n'en est pas moins certain que ses eaux ferrugineuses comptent parmi les plus pures et les plus fortes et sont riches en CO_2 . La source la plus importante contient 0 gr. 11 de bicarbonate de fer par litre. Les installations et les établissements balnéaires de Spa sont parmi les meilleurs de l'Europe. On y administre des bains ferrugineux chargés d'acide carbonique et des bains de boue et toutes sortes d'autres bains. Il y existe des dispositions spéciales pour douches vaginales. Les indications sont celles de toutes les eaux ferrugineuses. Les cardiaques y sont traités d'après les principes appliqués à Nauheim. La saison dure du commencement de mai à la fin d'octobre.

En Angleterre, *Tunbridge Wells*, dans le Kent, possède des eaux ferrugineuses pures, peu usitées cependant. La station est surtout recherchée pour son climat excitant. Parmi les autres sources ferrugineuses d'Angleterre il faut mentionner : Stafford et Saltburn, dont il a déjà été question comme eaux chlorurées sodiques, et Cheltenham, signalé dans le chapitre précédent.

En Ecosse, on trouve les sources ferrugineuses de Vicar's Bridge, Trefriw Wells et King Arthur's Wells.

En Hollande, Haarlem et Zaandam possèdent des eaux ferrugineuses.

En Italie, *Santa Catarina* (1700 mètres), près de Bormio, a une source ferrugineuse forte et peut être comparé à St-Moritz pour son altitude. *Recoaro* (460-800 mètres), près de Vicence, dans la vallée d'Agno, a un climat subalpin doux. Ses eaux acidules ferrugineuses sont riches en carbonates terreux. Recoaro est une station italienne très recherchée et convient à la chlorose, aux affections gastro-intestinales, aux maladies du foie, de la vessie et des reins.

En Espagne, Lanjaron et Graena possèdent des eaux alcalines ferrugineuses.

En Russie, *Lipetsk*, dans le gouvernement de Tambov, remarquable par son climat doux, possède des sources ferrugineuses et des bains de boue ferrugineuse qui ont une certaine analogie avec ceux de Franzensbad; *Jelesnovodsk*, dans le Caucase, dans un site

ravissant, a des sources ferrugineuses dont la température atteint
jusqu'à 44°,5. Il faut mentionner encore les sources de Beresov, dans
le gouvernement de Kharkov, celles de Kurji, dans le gouvernement
de Perm, et celles de Nalentchov, dans le gouvernement de Lublin,
où existent aussi des bains de boue.

En Norvège, la station la plus connue, *St. Olaf*, possède une
source acidule ferrugineuse pure, usitée en boisson et en bains. On
y trouve des bains de boue, de bonnes installations hydrothérapiques et d'autres pour bains électriques. Grâce à son climat favorable, cette station, où l'on peut faire facilement des cures de lait, de
petit-lait et de kéfir, convient non seulement dans la chlorose et les
maladies des femmes, mais encore dans les catarrhes des voies respiratoires supérieures et la phtisie au début.

EAUX SULFATÉES FERRUGINEUSES

En Allemagne, *Hermannsbad in Muskau*, en Silésie, possède deux
sources sulfatées ferrugineuses froides, dont la plus forte contient
0,75 °/oo de sulfate ferreux et 2 °/oo de gypse. On y administre des
bains d'acide carbonique et des bains de boue. *Hermannsbad* près
de *Lausigk*, en Saxe, a une source sulfatée ferrugineuse forte avec
4,2 °/oo de sulfate ferreux et des traces d'arsenic, exclusivement employée pour des bains.

En Autriche, on peut nommer Ratzes et Mitterbad, dans le Tyrol.

En Hongrie, nous avons Parad et Erdöbenye.

En France, *Auteuil* (Paris) possède une source sulfatée ferrugineuse faible.

En Italie, on trouve un grand nombre de sources de cette nature
employées pour des bains. Citons seulement les sources de *Pisciarelli*, près de Pouzzoles.

Les eaux sulfatées ferrugineuses d'Angleterre sont rarement employées en thérapeutique. Nommons *Sandrock*, dans l'île de Wight,
et *St. Ann's Wells*, près de Brighton.

En Suède, *Ronneby*, sur la côte méridionale, dans une vallée pittoresque encadrée de montagnes rocheuses, a des eaux sulfatées ferrugineuses employées en boisson et en bains. C'est une station fréquentée, où l'on donne aussi des bains de boue. Sur l'île Karön bains de mer froids. Ronneby est recommandé par les médecins suédois principalement dans la chlorose, l'anémie, la scrofule, le rachitisme, les catarrhes gastro-intestinaux chroniques, le rhumatisme musculaire et articulaire, la goutte, les maladies de la vessie et des reins. La saison dure du commencement de juin au commencement de septembre.

EAUX FERRUGINEUSES ARSENICALES D'AUTRICHE ET D'AUTRES PAYS

Levico, Roncegno, dans le Tyrol, et la source Guber, en Bosnie, possèdent les eaux arsenicales les plus connues et les plus usitées.

Levico (520 mètres) a deux sources ferrugineuses arsenicales froides, dont la plus forte contient 0 gr. 006 d'anhydride arsénieux et 4 gr. 6 de sulfate ferreux par litre, la plus faible seulement des traces d'arsenic et 0 gr. 37 de sulfate ferreux. On les emploie en bains, mais en toute première ligne en boisson. Ces eaux sont indiquées dans la chlorose, l'anémie, la neurasthénie, les maladies de la peau, les états cachectiques et surtout dans la cachexie paludique. On les exporte en grande quantité; dans ce but on mélange l'eau faible de Levico avec de petites quantités de la forte, de sorte qu'en arrivant dans le commerce elle contient 0,00095 °/₀₀ d'acide arsénieux. On l'administre à la dose de plusieurs cuillerées à soupe par jour après le repas. Au nord de Levico se trouve, à 1470 mètres d'altitude, la succursale de *Vetriolo* qui, en raison de son climat d'altitude, est très indiqué pour un séjour, pendant la cure à Levico, d'autant plus qu'on y trouve un bon établissement hydrothérapique; on y administre aussi des bains de boue.

Les eaux de *Roncegno* sont plutôt expédiées en bouteilles que bues sur place. Elles renferment 0 gr. 1 d'anhydride arsénique et 0 gr. 1 d'arséniate de sodium, et de plus 4 gr. 1 de sels de fer par litre.

La source *Guber*, à Srebenik, en Bosnie, contient 0,006 °/₀₀ d'acide arsénieux et 0,37 °/₀₀ de sulfate ferreux.

En Suisse, on trouve la source de *Val-Sinestra* près de Tarasp, déjà signalée.

En Italie, *Ceresole Reale* possède des eaux ferrugineuses arsenicales.

En Belgique, on utilise beaucoup l'eau arsenicale de Court-Saint-Etienne.

La France possède des sources arsenicales très importantes.

La Bourboule (800 mètres), dans le Puy-de-Dôme, au milieu des montagnes de l'Auvergne, possède des eaux chlorurées alcalines de 50° de température avec un contenu relativement faible d'arsenic, de sorte que c'est bien le lieu ici d'en parler. La source la plus importante, celle qui sert le plus en boisson, mais aussi en bains, inhalations et douches nasales, renferme 0,028 °/₀₀ d'arséniate de sodium, 1,6 °/₀₀ de soude et 3 °/₀₀ de chlorure de sodium. On emploie ces eaux dans les affections chroniques de la peau, les maladies paludiques chroniques, la chlorose, l'anémie, le lymphatisme, la scrofule, les états cachectiques, la chorée et les affections des voies respiratoires, et surtout l'asthme bronchique. [La Bourboule convient particulièrement aux enfants hérédo-tuberculeux et hérédo-syphilitiques, emphysémateux et surtout aux prétuberculeux (les *candidats à la tuberculose*, comme les appelle Landouzy), enfin aux *diabétiques par hyperhépatie* selon la dénomination de Gilbert (Heitz, 166).] La saison va de la fin mai à la fin septembre.

Mont-Dore (1050 mètres), également dans les montagnes de l'Auvergne. Cette station a un climat alpin et jouit d'une puissante insolation, qui est certainement un puissant adjuvant de la cure. Les sources du Mont-Dore (42° à 47°) sont alcalines et, outre 0,5 °/₀₀ de soude, renferment de l'arséniate de sodium et du bicarbonate de fer. On emploie ces eaux en boisson, bains, douches, inhalations et gargarismes. Les inhalations jouent un grand rôle, Mont-Dore étant recherché surtout par les malades atteints de catarrhes du pharynx et de catarrhes des voies respiratoires supérieures. [Ce sont surtout les

arthritiques, bronchitiques, tuberculeux, et en général les arthritiques à manifestations respiratoires, qui se trouvent bien de la cure
de La Bourboule.] La station jouit d'un grand renom surtout pour
la cure des états asthmatiques. L'asthme bronchique paraît également y être heureusement influencé. La saison dure de la fin mai à
la fin septembre.

Parmi les autres eaux arsenicales de France, on peut citer encore : *Bussang* (670 mètres), dans les Vosges, [dont les eaux ferrugi-
neuses-manganésiennes arsenicales et radioactives relèvent l'appétit, augmentent la teneur du sang en hémoglobine et conviennent
particulièrement aux convalescents, aux anémiés et aux surmenés.]
Sylvanès et *Vic-sur-Cère* méritent également d'être mentionnés.
Nous ne reviendrons pas ici sur les autres eaux minérales arsenicales de France déjà traitées à l'occasion d'autres groupes.

CHAPITRE X

Sources Sulfureuses

———

Les sources sulfureuses sont froides ou chaudes, se décomposent vite à l'air et se troublent par la mise en liberté de soufre. Elles renferment des sulfures alcalins, surtout du sulfure de sodium ou de l'hydrogène sulfuré, ou les deux. Jadis, lorsque le soufre jouissait d'une vogue particulière, les eaux sulfureuses naturelles, celles spécialement qui se reconnaissaient facilement comme telles déjà par leur odeur, étaient prescrites dans toutes les maladies imaginables. Aujourd'hui, leur emploi thérapeutique est beaucoup plus restreint. H_2S, en partie dissous dans l'eau, ou s'en échappant en partie, n'existe toujours qu'en minime quantité, depuis les traces les plus infimes décelables jusqu'à 42 centimètres cubes par litre, tandis que CO_2 peut être contenu jusqu'à 1500 cmc. dans 1000 parties d'eau.

A ce faible contenu d'hydrogène sulfuré on attribuait jadis les effets les plus extravagants ; nous ne pouvons rien en dire ici. Arrivé dans l'estomac, une partie de H_2S est rejetée par les éructations, le reste est aisément résorbé et arrive rapidement dans le sang. C'est un gaz des plus toxiques et à forte dose produit de graves accidents, dérivant sans doute en première ligne de l'action délétère de ce gaz sur le sang, dont il décompose l'hémoglobine.

Quelques auteurs, tels que Schmiedeberg (143), considèrent, il est vrai, H_2S comme un poison direct des nerfs et voient la cause principale de l'intoxication dans l'action paralysante que ce gaz exerce sur les centres nerveux.

Les traces de H_2S qui se rencontrent dans les eaux minérales n'ont jamais produit le moindre accident et, dans ces derniers temps, les auteurs ont été unanimes à refuser toute valeur thérapeutique à l'hydrogène sulfuré contenu dans le sang. Cependant, cette négation absolue ne nous paraît pas justifiée ; du moins ne peut-on absolument dénier la possibilité pour H_2S d'exercer, même à très petites doses, une action encore inconnue, surtout si l'on prend en considération les vues nouvelles qui se font jour. Sans doute on peut admettre que l'hydrogène sulfuré, censément absorbé par la peau dans les bains, ne produit aucun effet, d'autant plus que H. Winternitz (66) a prouvé qu'une résorption de H_2S n'a pas lieu ou n'a lieu qu'en quantité si infime qu'une modification des processus d'oxydation ne peut se produire.

Les sulfures alcalins ne se rencontrent également qu'en petite quantité dans les eaux sulfureuses. Quelques-unes contiennent une proportion assez grande de sel marin (4 à 9 gr. par litre), de sorte qu'on peut, avec juste raison, les ranger aussi parmi les eaux chlorurées sodiques. On les désigne souvent sous la rubrique d'eaux chlorurées sodiques sulfureuses. Les eaux sulfureuses renferment en outre des petites quantités d'autres sels, tels que Na_2SO_4, $CaSO_4$, $CaCO_3$.

Le nombre des recherches exactes faites sur les eaux sulfureuses est en raison inverse de l'importance qu'on accordait jadis à ces eaux. Elles ont toujours joui d'une très grande réputation pour le traitement des maladies de la peau et particulièrement de la syphilis. Depuis que l'on sait que les bains sulfureux n'ont d'autre valeur dans cette dernière que les bains chauds en général, qui d'ailleurs sont très utiles dans la plupart des affections cutanées et, grâce à leur contenu alcalin, débarrassent la peau des enduits gras et sébacés, et par cela même la rendent plus apte à absorber le mercure, le nombre des malades atteints de maladies de la peau et de syphilis a considérablement diminué dans les stations d'eaux sulfureuses. Néanmoins, d'excellents résultats s'obtiennent dans certaines stations, parce que le traitement de ces maladies y est devenu une sorte de spécialité et que la médication spécifique y est appliquée an mieux. C'est le cas, par exemple, d'Aix-la-Chapelle et de quelques stations françaises [telles qu'Aix-les-Bains, Uriage, Challes, etc.]

L'action des cures d'eaux sulfureuses est encore peu expliquée. Il existe des recherches de Dronke (144), relatives à l'influence de l'eau de Schinznach sur le métabolisme ; d'après ces recherches, il y aurait excrétion plus abondante d'acide sulfurique et d'azote. G. Meyer et Beissel (145) ont constaté que l'eau d'Aix-la-Chapelle augmente notablement l'excrétion d'acide urique. De nouvelles recherches seraient désirables, d'autant plus que, précisément ces dernières années nous ont apporté des données importantes sur le métabolisme dans l'économie animale.

Provisoirement il faut considérer les eaux sulfureuses comme celles dont l'action est encore le moins fondée scientifiquement.

Nous avons déjà mentionné, parmi les maladies pour lesquelles les eaux sulfureuses sont prescrites, les *affections cutanées* et la *syphilis*, en faisant remarquer que les résultats obtenus sont dus à des facteurs secondaires.

On emploie encore les eaux sulfureuses en boisson et en bains dans les *intoxications chroniques par les métaux*, en particulier par le *mercure* et le *plomb,* et comme l'expérience l'a appris, avec succès. Quant à attribuer ici une action spéciale au soufre ou à l'hydrogène sulfuré, nous n'en avons pas le droit jusqu'à présent, car il est parfaitement controuvé que H^2 S ou les sulfures alcalins enlèvent leur nocuité aux albuminates des métaux, comme c'était admis par beaucoup jadis, et transforment par exemple le plomb en Pb S insoluble. Jusqu'à nouvel ordre il faudra sans doute se borner à expliquer les résultats obtenus par l'absorption de grandes quantités d'eau et la diurèse plus abondante ainsi provoquée, par le meilleur lavage des tissus, par les bains, les sudations en usage et le surcroît d'exercice corporel prescrit, tous facteurs jouant certainement un très grand rôle dans le traitement du mercurialisme et du saturnisme et appliqués précisément avec méthode dans des stations importantes telles qu'Aix-la-Chapelle, Aix-les-Bains, etc.

A l'occasion on emploie encore aujourd'hui les eaux sulfureuses dans les *affections du tube digestif.* On a prétendu que le soufre excite la sécrétion de toutes les glandes digestives, de l'estomac, de l'intestin, du pancréas, de la bile. Aucune recherche n'a été faite à ce sujet et rien n'est démontré. Sans doute il semble ressortir des expériences de Vas et Gára (146) que les eaux sulfureuses séjournent quelque temps dans l'estomac à titre d'eau distillée, et que les sources sulfureuses chaudes activent la sécrétion du suc gastrique. Mais il est indispensable que ces expériences soient contrôlées par de nouvelles recherches faites suivant les méthodes modernes. Si telle ou telle eau sulfureuse thermale agit sur les fonctions de l'estomac, elle le doit vraisemblablement à son contenu en sel marin.

Le soufre précipité dans l'estomac se trouve transformé dans l'intestin, par les réactions alcalines qui s'y produisent, en un sulfure alcalin capable de déterminer, peut-être, une excitation de la muqueuse intestinale et des mouvements péristaltiques. Mais les évacuations diarrhéiques ne se produisent qu'après l'absorption de quantités relativement considérables de sulfures alcalins, dépassant la proportion qu'en renferment les eaux sulfureuses. Comme les eaux sulfureuses froides agissent par le froid même sur les mouvements péristaltiques, elles peuvent être évidemment de quelque utilité dans bien des cas de paresse intestinale.

Les bons effets produits par les eaux sulfureuses dans la *goutte* ne s'expliquent pas par leur seule propriété dissolvante de l'acide urique, commune à bien d'autres eaux minérales et bien établie d'ailleurs pour les eaux d'Aix-la-Chapelle, pas plus que par l'excrétion plus grande d'acide urique provoquée.

On recommande encore les bains sulfureux dans diverses *maladies nerveuses*. Jadis on les préconisait surtout dans les affections nerveuses provoquées par la syphilis.

Enfin, il faut nommer encore les *catarrhes des voies respiratoires supérieures ;* en pareil cas on fait souvent inhaler les eaux sous forme de spray. Dans diverses stations, des méthodes spéciales d'inhalation ont été instituées ; d'ailleurs dans beaucoup de stations à eaux sulfureuses se sont développées des méthodes particulières de traitement (par exemple, la douche-massage usitée à Aix-les-Bains), ce qui a valu à ces stations une réputation toute spéciale pour le traitement de certaines maladies.

SOURCES SULFUREUSES D'ALLEMAGNE

Le bain sulfureux le plus important d'Allemagne est *Aix-la-Cha-pelle-Burtscheid* (150-360 mètres), dans la province rhénane. Aix-la-Chapelle ne joue plus aujourd'hui, comme station balnéaire, le grand rôle de jadis, quand tout syphilitique aisé y était envoyé. Cependant encore actuellement les syphilitiques y forment le principal contingent des baigneurs. Le traitement se fait d'après les méthodes les plus rationnelles de la thérapeutique mercurielle et les bains sulfureux ne constituent qu'un moyen adjuvant dans le sens plus haut indiqué. Aix-la-Chapelle possède 10 et Burtscheid plus de 25 sources, qui rentrent parmi les eaux sulfureuses chlorurées et ont une température de 38°,5 à 73°,4. En raison des désagréments que présentent les frictions mercurielles pratiquées au domicile de beaucoup de malades, il y a souvent avantage pour eux de les subir à Aix-la-Chapelle, où tout est organisé pour ce genre de traitement et le personnel des établissement particulièrement stylé. Les sources d'Aix-la-Chapelle sont, en outre, employées dans les catarrhes chroniques du pharynx, du larynx et des bronches, et utilisées sous forme d'inhalation. On les recommande de plus dans les maladies de la peau, et en particulier dans l'eczéma chronique, l'acné, la furonculose et le psoriasis, dans les intoxications métalliques chroniques, la scrofule et les tuméfactions glandulaires, les suites de traumatismes, les affections rhumatismales musculaires et articulaires chroniques, les névralgies, les paralysies et la goutte. La saison comprend à Aix-la-Chapelle l'année entière.

Landeck (450 mètres), en Silésie, avec un climat excitant, a des eaux sulfureuses de 20° à 29°, employées surtout en bains. Elles ne renferment que peu de principes fixes et pour cette raison sont souvent rangées parmi les thermes indifférents. Landeck est beaucoup fréquenté par les femmes souffrant d'une excitabilité exagérée du système nerveux à la suite d'affections des organes sexuels et se trouve indiqué en outre dans le rhumatisme chronique et les catarrhes des voies respiratoires supérieures. On y fait des cures de lait, de petit-lait et de kéfir. La saison va du début de mai à la fin de septembre.

Weilbach (135 mètres), dans la province rhénane, sur le versant du Taunus, possède une eau alcaline saline froide renfermant de l'hydrogène sulfuré et surtout employée dans les stases du système de la veine porte, les tuméfactions du foie et les hémorroïdes, et une source sodique lithinée froide qu'on emploie sous forme de boisson, de bains et d'inhalations, dans la diathèse urique (urates) et les affections catarrhales. La saison dure du commencement de mai à la fin septembre.

Nenndorf (71 mètres), en Hesse-Nassau, possède des sources sulfureuses froides dont celles, employées surtout en boisson, renferment $H_2 S$ et des sulfures alcalins. On utilise sous forme de bains les eaux salines fortes, amenées de Sooldorf à Nenndorf, et contenant 8 % de Na Cl; on peut les renforcer par l'addition d'eaux-mères; on les emploie aussi en inhalations. La fange sulfureuse qui se dépose dans les sources est employée en bains de boue. Les indications de Nenndorf sont celles de toutes les eaux sulfureuses et chlorurées sodiques fortes, et des bains de boue. La saison va du commencement de mai à la fin de septembre.

Meinberg (213 mètres), dans la principauté de Lippe, dans la forêt de Teutaburg, possède une source renfermant $H_2 S$ et utilisée en bains, et une source chlorurée sodique riche en CO_2 libre, qui sert en boisson, en bains carbo-gazeux et en bains salins. Meinberg possède des bains de boue sulfureuse. La saison va de la mi-mai à la mi-septembre.

Eilsen (70 mètres), dans le Schaumburg-Lippe, a des sources sulfureuses froides, relativement riches en $H_2 S$ et en Az et employées en boisson, bains et inhalations; bains de boue.

Parmi les autres eaux sulfureuses d'Allemagne, on peut signaler : Bentheim en Hanovre, Langensalza en Thuringe, *Wipfeld* en Bavière (avec des bains de boue ferrugineuse), *Kainzenbad* (avec des bains de boue), Abbach et Höhenstadt en Bavière, Langenbrücken dans le grand-duché de Bade, les bains de Boll, Sebastiansweiler, Reutlingen en Wurtemberg, Hechingen et Tennstedt en Prusse.

SOURCES SULFUREUSES D'AUTRICHE-HONGRIE

Baden (232 mètres), déjà signalé comme station climatique, l'un des bains sulfureux les plus importants et les plus anciens, possède des eaux terreuses sulfureuses avec H^2S, de 27°,5 à 36° de température, surtout employées en bains. La boue sert en applications et en bains. Les eaux peuvent être bues et sont mélangées alors avec d'autres eaux minérales, du lait ou du petit-lait. Baden possède des installations et des établissements balnéaires remarquables, où l'on peut administrer toute espèce de bains. L'établissement Gutenbrunn est particulièrement réputé. Les indications sont celles de toutes les eaux sulfureuses. Baden est surtout recommandé dans les éruptions cutanées chroniques, les affections rhumatismales et goutteuses chroniques et les névralgies. On y fait d'excellentes cures de raisins. La saison va du commencement de mai à la mi-octobre.

Citons brièvement Altenburg dans la Basse-Autriche, Innichen, Alt-Prags, Längenfeld et Ladis dans le Tyrol.

Herkulesbad (168 mètres), en Hongrie, dans une vallée pittoresque, possède des eaux sulfureuses chlorurées sodiques (37°-54°), renfermant H^2S et du gypse. Les indications sont celles des eaux sulfureuses en général.

Pistyan (162 mètres), en Hongrie, sur le versant des Karpathes, a des thermes sulfureux de 57° à 65°. La source principale est sulfatée calcique, saline, terreuse et laisse déposer une boue abondante. C'est à cette boue, employée à des bains de boue chauds, que Pistyan doit sa place privilégiée parmi les bains sulfureux. La boue sert à des bains entiers ou en applications locales. Les installations balnéaires répondent à toutes les exigences modernes. Pistyan donne des résultats excellents dans les affections chroniques des articulations, l'arthrite déformante, les névralgies, la sciatique, les paralysies. La saison va du début de mai à la fin d'octobre.

Trencsin-Teplitz (252 mètres), en Hongrie, a des sources sulfatées calciques chaudes (36°,6 à 40°,2) avec H²S, employées surtout en bains. Les indications sont celles de Pistyan.

Parmi les autres eaux sulfureuses de Hongrie, mentionnons Harkany et Szobrancz. En Croatie, *Warasdin-Teplitz* a des sources sulfureuses chaudes (58°) qui servent en boisson et surtout en bains (bains de boue sulfureuse). En Bosnie, on trouve *Ilidze* (500 mètres), non loin de Sarajevo, avec une source sulfureuse (57°), riche en carbonates terreux. Ilidze présente aussi des bains de boue et est particulièrement recommandé dans les affections articulaires chroniques et les maladies des organes sexuels de la femme. La saison va de la mi-mai à la mi-octobre.

SOURCES SULFUREUSES DE SUISSE

Baden (383 mètres), dans le canton d'Argovie, dans une situation très abritée, la station balnéaire la plus ancienne de la Suisse, possède des sources sulfureuses chaudes (48°), déjà connues des Romains et très réputées au Moyen-Age. Elles contiennent du sulfure de sodium, H²S et à côté d'autres sels de l'arsenic, et servent en boissons et en bains. On ajoute souvent aux bains des eaux chlorurées sodiques fortes de Rheinfelden. La saison va de la mi-mai à la fin de septembre.

Schinznach (350 mètres), dans le canton d'Argovie, a une source sulfatée calcique (33°), renfermant H²S, et des bains de boue sulfureuse. L'eau est aussi employée en douches nasales et locales et en inhalations. Les bains se prolongent ordinairement d'une demi-heure à deux heures. Schinznach est surtout fréquenté par des malades atteints de catarrhes du pharynx, du nez et des bronches et d'affections cutanées. La saison va de la mi-mai à la fin de septembre.

Lavey (440 mètres), dans le canton de Vaud, vallée du Rhône, a des sources sulfureuses chaudes (33°,5 à 47°,9) avec peu de H²S et seulement 1,3 °/oo de principes fixes, et surtout employées en bains. On y ajoute fréquemment les eaux-mères de *Bex* ; celles-ci, après filtration et dilution, sont parfois prises en boisson, mélangées à l'eau sulfureuse. A Lavey, on fait des applications locales de sable chaud.

Yverdon (435 mètres), dans le canton de Vaud, a des sources sulfureuses faibles, le plus souvent employées en bains. On y administre encore des bains de fango. Le traitement par les inhalations joue un grand rôle.

Lenk (1105 mètres), dans le canton de Berne, jouit d'une forte insolation et d'un climat alpin. Des deux sources sulfureuses froides la plus forte renferme une quantité assez grande de H_2S et de gypse. Les bains rendent de grands services dans les maladies de la peau, notamment dans l'eczéma et la furonculose. Les personnes atteintes de catarrhe chronique des voies respiratoires forment le principal contingent des baigneurs. Le climat, favorable, a une bonne part au succès des cures ; la différence des températures du matin et du soir y est en effet moindre que dans d'autres localités de la Suisse d'égale altitude. La saison va de la fin mai à la fin septembre.

Gurnigel (1155 mètres), dans le canton de Berne, déjà signalé comme station climatique (voyez p. 87), possède des eaux sulfureuses froides renfermant H_2S et du gypse et assez riches en CO_2. Les principales indications concernent la chlorose, l'anémie et la scrofule. La saison va du commencement de juin au milieu de septembre.

Heustrich (700 mètres), dans le canton de Berne, a une source sulfureuse froide renfermant H_2S et du gypse. On fréquente Heustrich du début de juin à la mi-septembre surtout pour les affections gastro-intestinales et les catarrhes des voies respiratoires.

Schimberg (1425 mètres), dans le canton de Lucerne, possède une source sulfureuse contenant H_2S et du sulfure de sodium, du sulfate de soude et de la soude, et de plus une source ferrugineuse faible

Alveneu (950 mètres), dans les Grisons, a une source sulfatée calcique froide contenant H²S et usitée en bains et en boisson. Pour les cures de boisson on emploie aussi les eaux ferrugineuses alcalines de *Tiefenkasten* et les eaux ferrugineuses iodurées de *Solis*, localités situées dans le voisinage d'Alveneu.

Parmi les autres eaux sulfureuses de Suisse, citons : Le Prese, Serneus, Stachelberg, Rietbad, Lostorf, Montbarry, L'Etivaz et Fluehli dans l'Entlebuch.

SOURCES SULFUREUSES DE FRANCE

La France possède un grand nombre de sources sulfureuses, dont la plupart situées dans les Pyrénées.

Bagnères-de-Luchon (629 mètres), dans le département de la Haute-Garonne, se trouve dans un site magnifique et possède plus de 50 sources sulfureuses à des températures variant de 12° à 66°, et renfermant principalement du sulfure de sodium. Les eaux s'altèrent rapidement à l'air et se troublent en laissant déposer du soufre. Elles sont surtout employées en bains, douches, bains de vapeur, gargarismes et inhalations, [*humage* par le moyen d'appareils régulateurs ; d'après Moissan, le gaz qui domine dans l'humage est la vapeur de soufre (H. Lamarque, 166)]. La station est surtout recommandée dans les affections [des voies respiratoires chez les herpéto-arthritiques, le lymphatisme, la scrofule, les affections] articulaires rhumatismales, les catarrhes des voies respiratoires, les maladies de la peau et la syphilis. La saison va de la mi-juin à la mi-octobre.

Cauterets (932 mètres), dans le département des Hautes-Pyrénées, possède de nombreuses sources sulfureuses alcalines dont la température varie de 14° à 58°, et qu'on pourrait aussi bien ranger parmi les eaux indifférentes, vu qu'elles ne renferment que très peu de principes fixes, parmi lesquels domine le sulfure de sodium. Les indications sont celles de la station précédente. Cauterets s'est acquis une grande renommée pour le traitement de la *pharyngite*, de la *laryngite* et de la *bronchite chroniques*, [des dermatoses torpides et des affections utéro-ovariennes]; l'eau est généralement introduite par inhalations pulvérisées sous la forme de spray très fin. La saison va de la mi-mai à la fin octobre.

Eaux-Bonnes (750 mètres), dans les Basses-Pyrénées, a des sources sulfureuses de 20° à 30°, renfermant du sulfure de sodium et servant surtout en gargarismes, inhalations et douches nasales. Elles sont prescrites surtout dans les affections des voies respiratoires accompagnées d'une sécrétion abondante, [dans la tuberculose pulmonaire apyrétique], dans l'emphysème et l'asthme. La saison dure de la mi-mai à la fin octobre.

Aix-les-Bains (250 mètres), dans la Haute-Savoie, est situé dans une vallée entourée de hautes montagnes, atteignant jusqu'à 2000 mètres d'altitude et constitue l'une des stations d'eaux sulfureuses les plus célèbres de l'Europe. Ses sources, le *Aquæ Gratianæ* des Romains, présentent une température de 43° à 47°. Les deux sources principales contiennent H^2S et peu de principes fixes, constitués surtout de carbonates terreux, de gypse, de sel de Glauber et de sulfate de magnésie. On n'emploie guère ces eaux qu'en bains et douches. C'est au procédé spécial de douches en usage, à leur combinaison avec le massage, qu'Aix-les-Bains doit sa réputation mondiale. Cette *douche-massage* ou *douche d'Aix*, qui aurait été introduite d'Égypte à la fin du XVIII° siècle, est administrée par deux personnes spécialement éduquées et consiste dans l'application simultanée du massage et de la douche. La nature du massage et la force et la température de la douche, qu'il est possible de régler exactement, varient selon les sujets, et le traitement est souvent accompagné de mouvements passifs des parties malades. Cette méthode permet fréquemment d'obtenir d'excellents résultats dans les diverses affections rhumatismales et goutteuses, la roideur articulaire, l'arthrite déformante, les névralgies, la sciatique, etc., [et de plus dans la syphilis, la douche-massage et l'eau sulfureuse prise en boisson permettant de supporter des doses très fortes de mercure]. Ce qui prouve l'énorme extension prise par la douche-massage, c'est l'existence, à Aix-les-Bains, de 49 salles affectées à ce traitement et de 200 masseurs occupés dans les établissements balnéaires. Les eaux thermales sont aussi employées en bains de vapeur locaux et généraux, puis en inhalations contre les catarrhes des voies respiratoires supérieures. Pour les cures de boisson on emploie généralement des eaux faiblement minéralisées émergeant dans le voisinage d'Aix, en particulier la *Source des Deux-Reines*, qu'on peut assimiler à l'eau d'Evian. Les établissements sont ouverts toute l'année, mais la saison proprement dite va d'avril à novembre.

Eaux-Chaudes (675 mètres), dans les Basses-Pyrénées, possède des sources sulfureuses très analogues à celles des Eaux-Bonnes et qui servent surtout en bains, douches vaginales et rectales. La station est principalement fréquentée par des jeunes filles et femmes chlorotiques, avec affections des organes pelviens, [et par les rhumatisants nerveux et les névropathes].

Dans les Basses-Pyrénées, nous avons encore *Cambo*, [dont on utilise les eaux sulfatées, sulfhydriques et ferrugineuses dans les affections gastro-intestinales, la chlorose, l'arthritisme, mais] qui est surtout une station climatique [toni-sédatif], et *Saint-Boès* [dont les eaux sulfureuses sont mélangées d'une certaine quantité d'huile de naphte].

Saint-Sauveur (765 mètres), dans les Hautes-Pyrénées, est situé dans une des plus belles vallées des Pyrénées. Ses sources renferment du sulfure de sodium et un peu d'arsenic. On les emploie principalement en bains. Cette station est surtout un bain de dames et on la recommande en particulier dans les affections gynécologiques et les troubles nerveux fonctionnels. La saison va du commencement de juin à la fin de septembre.

Barèges (1240 mètres), dans les Hautes-Pyrénées, la station la plus élevée de France, possède de nombreuses sources sulfureuses d'une température de 19° à 45°. Elles renferment une substance organique, formant à la surface de l'eau une sorte de couche muqueuse qu'on appelle la *barégine*. Les thermes, qui renferment surtout du sulfure de sodium, sont employés de préférence en bains. Cette station jouit d'une vieille réputation pour le traitement des blessures d'armes à feu et autres, des cicatrices douloureuses et des affections articulaires et osseuses chroniques [des lymphatiques, des scrofuleux et des arthritiques, et de celles consécutives à des traumatismes]. On y traite aussi les maladies [surtout torpides] de la peau. La saison va de la mi-juin à la mi-septembre.

Parmi les autres sources des Hautes-Pyrénées, citons encore Barzun, Cadéac et *Argelès-Gazost,* remarquable par sa magnifique situation et sa splendide végétation.

Ax-les-Thermes (714 mètres), dans l'Ariège, offre environ 60 sources d'une température de 18° à 77°,5, contenant principalement du sulfure de sodium. On les emploie en boisson, bains, douches, gargarismes et inhalations. Les indications sont celles de toutes les eaux sulfureuses, [manifestations articulaires, cutanées ou névralgiques des arthritiques].

Amélie-les-Bains (280 mètres), dans les Pyrénées-Orientales, se distingue par son climat d'hiver doux et est surtout fréquenté en hiver. Ses eaux sulfurées sodiques, d'une température d'environ 60°, sont riches en matière organique. On recommande cette station surtout dans les affections cutanées, les vieilles blessures douloureuses et l'arthrite, [et aux tuberculeux arthritiques éréthiques (Landouzy)].

Le Vernet (632 mètres), dans les Pyrénées-Orientales, a des sources ferrugineuses d'une température de 32° à 68°, qui sont utilisées en boisson, bains et inhalations. Le Vernet est surtout prescrit dans les catarrhes des voies respiratoires supérieures et dans les maladies de la peau. La saison principale comprend les mois d'été. On y trouve un sanatorium pour les affections pulmonaires.

Uriage (412 mètres), dans l'Isère, près de Grenoble, possède des eaux chlorurées sodiques avec H^2S, d'une température de 27°, renfermant des traces d'arsenic, puis du sulfate de sodium, de magnésium et de calcium. Uriage est surtout indiqué dans les maladies de la peau, les maladies des femmes, les affections des organes respiratoires, la scrofule [et la syphilis en association avec le mercure]. La saison va de juin à octobre.

Challes (270 mètres), dans la Savoie, a des sources sulfurées sodiques [iodo-bromurées] froides qu'on boit aussi à Aix-les-Bains.

Saint-Honoré-les-Bains (300 mètres), dans la Nièvre, possède des

eaux sulfureuses arsenicales chaudes (26° à 34°), qui sont prescrites
dans les maladies chroniques des organes respiratoires, la tuberculose apyrétiques, la scrofule et les maladies de la peau. La saison va
de mai en septembre.

Parmi les autres sources sulfureuses françaises, on peut mentionner encore : *La Presle* [bains, douches, inhalations, surtout employés dans la lithiase urinaire], Olette, Molitg, Couret, Germs, Beaucens, Saint-Thomas et Nossa-les-Bains dans les Pyrénées ; Gréoulx,
Digne dans les Basses-Alpes ; *Enghien* [cures de boisson, de pulvé-
risation et d'inhalation dans la laryngite et la bronchite catarrhales
chroniques], en Seine-et-Oise ; Pierrefonds dans l'Oise ; Eugénie-les-
Bains dans les Landes.

En Corse, Guagno, Pirtrapola et Puzzichello possèdent des sources
sulfureuses.

SOURCES SULFUREUSES D'ANGLETERRE

La station la plus connue d'Angleterre est *Harrogate* dans le
Yorkshire ; c'est d'ailleurs la station balnéaire anglaise la plus importante, avec ses 80 sources hydrominérales, dont la plupart sont
chlorurées froides avec H^2S et Na^2S. La source « *Old Sulphur-
Well* », la plus employée en boisson, contient en outre Na Cl et du
chlorure de baryum. C'est cette présence du baryum qui a fait attribuer à cette source, par les médecins anglais, une action spéciale
sur la pression sanguine, qu'elle accroîtrait. D'autres sources rentrent dans la catégorie des eaux chlorurées sodiques ferrugineuses ;
la *Kissingen-Well* renferme 0,13 °/₀₀ de bicarbonate de fer et 10 °/₀₀
de Na Cl. Harrogate possède des établissements balnéaires de premier ordre, où l'on donne des bains carbo-gazeux et salins, des
douches d'après la méthode de Plombières et des douches-mas-
sages. Grâce à la grande diversité des sources, les indications sont
nombreuses : affections rhumatismales et goutteuses, arthrite déformante, affections cutanées chroniques, états cachectiques, paludisme, chlorose, scrofule, rachitisme, catarrhes des voies aériennes
supérieures, maladies de l'estomac, de l'intestin et du foie, et goutte.
La saison va de mai en septembre.

Askern-Spa, dans le Yorskhire, a des eaux sulfureuses terreuses, avec contenance de H₂S.

Llandrindod Wells, dans le pays de Galles, possède des eaux chlorurées sodiques, des sources chlorurées sodiques sulfureuses et des eaux ferrugineuses faibles. Les bons résultats obtenus sont en partie attribuables au climat vivifiant. Les sources chlorurées sodiques sont employées dans les troubles dyspeptiques, la goutte, le diabète et la cirrhose du foie. Les sources chlorurées sulfureuses servent principalement dans les maladies des voies urinaires, les eaux ferrugineuses dans la chlorose et la scrofule. La saison va de mai à octobre.

Les sources de *Builth Wells*, dans le Brecknockshire, sont analogues aux précédentes, mais renferment encore plus de Cl Na.

Llanwrtyd Wells, dans le Brecknoshire, a une source sulfureuse avec des traces d'iodure et de bromure de calcium et une source acidule ferrugineuse faible.

Strathpeffer, en Ecosse, possède des sources sulfureuses renfermant H₂S et Na² S, surtout employées en boisson; on y administre en outre des bains sulfureux et salins. Cette station jouit d'une réputation spéciale pour les affections goutteuses.

En Ecosse, on peut encore citer *Moffat* avec des eaux sulfureuses faibles, et en Irlande, Lisdoonvarna, Lucan, Swanlinbar et Ballynahinch possèdent des sources sulfureuses.

SOURCES SULFUREUSES D'ITALIE

Acqui, dans le nord de l'Italie, a des sources chlorurées sodiques à contenu de H₂S, dont la plus chaude a une température de 74° et n'est employée qu'en bains, douches et bains de vapeur naturels. Le moyen thérapeutique le plus important d'Acqui est la fange chaude qui sert, comme le fango de Battaglia, à des enveloppements et à des applications locales, et a une grande efficacité dans les affections chroniques des articulations et les névralgies.

Nous avons déjà parlé de Battaglia et d'Abano à propos des sources chlorurées sodiques.

On fait en outre des applications de fango à *Vinadio* (Piémont). On y trouve des sources chlorurées sulfureuses et plusieurs grottes pleines de vapeurs chaudes, qui constituent autant de bains de vapeur naturels et sont analogues à la célèbre grotte de Monsummano déjà mentionnée.

On trouve en outre des sources sulfureuses à *Tabiano* (province de Parme), à *Porretta* (Bologne), dont les eaux chlorurées sodiques à contenu de H^2S, renferment de l'iode, du brome et de l'arsenic, et à Riolo (province de Ravenne).

Viterbe, Acqua-Santa et Acque Albule, près de Rome, et le port de mer de Rome, *Civita-Vecchia*, possèdent des eaux sulfureuses employées en boisson, bains et inhalations.

En Sicile, on peut citer *Acireale* et *Sciacca* avec des eaux chlorurées sulfureuses.

SOURCES SULFUREUSES D'AUTRES PAYS

En Espagne, *Panticosa* (1720 mètres), dans les Pyrénées, près de la frontière française, est l'une des stations les plus élevées de l'Europe et possède une source renfermant H^2S et $Na^2 S$; on la prend en boisson dans les affections gastro-intestinales. Mais Panticosa est en première ligne une station climatique et est très recherché dans les cas d'affections pulmonaires.

Archena, avec ses eaux chlorurées sulfureuses, est principalement fréquenté par les syphilitiques. *Carratraca*, dont les sources froides renferment de l'arsenic, est prescrit dans les affections cutanées, et les sources chaudes de *Ledesma* et de *Montemajor* sont ordonnées de préférence dans les affections rhumatismales chroniques.

En Portugal, il faut nommer *Caldas-de-Rainha* et *Caldas-de-Vizella* avec des sources chlorurées sulfureuses.

En Russie, les sources sulfureuses les plus célèbres sont à *Pjati-gorsk* (512 mètres), dans le Caucase (28°,5 à 47°,2), qui rentrent dans la catégorie des eaux chlorurées sodiques sulfureuses. Les conditions climatiques ne sont pas des plus favorables et l'on trouve peu de confort dans ces stations. On y administre des bains de boue dilués pour la confection desquels on se sert de la fange du lac *Tambukan*. Dans le voisinage de Pjatigorsk émerge la source Marie-Thérèse, l'eau purgative magnésienne du Caucase.

Kemmern, sur la Baltique, aux confins de la Courlande et de la Livonie, possède des eaux sulfureuses froides et des bains de boue, et en outre des installations pour hydrothérapie et inhalations. Kemmern est très fréquenté pour ses bains de mer et offre un confort suffisant. Il faut signaler encore Szergico, dans le gouvernement de Szamara, Chilow, dans le gouvernement de Pleskow et *Gorjatchevodsk*, dans le territoire de Terek, dont les sources sont extrêmement chaudes (88° à 92°). Ces stations ne présentent encore que des installations assez primitives, mais qui s'améliorent d'année en année grâce à la sollicitude du gouvernement.

En Grèce, les *Thermopyles* présentent des sources chaudes de 65°.

En Norvège, nous trouvons *Sandefjord*, situé dans un petit fjord de la côte norvégienne, avec diverses sources dont quelques-unes renferment une assez grande quantité de H^2S et de Na Cl, d'autres doivent être rangées parmi les eaux sulfatées ferrugineuses, d'autres enfin parmi les chlorurées sodiques pures. La boue marine sert à des frictions sur le corps et sous forme d'applications chaudes dans les affections rhumatismales chroniques des articulations. Sandefjord est aussi un bain de mer.

Laurvik, sur le Laurvikfjord, possède également des eaux sulfureuses et des bains de boue sulfureux. Une particularité de ces deux stations réside dans les cures de méduses, consistant dans l'application de méduses vivantes sur le corps pour provoquer une irritation cutanée aussi énergique que possible dans les affections rhumatismales chroniques. La saison va du commencement de mai au commencement de septembre.

En Egypte, il faut mentionner les sources chaudes de *Helouan* qui sont les unes des thermes chlorurés sodiques ferrugineux, les autres des sources sulfatées alcalines, d'autres enfin des eaux chlorurées sodiques sulfureuses chaudes. Les indications sont celles concernant ces différentes catégories de sources; il va de soi que Helouan est en première ligne fréquenté comme station climatique. (Voyez p. 63.)

CHAPITRE XI

Eaux terreuses (Alcalino-terreuses) ou calcaires

Les eaux minérales terreuses ou alcalino-terreuses renferment surtout du bicarbonate de calcium, du bicarbonate de magnésium et du sulfate de calcium ; elles sont les unes froides, les autres chaudes, et quelques-unes de ces dernières riches en acide carbonique libre. Les effets qu'elles produisent dépendent avant tout de leur contenu en bicarbonates terreux. Le *carbonate de calcium* détermine, à l'inverse de la soude, qui exerce une action d'arrêt sur la sécrétion des sucs, *une forte production de sucs* (Heinsheimer, 148). C'est évidemment là une conséquence du séjour prolongé dans l'estomac du carbonate de chaux, qui occasionne un dégagement persistant, quoique très lent, de CO^2 .

Le sort que subit la chaux dans l'organisme n'est pas encore suffisamment connu. On sait du moins que la quantité de chaux excrétée par l'urine ne peut servir à apprécier la quantité qui s'en absorbe. Car, de toute la chaux introduite dans l'organisme, il n'est excrété qu'environ 5 à 10 % par l'urine, tandis que la plus grande partie est éliminée par l'intestin.

Comme l'ont prouvé les expériences de Voit (147), une partie de la chaux est résorbée par l'intestin grêle, puis de nouveau excrétée dans le gros intestin. Les conditions qui règlent la proportion de chaux résorbée ne sont pas assez connues. Certainement le degré d'utilisation des sels de calcium dépend de la quantité variable de chaux contenue dans les aliments, mais aussi de sa qualité. Ainsi la chaux se résorbe bien plus facilement des aliments carnés que des végétaux (von Bunge, 148; Bertram, 149). Les autres sels introduits avec les aliments interviennent également ; ainsi les alcalins diminuent la résorption de chaux, tandis que Na Cl l'augmente. Réciproquement, la chaux influence la résorption d'autres substances ; ainsi la résorption de l'acide phosphorique est amoindrie par l'ingestion de chaux en abondance, vu que la chaux se combine avec l'acide phosphorique et s'élimine par l'intestin à l'état de phosphate de chaux peu soluble.

La *résorption de graisse* dans l'intestin grêle est aussi entravée par la chaux. On sait aujourd'hui que la chaux est l'un des éléments minéraux les plus importants du corps, et que l'introduction d'une quantité déterminée de chaux est certainement indispensable pour la formation et le métabolisme des os.

Il est évident que la teneur en chaux des eaux minérales est indifférente, lorsqu'il s'agit d'augmenter l'introduction de chaux dans l'organisme, vu que la quantité la plus absolument inférieure de chaux nécessaire ne dépasse pas 1 à 1 gr. 5, par jour. Il est plus rationnel d'augmenter cet apport de chaux au moyen d'aliments appropriés.

Lehmann (150) a montré que le carbonate de calcium, administré à forte dose, *augmente la diurèse*.

Le *carbonate de magnésium* se comporte autrement que la chaux sous différents rapports. Il agit avant tout en *neutralisant les acides* de l'estomac et exerce en outre une *action diurétique*. Mais tandis que la chaux est pour la plus grande partie éliminée par l'intestin, presque tout le *magnésium est excrété par les urines* et il n'en passe qu'une faible partie dans les fèces. Malgré cela il peut se rencontrer occasionnellement plus de calcium que de magnésium dans l'urine ; cela dépend, d'une part, de la quantité de Ca et de Mg introduits, d'autre part, à un haut degré de leur différence de solubilité dans l'eau ; la solubilité des sels de calcium dépend bien plus que celle des sels de magnésium de la réaction de l'urine. De ces faits découlent des conséquences intéressantes établies depuis peu et d'une importance capitale pour le traitement de l'*oxalurie*. G. Klemperer et Tritschler (151) ont notamment montré que l'oxalate de calcium se dissout d'autant mieux dans l'urine qu'elle renferme moins de chaux et plus de magnésium, de sorte qu'en réglant le régime pour maintenir une proportion déterminée de ces deux substances, on peut empêcher la formation de concrétions oxaliques dans les voies urinaires.

Il n'est pas probable que le gypse, si souvent rencontré dans les sources terreuses, exerce une action spéciale sur l'organisme ; de toute manière, son importance ne peut qu'être très faible à cet égard, vu que le sulfate de calcium n'est pas résorbé et se retrouve pour la plus grande partie dans les matières fécales. Il n'a pas été fait de recherches particulières sur le gypse.

Il n'y a rien de bien positif à tirer de l'action des alcalino-terreux pour l'appliquer aux sources terreuses. Elles sont certainement diurétiques, les froides riches en CO^2 le sont plus que les chaudes et cet effet leur est commun avec bien d'autres eaux minérales ; elles neutralisent l'acidité de l'estomac, mais bien moins énergiquement que les eaux alcalines. Nous ne savons si, dans la goutte, elles agissent autrement qu'en augmentant la diurèse, et en particulier si elles modifient favorablement les conditions de solubilité de l'acide urique dans le sang et dans les tissus. Les recherches d'E. et L. Lehmann (150 et 152), pour Wildungen et Contrexéville, ont rendu vraisemblable qu'elles entravent la cristallisation de l'acide urique et ainsi empêchent la formation de concrétions dans les voies urinaires. Il est certain qu'après administration de $CaCO^3$ on constate dans l'urine une diminution de l'acide phosphorique qui se trouve en grande partie éliminé par l'intestin à l'état de combinaison avec la chaux. En raison de ce fait, il reste un plus grand nombre d'ions de sodium à la disposition de l'urine pour dissoudre l'acide urique. Cependant von Noorden *(153)* doute que la quantité de chaux existant dans les eaux minérales soit suffisante pour déterminer une diminution appréciable des phosphates solubles. Nous reviendrons sur ce point en traitant de la *goutte*. Il faut néanmoins reconnaître comme un fait d'expérience que l'emploi des sources alcalino-terreuses est justifié dans la *diathèse* et la *lithiase uriques*.

On emploie encore ces eaux dans les *catarrhes de la vessie et du bassinet*. Il est bien établi que les eaux calcaires sont sans aucune action dans les *maladies des os*, et en particulier dans le rachitisme, vu que leur faible contenu en chaux est impuissant à en introduire dans l'organisme une quantité suffisante et que, d'autre part, il est loin d'être prouvé et, selon des recherches nouvelles, même très peu probable, que le rachitisme dépende d'un apport insuffisant de sels de calcium.

Les sources alcalino-terreuses sont aussi utilisées en *bains* qui agissent par leur CO^2 ou simplement comme des bains chauds ordinaires, dont l'effet excitant peut être un peu augmenté par la présence du sel. Quant au rôle possible de la radioactivité, on n'est pas encore en mesure de porter un jugement.

SOURCES ALCALINO-TERREUSES D'ALLEMAGNE

Wildungen (200 mètres), dans la principauté de Waldeck, possède, outre une source acidule ferrugineuse, trois sources alcalino-terreuses froides, dont la source Hélène et la source Georges-Victor sont employées de préférence tant en boisson qu'en bains. La source Hélène contient 1,2 %o de Ca CO^3 et 1,3 %o de Mg CO^3 , ainsi que 1 %o de Na Cl. Cette station a une réputation universelle pour les affections des voies urinaires et est surtout fréquentée par des malades qui souffrent de catarrhes de la vessie ou du bassinet, de diathèse urique, de calculs vésicaux et de maladies de la prostate. La saison va du commencement de mai à la fin de septembre.

Lippspringe (140 mètres), en Westphalie, possède une source carbonatée calcique sulfatée sodique d'une température de 21°, relativement riche en azote. Le gaz qui se dégage de la source renferme 86,9 %o d'azote. L'eau est employée surtout en inhalations et Lippspringe est principalement fréquenté par des malades atteints de catarrhes secs du larynx et des bronches, vu que les inhalations d'azote passent pour agir favorablement dans ce cas. En se basant sur des recherches antérieures on a attribué à l'azote inhalé une action toute particulière sur l'organisme, mais les conclusions formulées à cet égard ne tiennent pas devant une critique objective. Leichtenstern (154) et Glax (155) ont certainement raison en attribuant les effets de ces inhalations simplement au degré hygrométrique plus élevé de l'atmosphère. En outre, le climat uniforme, assez humide, contribue à diminuer la toux d'irritation et à influencer favorablement les catarrhes. La saison va de la mi-mai à la mi-septembre.

Inselbad, près de Paderborn, actuellement transformé en sanatorium, possède une source alcalino-terreuse faible, également riche en azote et employé aux mêmes usages que l'eau de Lippspringe.

Ribeauvillé, en Alsace, a une source alcalino-terreuse faible, employée en bains, inhalations et boisson.

SOURCES ALCALINO-TERREUSES DE LA SUISSE

Weissenburg (890 mètres), dans le canton de Berne, dans une vallée boisée et bien protégée, possède une source terreuse de 26°, renfermant surtout du carbonate de calcium et usitée en bains et en boisson. Cette station est indiquée dans les catarrhes subaigus et chroniques des voies respiratoires, dans les catarrhes du sommet et la tuberculose pulmonaire. C'est certainement le climat qui a la plus grande part aux résultats obtenus.

Faulensee-Bad (802 mètres), dans le canton de Berne, possède une source sulfatée calcique froide et est préconisé surtout dans les affections nerveuses et les catarrhes des voies urinaires.

Saxon (475 mètres), dans le canton de Vaud, vallée du Rhône, a des sources faibles, renfermant un peu d'iode et de brome. Dans les Grisons on trouve Bergün, Vals et Peiden.

SOURCES ALCALINO-TERREUSES DE FRANCE

Contrexéville, dans le département des Vosges, possède plusieurs sources alcalino-terreuses froides, dont la plus connue, la *source du Pavillon*, renferme surtout du sulfate de calcium et, outre du carbonate de calcium, un peu de fer, de lithium et d'arsenic. On les emploie principalement, et à assez fortes doses, en boisson, et de

plus en bains, [et surtout en douches]. Cette eau présente une forte
action diurétique et s'emploie dans les mêmes affections que Wildungen. On y envoie surtout les goutteux, les diabétiques, les néphritiques, [les graveleux, les artérioscléreux] et les individus malades du foie. La saison va de la fin de mai à la mi-octobre.

Bagnères-de-Bigorre (550 mètres), dans les Hautes-Pyrénées, présente trois groupes de sources différentes, des eaux alcalino-terreuses, des eaux ferrugineuses et des eaux sulfureuses. Les sources
alcalino-terreuses, qui sont les plus usitées, renferment, outre le
gypse et Ca CO^3, un peu de sulfate de magnésium, des traces de fer
et d'arsenic. On les prescrit en boisson et en bains, dans les gas-
tralgies, les troubles nerveux fonctionnels, les affections des voies
urinaires, les maladies de l'utérus et le rhumatisme chronique. Les
eaux sulfureuses sont employées, à l'instar de celles d'Eaux-Bonnes
et de Cauterets, dans les affections catarrhales des organes respiratoires. La saison va de la mi-juin à la mi-octobre.

Vittel (340 mètres) et *Martigny-les-Bains* (370 mètres), dans les
Vosges, ont des eaux alcalino-terreuses froides, surtout administrées
dans les affections des voies urinaires. L'eau de Vittel est exportée
en grande quantité.

Pougues-les-Eaux (200 mètres), dans la Nièvre, a des eaux alcalino-terreuses, riches en CO^2, qu'on recommande principalement
dans les dyspepsies atoniques, les catarrhes chroniques de l'intestin,
les diarrhées, la diathèse urique et la goutte.

Parmi les autres sources alcalino-terreuses de France, on peut
encore signaler Capvern et Siradan (Hautes-Pyrénées), Audinac et
Aulus (Ariège) [avec son action laxative et diurétique], et Cransac
(Aveyron).

SOURCES ALCALINO-TERREUSES D'AUTRES PAYS

En Italie : *San Pellegrino* (350 mètres), non loin de Milan, a des
eaux alcalino-terreuses faibles de 27°, recommandées dans les maladies des voies urinaires.

Bagni-di-Lucca, au pied des Apennins, était jadis une station très fréquentée. Les sources (37° à 54°) contiennent principalement du gypse et sont presque exclusivement employées en bains. Une grotte présente des bains de vapeur naturels ; on y administre aussi des bains de boue. Cette station convient surtout dans le rhumatisme chronique et la goutte. La saison va du début de mai à la mi-septembre.

Chianciano (550 mètres), dans la province de Sienne, a deux sources chaudes, dont la plus chaude (39°) renferme, outre du gypse et Ca CO³, de l'hydrogène sulfuré, et est employée principalement en bains.

En Espagne, on trouve des sources alcalino-terreuses à *Alanja* et à *Alhama-de-Murcia*.

En Russie, on a *Birschtany*, dans le gouvernement de Vilna. A *Kislovodsk* (825 mètres), dans le Caucase, se trouve la source bien connue en Russie et riche en CO² de *Narsan*, qui renferme, à côté de Ca CO³, très peu de principes fixes et peut être considérée comme une eau acidule simple. Kislovodsk possède des établissements balnéaires et hydrothérapiques modernes et est recommandé comme station climatique d'hiver. Von Berthenson affirme cependant que le climat ne convient pas aux phtisiques.

CHAPITRE XII

Bains de boue, bains de fange et de limon

On prépare les *bains de boue* avec de la terre marécageuse mélangée, avec agitation, à de l'eau minérale chaude ou réduite par de la vapeur en bouillie. Pour les *bains de fange*, on emploie la fange ou le limon qui se dépose dans diverses sources, surtout sulfureuses et chlorurées sodiques, ou sur les bords de la mer, des lacs ou des fleuves.

BAINS DE BOUE

La terre marécageuse ou tourbeuse est un produit de la décomposition d'organismes végétaux à l'abri de l'air et sous l'influence d'une humidité modérée. Dans ce processus se forment diverses substances organiques telles que l'humine et l'acide humique, l'acide formique et l'acide acétique. Comme les dépôts tourbeux, situés dans le voisinage des sources minérales, sont traversés par celles-ci et se chargent d'une partie de leurs éléments constituants, ils contiennent différents sels, de sorte qu'on peut parler de boues ferrugineuses, sulfureuses, salines.

On n'emploie jamais la boue fraîche en bains; on la laisse d'abord se désagréger à l'air jusqu'à ce qu'elle soit devenue entièrement sèche. Alors seulement on la broie et on la malaxe avec l'eau minérale appropriée avant chaque bain. Selon leur degré de consistance, on distingue les bains de boue en dilués, moyennement épais et épais. La teneur en sels varie beaucoup. La boue de Franzensbad est la plus riche en sels (15,69 %), puis c'est celle de Marienbad (12,67 %), tandis que toutes les autres boues en contiennent moins de 5 et le plus souvent moins de 3 %.

Le contenu acide des boues ne paraît pas être sans importance au point de vue de leur efficacité. Les boues de Franzensbad et de Marienbad renferment 6,8 % et 5 % d'acide, les autres boues connues au plus 0,08 à 0,28 %. La densité de la boue a son importance ; ici aussi la boue de Franzensbad tient le premier rang, sa consistance étant la plus considérable.

[On voit donc qu'à Franzensbad, Marienbad, etc., on mélange des matières boueuses de nature variable avec les eaux minérales ; ce sont des *boues artificielles.* « En France (H. Lamarque, 166), on est un peu plus difficile, et on n'appelle boue médicinale que les matières pulvérulentes d'origine végétale ou minérale qui se trouvent naturellement associées à une eau minérale (Duraud-Fardel) ou mieux qui macèrent toujours ou pendant plusieurs années dans une eau minérale (Rotureau). Les boues employées en France sont des *boues naturelles.* » Les boues les plus complètes sont les thermo-minéro-végétales qu'on ne trouve guère qu'à Dax et à Préchacq ; celles de Barbotan s'en rapprochent, de manière que c'est dans le sud-ouest de la France qu'on rencontre l'ensemble des boues les plus remarquables qui existent.]

Les effets des bains de boue dépendent à priori de deux facteurs, de leur composition chimique et de leur température. On attribuait jadis une grande importance à la première. Aujourd'hui on sait que c'est la *température propre à la boue* qui joue le rôle le plus important dans son action. La boue est, exactement comme la fange, un « milieu balnéaire lourd » (ein schweres Bademedium) ; tandis que dans le bain ordinaire il se produit constamment des courants pour l'établissement de l'équilibre thermique des diverses couches, cela ne peut pas se produire ou ne se produit que sur une faible échelle dans les bains de boue, de sorte que l'*action thermique* est beaucoup plus *constante* et que le corps ne reçoit pas d'une façon continue de nouveaux apports de chaleur. On peut donc, dans les bains de boue, supporter des températures plus élevées que dans les bains liquides. La boue a, en outre, une moindre capacité thermique que l'eau, et comme elle est un mauvais conducteur de la chaleur, la température reste plus longtemps fixée au même degré dans le bain de boue. Aussi le point d'indifférence est-il plus bas dans le bain de boue que dans le bain d'eau, soit entre 33°,9 et 34°,6 (Jakob), tandis que dans le bain ordinaire, il est fixé en moyenne à 35°.

Dans un bain de boue frais (31°,8) la température cutanée reste plus élevée que dans le bain d'eau ordinaire au même degré, tandis que la température s'abaisse davantage (Jakob, 156, L. Fellner, 157). Le bain de boue est donc un excitant de la peau, qui se congestionne, tandis que la température profonde du corps s'abaisse. Dans un bain de boue à 38°,2, la température cutanée augmente, tandis que la température axillaire s'abaisse d'abord un peu, puis monte également, tout en restant constamment inférieure d'environ 0°,2 à la température du bain (Jakob). Donc ici aussi l'excitation cutanée, qui provoque un abaissement de la température profonde, est encore bien appréciable. Fellner a montré cependant que la consistance du bain de boue influe sur ces modifications thermiques en tant que, dans un bain de consistance très grande, la température centrale du corps augmente à un degré thermique du bain inférieur à 38°, et même déjà à 35°. Dans un bain de boue chaud (40° à 46°) l'influence de l'hyperémie cutanée ne se fait plus sentir, de sorte que la température du corps augmente exactement comme dans un bain d'eau douce au même degré thermique.

Il ressort des recherches faites quant à l'action des bains de boue sur la *respiration*, le *pouls* et la *pression du sang* et sur le *métabolisme* (Fellner, 157, Kisch, 158, etc.), qu'ils n'agissent probablement pas autrement que des bains d'eau douce ordinaires et que les différences tiennent à l'abaissement du point d'indifférence des bains de boue, de sorte qu'un bain d'eau douce ne peut être comparé qu'à un bain de boue d'un degré environ de température plus bas.

Parmi les éléments chimiques constituants de la boue, les acides organiques et l'*acide sulfurique* surtout semblent devoir jouer un rôle en tant qu'ils augmentent l'*irritation cutanée*. Pour cette raison il se peut que les bains de boue les plus acides, ceux de Franzensbad, de Karlsbad et de Marienbad, soient plus actifs que les autres. Il faut dire encore que les bains de boue à acide sulfurique exercent une *action astringente* sur la peau et le vagin. La muqueuse vaginale présente souvent encore des heures après les bains une surface rude et sèche. De là sans doute l'action favorable de ces bains de boue sur les catarrhes du vagin et la leucorrhée. Cependant cette action astringente n'a guère encore été appliquée. Il y a lieu de faire ressortir cette simultanéité de l'hyperémie cutanée et de l'action astringente.

Un facteur, dont l'influence est généralement niée, c'est la *forte pression* exercée par le bain de boue. Sans doute la pression exercée sur le baigneur par le bain de boue ne dépasse pas beaucoup celle subie dans un bain d'eau ordinaire, le poids spécifique de la boue n'étant supérieur que de 0,05 environ de celui de l'eau (Jakob, 156). Cependant il est possible que cette différence de pression ne soit pas sans effet et que certains troubles observés dans le bain de boue sur des personnes nerveuses, très impressionnables, soient dus à cette cause toute mécanique.

La *radioactivité* ne joue aucun rôle ici, pour cette simple raison que la terre tourbeuse, comme l'a montré Riesenfeld (32) n'est pas radioactive, ou du moins ne présente pas de radioactivité supérieure à celle de la terre arable ordinaire si peu radioactive.

Si après tout cela nous nous demandons en quoi consiste la principale valeur des bains de boue, nous ne pouvons mieux les caractériser que par les paroles suivantes de Glax : « C'est qu'ils placent les baigneurs pour un temps assez long dans un milieu de température uniforme et permettent, en raison de leur faible conductibilité pour la chaleur, un séjour prolongé dans le bain, ce qui rend possible une action excitante sur la peau de plus grande durée que par les autres bains doués de cette propriété. » Les bains de boue, pas plus que les bains carbo-gazeux, ne doivent jamais être administrés sans prescription médicale formelle.

Les bains de boue s'emploient avec succès dans toutes les affections rhumatismales et goutteuses chroniques des muscles et des articulations, dans l'arthrite déformante, les contractures, les ankyloses, les névralgies, la sciatique et les paralysies, les catarrhes chroniques du vagin et la leucorrhée, la métrite chronique, la paramétrite et les exsudats pelviens, la prostatite, enfin dans la chlorose et l'anémie. Ils sont contre-indiqués dans les maladies du cœur et des vaisseaux. La boue sert aussi à des bains partiels et très souvent en applications locales, dans lesquelles cependant la boue ne se trouve pas en contact direct avec la peau, de sorte que seule la haute température peut agir.

On a vu, dans la description des diverses stations, en quels lieux des bains de boue sont administrés. Nous n'énumérerons ici que les plus connus : Franzenshad, Karlsbad, Marienbad, Teplitz, Pyrmont, Schwalbach, Elster, Muskau, Reiboldsgrün, Steben, Kissingen, Kudowa, Reinerz, Flinsberg, Spa (Belgique), Saint-Amand, Dax, [Préchacq, Barbotau], Aix-les-Bains, Uriage, en France, Ronneby, en Suède.

BAINS DE FANGE

Dans les bains de fange les mêmes facteurs interviennent d'une façon générale que dans les bains de boue. La fange déposée par quelques sources ou lacs et fleuves, et dans la mer, est principalement formée de carbonate de chaux, sulfate de fer, argile et carapaces siliceuses d'algues, ainsi que de substances végétales et organiques autres. La couleur et la consistance de la fange diffèrent suivant son origine et sa composition. L'*irritation mécanique* exercée sur la peau en raison du contenu en substances irritantes (silice, aiguilles de spongiaires, etc.) est plus grande que par les bains de boue. La fange, par exemple le *fango de Battaglia*, est *radioactive*, nous l'avons déjà dit. On ne sait en quoi cette propriété participe à son efficacité.

La fange est employée en *bains, enveloppements* et *frictions*.

La fange qui se dépose dans quelques sources, surtout chlorurées sodiques et sulfatées, est employée dans diverses stations telles que Nenndorf, Eilsen, Wipfeld, Driburg, Pistyan, Herkulesbad, Schinznach, etc. La fange provenant des lacs salés de la Russie sert également en bains.

BAINS LIMONEUX RUSSES

Les *lacs salés* (Limanen) qu'on rencontre à Odessa et en d'autres points de la mer Noire, laissent déposer une fange renfermant des bases très alcalines, volatiles, principalement des bases aminées, de l'ammoniaque, du sulfure de fer et de l'iode, et de plus des particules solides, de l'argile, du sable quartzeux, et des fragments de coquilles. Le mode d'emploi de cette fange est très particulier en certains lieux. Von Berthenson (159) le dépeint de la manière suivante : « En plein air, sur un espace divisé en compartiments par des séparations en planches, on étend soit à même sur la terre, soit sur des planches qui y sont disposées, des couches de fange, en plein soleil ; ce sont autant de « médaillons » A chaque médaillon on ajoute une certaine quantité d'eau salée ou d'eau de mer et on la mélange avec la fange jusqu'à consistance voulue. Lorsque la température atteint 48° à 50° dans les couches supérieures des médaillons, la baignoire se trouve prête, et l'on y dépose le malade pendant 15 à 30 minutes, en plaçant sous sa tête des coussins et protégeant le compartiment par une sorte d'écran formé de branchages entrelacés couverts extérieurement de feutre. Le degré de température acquis par cette sorte de baignoire (Grundwanne) dépend naturellement de la direction des rayons solaires, puis de la température et de l'agitation de l'atmosphère, et enfin de l'épaisseur de la couche limoneuse. »

Pareil procédé naturel ne pouvait évidemment s'appliquer que dans des lieux où l'insolation atteint l'intensité qu'elle présente dans le sud de la Russie. Les résultats obtenus par ce mode de traitement sont, d'après l'expérience concordante de médecins russes éminents, tout à fait remarquables. Von Berthenson (159) fait surtout ressortir les bons effets produits dans le rhumatisme articulaire et les affections goutteuses, dans les altérations scrofuleuses des glandes, du périoste et des os.

Les bains limoneux les plus connus de la mer Noire se trouvent à *Odessa, Ssaki, Mainaki* et *Tchokrak.* D'autres se rencontrent plus à l'intérieur du pays, entre autres à *Tamboakan* dans le Caucase, non loin de Pjatigorsk, connu par ses sources sulfureuses.

Outre la fange de ces lacs salés, on emploie aussi celle des côtes de la Baltique pour des bains, notamment à *Arensburg* et à *Hapsal*, qui sont aussi des stations de bains de mer fréquentées en été.

APPLICATIONS DE FANGE DANS D'AUTRES PAYS

En Italie, surtout à *Battaglia*, Abano et Acqui, la fange est employée en *enveloppements,* le corps tout entier, à l'exception de la poitrine ou de certaines parties du corps, se trouvant recouvert de *fango*. Le fango de Battaglia est exporté en grande quantité.

En Suède et en Norvège, on pratique surtout des *frictions* avec la fange. Dans les stations de bains de mer de *Sandefjord, Laurvik* et *Modum*, les parties malades sont ainsi frictionnées. Parfois, après le bain, le malade est flagellé avec des verges de bouleau et massé. Pour augmenter l'action, on passe souvent sur la peau des *méduses*. Ces cures donnent, paraît-il, de très bons résultats, surtout dans les paralysies, les névralgies et les affections rhumatismales. En Suède, et avant tout à *Loka*, les frictions avec de la fange sont pratiquées avec une force particulière : les parties malades sont littéralement malaxées avec elle. Tous ces procédés déterminent naturellement une irritation cutanée extraordinaire, de sorte qu'ici l'action mécanique est plus forte que celle de la température. Les indications des applications de fange sont les mêmes que celles des bains de boue.

BIBLIOGRAPHIE

—

1. II. J. HAMBURGER, Osmotischer Druck und Jonenlehre in den medizinischen Wissenschaften. Wiesbaden, 1902-1904.

2. H. KÖPPE, Physikalische Chemie in der Medizin, Wien. 1900. — Pflügers Archiv, Bd. 62, 1902. — Deutsche Medizinal-Zeitung, 1903.

3. ALBU u. NEUBERG, Physiologie und Pathologie des Mineralstoffwechsels. Berlin, 1906.

4. G. OVERTON, Studien über die Narkose. Jena, 1901.

5. H. MEYER, Arch. f. exper. Pathol. u. Pharmakologie, 42, 1899; 46, 1901.

6. J. LOEB, Pflügers Archiv, 1894-1904. — American Journal of physiol., vol. 3-6.

7. VON KORANYI, Zeitschrift für klinische Medizin, 1897.

8. KÖPPE, Die Bedeutung der Salze als Nahrungsmittel.

9. MEYERHOFER, Vortrag auf der Naturforscherversammlung in Karlsbad, 1902.

10. P. F. RICHTER, Zeitschrift für diätet.und physikal. Therapie, 1902.

11. VON BEMMELEN, Recueil des travaux chimiques des Pays-Bas, 7, 36-118. — NEUBERG et NEIMANN, Biochem. Zeitschrift, Bd. 1, Heft, 1, 1906.

12. W. OSTWALD, Grundr. d. Allg. Chemie. 3. Aufl. 1899, et Vortrage auf der Naturforscherversammlung in Hamburg, 1901.

13. G. BREDIG, Anorg. Fermente, Leipzig, 1901, et Asher-Spiros.Ergebnisse der Physiologie, Bd. I, Th. 1, 1902.

14. W. SPITZER, Pflügers Arch., Bd. 60 et 67. — MANCHOT, Zeitschr. f. anorgan. Chemie, Bd. 27.

15. H. STRAUSS, Vortrag auf dem 18. Kongress f. innere Medizin in Wiesbaden, 1900. — Therapeut. Monatshefte, H. 6, 1905.

16. STRAUSS-KOSTKEWICZ, Therap. Monatshefte, H. 11, 1899.

17 STRAUSS, Zeitschr. f. diät. u. physik. Therapie, X, 1906-7; Therap. Monatshefte, H. 11, 1899.

18. D. GROSSMANN, Deutsche med. Wochenschrift, 51. 1902.

19. K. GRUBE, Deutsche Med.-Zeitung, 36, 1902.

20. F. ENGELMANN, Deut. med. Zeitg, 38, 1902.

21. VON SZABOKY, Berlin. klin. Wochenchr., 24-25, 1906.

22. A. BONANNI, citation d'après Malys Jahresbericht f. Tierchemie, 32.

23. J. BRAND, Pflügers Archiv, 90.

24. H. STRAUSS, Berlin. klin. Wochenschr., 12, 1903.

25. STRAUSS, Therap. Monatshefte, H. 11. 1899 et Deutsche Medizinal-Zeitung, 1903.

26. STRAUSS, et ROTH-STRAUSS et JUSTESEN, Zeitschr f. klin. Med., Bd. 37, 41, 42, 57. — Therap. Monatshefte, 1892. — Kongress f. inn. Med., 1900.

27. TH. PFEIFFER u. A. SOMMER, Arch. f. exp. Pathol. u. Pharmakol., 43,

1900. — Bönniger, *ibid*, 50, 1903. — Von Rzentkowski, *ibid.*, 51, 1903. — Sommerfeld u. Röder, Berl. kl. Wochensch., 50, 1904. — A. Bickel, *ibid.*, 3, 1905. — E. Otto, Arch. f. exp. Pathol. u. Pharmakol., 52, 1905.

28. Pavlov, Die Arbeit der Verdauungsdrüsen (trad. allem par A. Walter) Wiesbaden, 1898.

29. Elster Geitel, Physikal. Zeitschr., 1902 et 1904. — Zeitschr. d. Instrumentenkunde, 1904.

30. Curie et Laborde, Compt. rend. de l'Acad. d. Sci., 1904.

31. H. Sieveking, Berl. kl. Wochenschr., 23-24, 1906.

32. E. H. Riesenfeld, Deut. med. Wochenschr., 1, 1905.

33. C. Neuberg, Zeitschr. f. Krebsforschung, Bd. 2, 1904. — J. Wohlge muth, Verh. d. deutsch. patholog. Gesellsch., Berlin, 1904.

34. L. Wick, Berl. Kl. Wochenschr, 15-16, 1906.

35. Elster Geitel, cités d'après L. Wick (34).

36. Bergell Bickel, Kongr. f. inn. Med., 1905, et Zeitschr. f. klin· Med., 58, 1905.

37. P. Bergell, Arbeiten a. d. pathol. Institut. Berlin, 1906.

38. Bergell u. Braunstein, Medizin. Klinik, 13, 1905.

39. Caspari u. Aschkinass, Pflügers Archiv, 86, 1901.

40. Pfeiffer u. Friedberger, Berl. kl. Wochenschr., 28 et 30, 1903.

41 A. J. Kalmann, Wien. klin. Wochenschr., 22, 1905.

42. M. Rheinbold, Arbeiten a. d. pathol. Institut, Berlin, 1906, et Berl. kl. Wochenschr., 20, 1906.

43. Liebermeister, Deutsche Klinik, 1859, et Reicherts u. Du Bois-Reymonds Archiv, 1860

44. Wick, Wien. klin. Wochenschr., 36 et 37, 1894.

45. Glax, Lehrbuch der Balneotherapie, Bd. I, p. 46, Stuttgart, 1897.

46. Speck, Physiologie des menschlichen Atmens, Leipzig, 1892.

47. A. Lœwy, Pflügers Archiv, 46.

48. Grawitz, Zeitschr. f. klin. Med., 21, 1892.

49. H. Winternitz, Klin, Jahrbuch, Bd. 7, 1899

50. Topp, Ueber den Einfluss heisser Bäder auf. den Menschen. Inaug. Diss., Halle, 1893.

51. Formanek, Sitzungsber. der k. k. österr. Akademie der Wissensch., Abt. 3, 1892.

52. Von Mering, Kongress f. innere Medizin, 1893.

53. Glax u. Klemensiewicz, Mitth. d. Kreises der Aerzte in Steiermark, 1876-77.

54. Winternitz, Die Hydrotherapie auf physiol. u. klinischer Grundlage, Bd. I. 1890.

55. Glax, Lehrb. d. Balneotherapie, Bd. I. p. 25.

56. Friedrich u. Stricker, cités d'après Glax, Balneother., Bd. I, p. 27.

57. Glax, Ueber die Wirkung von Trinkkuren. Mitteil. der Ver. d. Aerzte in Steiermark, 1875.

58. J. Mayer, Zeitschr. f. klin. Med. Bd , 2, 1880.

59. Oppenheim, Beitr. z. Physiol. u. Pathol. der Harnstoffausscheidung. Inaug. Diss., Bonn, 1881.

60. Von Noorden, Pathologie des Stoffwechsels, I. Aufl., 1893.

61. R. O. Neumann, Arch. f. Hygiene, 36, 1899.

62. Schöndorf, Pflügers Archiv., 46, 1890.

63. Laquer, Kongress f. innere Med., 1896.

64. Schreiber, Die Harnsäure. Stuttgart, 1899.

65. W. Fleiner, Münchener med. Wochenschr., 38-39, 1906.

66. H. Winternitz, Ueber die Wirkung verschiedener Bäder, insbesondere auf den Gaswechsel. Habilitations Schrift, Halle, 1902.

67. H. Schade, Zeitschr. f. experim. Pathol. u. Therapie, Bd. I. 1905.

68. Glax, Lehrb de Balneother., Bd. I, p. 225.

69. Jaworski, Deut. Arch. f. klin. Med., Bd. 35, et Deut. med. Wochenschr , 1887.

70. Quincke, Arch. f. expem Pathol., 1877.

71. Fr. Penzoldt, Deut. Arch. f. klin. Med., Bd. 73.

72. Weidert, Inaug. Diss., Erlangen, 1903.

73. L. Pincussohn, Arbeit. a. d. pathol. Instit. Berlin, 1906.

74. Von Mering, Kongr. f. inn. Med., 1893.

75. Buchheim, Arzneimittellehre, 1878.

76. Quincke. (Voyez 70.)

77. Kobert, Lehrb. d. Intoxikationen, Stuttgart, 1893.

78. A. Bickel, Kongr. f. inn. Med , 1905. — Berl. kl. Wochenschr., 2, 1906.

79. Sasaki, Arch. f. Verdauungskrankheiten, 12, 1906.

80. Baumstark, *Ibid.*, id.

81. Mayeda, Biochem. Zeitschr., Bd. II, 4-6, 1907.

82. Pewsner, Berl. klin. Wochenschr., 30, 1906. Sitzungeber. d. Berl. med. Gesellschaft.

83. Von Noorden, Ueber den Einfluss der schwachen Kochsalzquellen auf den Stoffwechsel des Menschen, Frankfurt, 1896.

84. Von Limbeck, Arch. f. exp. Path. u. Pharmakol., 25, 1889.

85. H. J. Hamburger, Zeitschr. f. Biologie, 27, 1890.

86. E. Münzer, Arch. f. experim. Path. u. Pharmak., 41, 1898.

87. R. Magnus, *Ibid.*, 44 et 45, 1900 et 1901.

88. Flemming, Inaug. Diss., Petersburg, 1893.

89. Dapper, Zeitschr. f. klin. Med., 30, 1896.

90. Posner u. Goldenberg, *Ibid.*, 13, 1888.

91. Clar, Blätter f. klin. Hydrotherapie, 5, 1895.

92. M. Mayer, cité d'après Glax, Balneother., Bd. I.

93. J. Jacob, Versamml d. balneol. Sektion, Berlin, 1884.

94. Trautwein, Deut. Arch. f. klin, Med., 41, 1887.

95. E. Lehmann, Ueber die Adhäsion der Badestoffe an der Haut. Inaug. Diss., Bonn, 1876.

96. A. Hiller, Zeitschr. f. klin. Med., Bd. 17, Supp., et Thalassotherapie, in Goldscheider. — Jacobs Handb. der physikal. Therapie. Leipzig, 1901.

97. Glax, Balneotherapie, Bd. I, p. 218.

98. Zuntz u. Röhrig, Pflügers Archiv, 1871.

99. Keller, Balneolog. Gesellschaft, Berlin, 1895.

100. ROBIN, Acad. de méd., 1891.

101. KÖSTLIN, Inaug. Diss., Halle, 1892, et Fortschritte der Med., 1893.

102. VON BASCH u. DIETL, Med. Jahrbücher, 1870.

103. J. JACOB, Virchow's Arch., 72, 1875. — Berl. klin. Wochenschr., 16, 1877. — Kongr. f. inn. Med., 1890.

104. SENATOR u. FRANKENHÆUSER, Therapie der Gegenwart, I, 1904.

105. GOLDSCHEIDER, Arch. f. Anat u. Physiol, 1887.

106. VON LEYDEN, Tabes dorsalis, in Eulenburgs Realencyclopädie, 19, 1889.

107. CHROBAK u. VON ROSTHORN, « Die Erkrankunger der weiblichen Geschlechtsorgane », in Nothnagels Spezielle Pathol. u. Therapie, 1096.

108. HILLER, Thalassotherapie, in Handb. d. physik. Therapie v. Goldscheider u. Jacob, Leipzig, 1901.

109. GLAX, Balneoth., I, p. 290.

110. ZIMMERMANN, Veröff. d. Gesellsch. f. Heilk. in Berlin, 1879.

111. R. VIRCHOW, Virch. Archiv. Bd. 15.

112. A. LŒWY u. Fr. MÜLLER, Pflügers Arch , 103, 1904.

113. GLAX, Balneoth., Bd. I, Seebäder.

114. NOTHNAGEL u. ROSSBACH, Arzneimittellehre, Berlin, 1894.

115. REICHMANN, Arch. f Verdauungskrankh, 12, 1906.

116. BICKEL, Berl. klin. Wochenschr., 28, 1905, et 2, 1906. — HEINSHEIMER, Ibid., 1906, et Med Klinik, 1906.

117. S. BIRK, Dissert., Erlangen, 1904.

118. HEINSHEIMER, Arch f. Verdauungskr, 12, 1906.

119. SPILKER, Inaug. Diss., Berlin, 1889.

120. J. MAYER, Zeitschr. f. klin. Med., Bd. 3, 1881.

121. STADELMANN, Kongr. f. inn. Med. Wiesbaden, 1890.

122. SEEGEN, Sitzungsber. d. k. Akad. d. Wissensch., Bd. 10, 1864, et Studien über den Stoffwechsel. Gesammelte Abhandl., Berlin, 1887.

123. JAWEIN, Zeitschr. f. kl. Med, Bd. 22, 1893.

124 KAST, Festschr. zur Eröffnung des Krankenhauses, Hamburg, 1889.

125. A. LŒWY, Arch. f. Physiol., 1903.

126. PFEIFFER, Kongr. f. inn. Med. Wiesbaden, 1886 et 1888, et Berl. kl. Wochenschr., 40, 1894.

127. BICKEL, Berl. kl. Wochenschr., 2, 1906. — SASAKI, Arch. f. Verdauungskr., 12, 1906.

128. BECKE, cité d'après Mayeda (81).

129. VOIT, Zeitschr. f. Biol., 1865.

130. EWALD u. SANDBERG, Ztbl. f. Med., 17 et 18, 1888.

131. SEEGEN, Wien. med. Wochenschr., 1860.

132. LEVA, Berl. kl. Wochenschr., 11, 1894; V. LUDWIG, Ztbl. f. inn. Med , 45, 1896.

133. GLAX, Berl. kl. Wochenschr., 31, 1882.

134. CLAR u. LUDWIG, Ueber die Konstantinsquelle in Gleichenberg, Wien. 1896.

135. BICKEL u. PEWSNER, Biochem. Zeitschr., Bd. 3, 1907.

136. VON BUNGE, Lehrb. d. Physiol , Bd. 2, Leipzig, 1901. — Zeitschr. f. Biol., Bd. 41, 1901, et Bd. 45, 1904.

137. KUNKEL, Pflügers Arch., Bd. 50, 1891.

138. HOCHHAUS u. QUINCKE, Arch. f. exp. Path., 37, 1896.

139. A. GAUTIER, Compt. rend. Acad. d. sci., 129, 130. — Zeitschr. f. physiol. Chemie, Bd. 36.

140. G. BERTRAND. Compt. rend. Acad. d. Sci., 134, 1434.

141. GLAX, Balneoth., Bd. 1, p. 193.

142. VON NOORDEN, Berl. kl. Wochenschr , 9, 1895.

143. SCHMIEDEBERG, Grundr. d. Arzneimittellehre, Leipzig, 1895.

144. DRONKE, Berl. kl. Wochenschr., 49, 1887.

145. G. MAYER u. BEISSEL, *Ibid.*, 13, 1884.

146. VAS u. GARA, Allg. Wien. med. Zeitg., 18, 1894.

147. E. VOIT, Ztschr. f. Biol., 16, 1880.

148. VON BUNGE, Lehrb. d. Physiol. d. Menschen, 1901.

149. J. BERTRAM, Ztschr. f. Biol., 14, 1878.

150. E. LEHMANN, Berl. kl. Wochenschr., 23, 1894.

151. G. KLEMPERER u. TRITSCHLER, *Ibid.*, 152, 1901, et Ztschr. f. kl. Med., 44, 1902.

152. L. LEHMANN, Deut. med. Wochenschr., 27, 1889.

153. VON NOORDEN, Kongr. f. inn. Med. Wiesbaden, 1896.

154. LEICHTENSTERN, Allgem. Balneotherapie, in von Ziemssens Handb. d. allg. Therapie, Leipzig, 1880.

155. GLAX, Balneoth., Bd. I, p. 160.

156. J. JACOB, Die physiol u. therap. Wirkungen der Moorbäder., Glatz, 1876, et Berl. kl. Wochenschr., 17, 1877.

157. L. FELLNER, Versamml. d. balneol. Gesellsch., Berlin, 1883.

158. KISCH, « Moorbäder », in Eulenburgs, Realencyclopüdie, Bd. 13, 1888.

159. VON BERTHENSON, Wien. kl. Wochenschr., 43, 1896.

160. G. BERTRAND, Compt. rendu. Acad. d. Sci., 124, 1032, 1897.

161. CONNSTEIN u. HOYER, Seifensiederzeitung, 32, 1905.

162. NEUBERG u. ROSENBERG, Berl. kl. Wochenschr., 2, 1907.

163. R. MAGNUS, Ztschr. f. physiol. Chemie, 48, 376.

164. MAGNUS, Ergebnisse der Physiologie, II, 669.

165. A. LŒWY, Pflügers Archiv, 43, 1888.

166. L. LANDOUZY, A. GAUTIER, MOUREU, DE LAUNAY, HEITZ, etc. Crénothérapie, climatothérapie, thalassothérapie, Paris, 1910.

INDICATIONS

Climatothérapiques & Balnéothérapiques

DES

Diverses Maladies

CHAPITRE PREMIER

Choix de la Station
Différents
facteurs intervenant dans la cure
Régime. Durée de la Cure

———

Le choix de la station, dans un cas déterminé, ne dépend pas seulement du genre de maladie à laquelle telle station climatique ou hydrominérale est censée convenir, d'après l'expérience acquise, mais encore d'autres facteurs dont la mise à l'écart compromettrait le succès ou le rendrait illusoire.

Il est bien évident qu'un malade, qui n'aurait que difficilement les moyens d'aller aux eaux, ne doit pas être envoyé dans des stations où la vie est chère. Si un malade atteint de la poitrine ou de l'estomac doit s'imposer de grandes privations dans une station, à cause de la modicité de ses ressources, s'il ne peut s'y nourrir convenablement et suivant les exigences de son état, il ne pourra espérer un résultat appréciable de la cure, soit dans les stations climatiques, soit dans les stations hydrominérales.

Le médecin doit de plus tenir compte du facteur *individuel* ; pour tels malades le séjour dans une localité tranquille et modeste est plus favorable que dans une station internationale où le luxe s'étale, pour tels autres c'est précisément la distraction et la fréquentation d'une nombreuse société qui sont utiles. Bien entendu, il faut s'assurer, lors du choix d'une station, si les installations *sanitaires* et *hygiéniques* répondent à toutes les exigences et si le malade y trouvera le *confort nécessaire*. Si, indépendamment des moyens thérapeutiques spécifiques d'une station, il y a lieu de recourir à d'autres méthodes thérapeutiques (hydrothérapie, mécanothérapie, régime, cures de lait, de petit-lait, de kéfir, de raisins), il faut donner la préférence aux stations où ces méthodes sont pratiquées avec la plus grande perfection.

Lorsque seuls les *facteurs climatiques* sont recherchés, il ne faut pas perdre de vue que leurs effets sont tout différents selon que le malade est ou n'est pas habitué au climat en question. Le malade, par exemple, qui vit constamment dans la montagne, ne tirera pas un aussi grand bienfait du climat d'altitude que le malade qui vient de la plaine. Lorsqu'il s'agit de savoir si c'est le climat d'altitude ou le climat marin qui conviennent, il faut donc tenir compte de l'habitat habituel du malade. Qu'on n'oublie pas, non plus, qu'il suffit souvent de soustraire un malade à sa manière de vivre habituelle et de le faire changer de milieu pour améliorer son état. Il va de soi qu'il ne faut pas imposer à un individu gravement malade un voyage long et fatigant ; c'est le médecin qui endosse la responsabilité si le malade est incapable de supporter les fatigues d'un semblable voyage. Même des personnes qui ne sont pas très malades, beaucoup de neurasthéniques, par exemple, se trouvent souvent mieux du séjour dans une localité peu éloignée de leur famille que dans des régions lointaines où le sentiment de la solitude et la nostalgie les oppriment à un tel point que le succès de la cure se trouve entièrement compromis.

Le médecin doit donc tenir compte de tous ces facteurs et les peser soigneusement, afin de choisir la station qui convient le mieux à son malade.

En ce qui concerne les *cures hydrominérales*, nous avons déjà fait ressortir, dans le chapitre de début de la balnéothérapie, que l'action des sources ne doit pas être identifiée, sans autre forme de procès, avec le résultat obtenu par ces cures. Sans doute les eaux constituent le facteur thérapeutique le plus important et déterminent essentiellement le choix de la station, mais elles ne jouent pas un rôle exclusif dans les résultats obtenus. Dans toute *cure hydrominérale,* une série d'autres facteurs interviennent encore, et il est nécessaire d'en tenir compte. L'éloignement du milieu habituel, l'absence des soucis professionnels et de ceux de la vie journalière, les impressions nouvelles multiples reçues, et de plus la foi en l'efficacité des eaux, tous ces *facteurs psychiques* ont leur grande importance, de même que le séjour dans un climat différent, au grand air, et la somme plus grande d'exercice corporel ; ces facteurs à eux seuls donnent déjà de bons résultats dans un grand nombre de cas. Un fait qui prime tout, c'est que le malade, retenu dans le cercle de ses occupations habituelles, n'est guère disposé à suivre exactement les prescriptions de son médecin, notamment en ce qui concerne le régime — et parfois n'est pas même en mesure de le faire, — tandis qu'à la station balnéaire il est engagé, déjà par l'exemple des autres malades, à mener une vie plus rationnelle et plus hygiénique, de sorte qu'il se conforme plus consciencieusement aux prescriptions diététiques de son médecin.

Comme tous ces facteurs agissent concurremment avec la cure hydrominérale, il est difficile d'en apprécier l'importance individuelle et de déterminer strictement la part qui leur revient dans le résultat final de la cure. Cependant il ne faut, sous aucun prétexte, estimer l'effet des sources au-dessous de sa valeur.

Il n'est plus permis aujourd'hui, même au plus sceptique, de douter de l'action profonde des eaux minérales sur l'organisme, bien qu'il ne nous soit pas toujours possible d'expliquer scientifiquement chacun des effets produits. Les recherches récentes, mentionnées en détail dans les chapitres précédents, légitiment cette manière de voir, dans une large mesure. D'autre part, la grande valeur des cures hydrominérales et le rôle important qu'on leur fait jouer dans le traitement de nombreuses maladies se trouvent justifiés par la multiplicité des agents curatifs mis en œuvre à la station balnéaire. Cette combinaison de facteurs thérapeutiques si divers n'est possible que dans ces stations.

La nature même de la maladie exige, dans bien des localités balnéaires, un régime particulièrement sévère. Mais de là à conclure, comme on le fait parfois, que les sources ne jouent qu'un rôle secondaire ou même accessoire, il y a loin. Le régime et les eaux se complètent pour mener la cure à bien. Même dans le cas de purs traitements médicaux, on ne se borne que très rarement à prescrire le médicament ; d'ordinaire on règle en même temps le *régime alimentaire et hygiénique,* et il ne viendrait à l'esprit de personne de nier, pour cela, l'efficacité du remède prescrit. Il va donc de soi que le médecin d'une ville d'eaux ne se bornera pas à prescrire au malade les eaux en boisson ou en bains, mais tirera parti des autres facteurs efficaces au mieux des indications individuelles et prêtera une attention particulière au régime, d'autant plus que les maladies qui ressortissent le plus souvent aux cures hydrominérales sont chroniques, donc des maladies dans lesquelles le régime joue un rôle prépondérant.

De toutes manières, il ne faut pas identifier le régime à prescrire dans les stations balnéaires avec les pratiques diététiques surannées en usage jadis. L'antique errement qui consistait à proscrire, pendant la cure, certains aliments comme contraires à l'action des eaux ou même comme occasionnant de graves troubles digestifs, est abandonné depuis longtemps comme faux et comme basé sur des prémisses chimiques erronées. Bien qu'on puisse admettre qu'en général les médecins des villes d'eaux ont renoncé à ces idées d'un autre âge, il en reste encore çà et là des vestiges. Ainsi l'on peut entendre parfois même des médecins exprimer leur étonnement de voir un malade, soumis à une cure de Karlsbad, autorisé à manger, par exemple, du beurre, des fruits et bien d'autres aliments. Il serait temps enfin d'en finir avec cette idée superstitieuse que l'usage d'une source minérale puisse contre indiquer l'usage d'un aliment ou d'une boisson quelconques. *Il n'existe pas de régime spécial à la cure hydrominérale,* et il n'y a point de substance alimentaire qui soit incompatible par elle-même avec une cure. Cela s'applique à toutes les sources minérales et à tous les aliments. Même la défense de manger des fruits crus pendant une cure d'eaux ferrugineuses ou sulfatées alcalines, encore assez répandue aujourd'hui, ne repose sur aucun fondement. De proscrire, pendant une cure à Kissingen, Marienbad, Karlsbad, etc., le beurre, ou de n'en pas permettre l'usage en quantité suffisante, dans certains cas, pourrait même, dans des circonstances données, constituer une faute grave. On peut donc, sans arrière-pensée, autoriser l'usage des fruits crus dans les stations précitées, ainsi que dans maintes autres, en tenant compte des dispositions individuelles, c'est-à-dire à la condition que l'état du malade en traitement paraisse devoir s'en trouver bien. C'est, en définitive, l'état du malade seul qui fait adopter telles prescriptions diététiques et interdire tels aliments. Il n'y a donc pas lieu de parler d'un régime de Karlsbad, de Kissingen ou de Hombourg. Et si dans certaines stations, notamment à Karlsbad, on ne tolère pas l'usage d'aliments acides, très épicés et de digestion difficile, c'est qu'on y traite précisément et le plus souvent, des maladies (affections gastro-intestinales, hépatiques, goutteuses, etc.) dans lesquelles on interdit habituellement l'usage de ces aliments, du moment surtout qu'on veut instituer un régime sévère de plusieurs semaines. Certes, la prescription d'un régime spécial rigoureux dans certaines maladies, est entièrement justifiée. C'est que l'ingestion d'eaux minérales impose à l'appareil digestif un travail nouveau, inaccoutumé ; tôt ou tard les efforts réactionnels d'équilibration ou de compensation de la part de systèmes organiques isolés se produisent et viennent assez souvent déterminer des troubles de l'état général, d'où il résulte encore que le malade réagit plus énergiquement, à l'occasion de toute faute de régime, qu'en temps ordinaire.

Nous n'insisterons pas ici sur les prescriptions diététiques, dont l'exposé convient mieux aux traités de diététique et de thérapeutique alimentaire.

En raison de l'importance croissante que les médecins et les malades attachent aux *méthodes de la physicothérapie*, on les a introduites dans les localités balnéaires, et cela à juste titre, car tout procédé thérapeutique nouveau introduit ne peut qu'être profitable aux malades, dont la plupart ne trouvent pas le temps ou le loisir, à domicile, de se soumettre à un traitement spécial. Ainsi l'on trouve aujourd'hui dans toutes les stations importantes, des installations complètes d'hydrothérapie, d'électrothérapie, de mécanothérapie et de massage, toutes les variétés de bains (bains carbo-gazeux, bains de lumière électrique, bains d'air chaud). L'emploi de ces moyens curatifs est indiqué dans des cas déterminés, mais leur abus ne saurait être assez sévèrement blâmé. La « polypragmasie » assez souvent pratiquée dans certaines stations est certainement la cause de maints échecs. Il est vrai que le malade n'est que trop souvent disposé à abuser de ces moyens curatifs ; pendant les quelques semaines dont il dispose, il veut essayer de tout et souvent outrepasse les prescriptions de son médecin. C'est l'affaire du médecin consulté par lui de combattre ces dispositions et de le modérer. Le fait qu'une série de malades font la cure de leur propre chef, sans direction médicale, contribue toujours à aggraver ces inconvénients et il n'y a pas à s'étonner qu'en pareil cas la cure produise parfois des effets plutôt fâcheux qu'utiles. La cause de ces excès réside en partie dans la durée trop brève accordée à la cure.

Il n'est guère possible de formuler des règles générales quant à la *durée d'une cure*. Dans un grand nombre de cas les 3 ou 4 semaines habituellement consacrées à la cure suffisent amplement ; dans d'autres il n'est pas possible d'obtenir de résultats appréciables dans un si court laps de temps. Il ne faut pas perdre de vue, en effet, que souvent des facteurs tout nouveaux et inusités, comme nous l'avons déjà dit, viennent à agir sur le malade, provoquant de prime abord des troubles du mécanisme régulateur général de l'organisme, troubles qui doivent graduellement disparaître avant que le résultat de la cure devienne appréciable. Ce moment critique varie selon les individus ; aussi certains malades ne remarquent-ils guère de modification dans leur état que dans le cours de la deuxième ou de la troisième semaine ; chez d'autres l'effet ne se fait sentir qu'après la cure, chose constatée empiriquement de manière certaine, mais susceptible aussi d'être expliquée scientifiquement. De plus les phénomènes de réaction, que détermine souvent la cure, sont parfois si intenses (accès de goutte, de lithiase biliaire, etc., provoqués) qu'il faut interrompre la cure et que l'usage des eaux ne peut être permis qu'avec beaucoup de précaution et éventuellement de façon intermittente. Il n'est donc pas logique de fixer préalablement la durée d'une cure à 3 ou 4 semaines.

L'exposé des règles qui président à une cure de boisson ou de bains nous conduirait trop loin ; disons seulement que les prescriptions doivent être invariablement exemptes de toute schémstisation systématique. L'ancien usage de boire les eaux minérales à jeun est rationnel, vu que, introduites dans un estomac à jeun, elles sont mieux résorbées. Encore faut-il s'écarter de cette règle, dès que des

raisons individuelles exigent que l'eau soit prise par petites quantités à différents moments de la journée.

Il résulte de ces explications que *les prescriptions* concernant une
cure hydrominérale ne peuvent être invariables, mais *doivent toujours et exclusivement tenir compte de l'individualité du malade.*

CHAPITRE II

Etats de dénutrition. — Faiblesse générale, convalescence difficile. — Scrofule. Rachitisme. Malaria. Maladie de Basedow.

FAIBLESSE GÉNÉRALE ET CONVALESCENCE

La dénomination de dénutrition ou d'état de nutrition défectueuse ne s'applique pas à l'amaigrissement qui caractérise un grand nombre de maladies chroniques et dont le traitement dépend de la nature même de chacune de ces maladies, mais à cette forme de dénutrition chronique qui s'observe en cas de faiblesse générale et de convalescence consécutive à une maladie aiguë.

Tous les individus débiles, à système osseux délicat et à musculature lâche, arrêtés dans leur développement, sans énergie et sans activité depuis leur enfance, incapables d'opposer une résistance sérieuse aux influences pathogènes, retireront le plus grand bénéfice de l'*aérothérapie* associée à une alimentation convenable. Endurcissement méthodique, tel que le réalisent le mieux le climat marin ou celui des altitudes, telle est la méthode la plus rationnelle pour transformer de semblables individus en personnes saines et résistantes.

En parlant des effets des climats marin et d'altitude, nous avons fait ressortir qu'ils tendent tous à mettre en jeu les différents appareils régulateurs du corps, à les habituer peu à peu à supporter des excitations plus vives et à augmenter ainsi la résistance de l'organisme. Nous avons dit aussi que les excitations climatiques doivent être mesurées à la constitution, qu'il doit toujours y avoir en réserve une certaine somme de force de résistance afin que le malade puisse répondre aux exigences croissantes imposées à son organisme.

Quant au choix du climat, c'est toujours l'état général du malade qui doit être pris en considération. Les individus très faibles, par exemple, ne doivent pas être soumis aux excitations climatiques les plus fortes ; ainsi on ne les enverra pas immédiatement sur la côte de la mer du Nord ou aux grandes altitudes, mais, en tenant compte des conditions individuelles, soit en une localité à climat indifférent, à air privé de poussières, à environs boisés, en un point approprié de la Baltique ou de la Méditerranée, ou enfin en une station subalpine.

Des considérations semblables doivent entrer en ligne de compte lorsqu'il s'agit de choisir un séjour pour convalescents d'une maladie aiguë grave. Il est indubitable que tout changement d'air contribue essentiellement à remettre sur pied un malade à la suite d'une affection prolongée et à lui rendre sa force de résistance normale. On considère parfois — et bien à tort — un voyage de convalescence comme un luxe dont on pourrait à la rigueur se passer. Et cependant une convalescence dûment réglée n'est pas moins importante que le traitement rationnel de la maladie elle-même. Il ne faut pas perdre de vue que le malade, une fois débarrassé de sa maladie, n'a pas encore pour cela récupéré la pleine santé, que son organisme reste encore affaibli et que le fonctionnement de ses organes pris individuellement est encore insuffisant. L'alimentation appropriée et le changement d'air, tels sont les facteurs les plus importants, les plus capables de faire disparaître toutes les suites des maladies aiguës.

Beaucoup de ceux qui, après une maladie infectieuse grave, après une affection prolongée accompagnée de suppuration ou d'autres flux débilitants, n'ont jamais réussi à bien se remettre ni à récupérer leur force de résistance, le doivent à une convalescence mal réglée. Cela s'applique tout particulièrement aux individus naturellement débiles et aux vieillards.

Il n'est d'ailleurs pas toujours nécessaire d'envoyer les malades au loin ; il est souvent préférable de beaucoup de choisir une localité dans le voisinage de leur demeure, mais où l'air est pur et exempt de poussières. Il est certain que pour un grand nombre de convalescents la mer ou la montagne conviennent particulièrement à la condition que dans le choix de la localité on se conforme aux principes esquissés plus haut et que l'on tienne compte de la constitution du malade et des facteurs dépendant de la nature de la maladie subie.

En automne et au printemps et, si le temps le permet, en hiver, les stations à choisir sont : dans le Tyrol méridional *Meran, Bozen, Gries, Arco;* puis *Abbazia, Lussin,* les localités des bords du lac de Genève telles que *Montreux, Territet;* sur les lacs de la Haute-Italie, *Bellagio, Lugano, Locarno, Pallanza, Gardone,* etc., de même la *Riviera française* et *italienne;* pour les constitutions robustes et résistantes, les *voyages en mer* pas trop lointains. En général, il ne faut pas oublier que des voyages trop lointains pendant la convalescence offrent des dangers sérieux.

A ce point de vue, il est rare qu'on ait à conseiller des *cures hydrominérales* de boisson ou de bains, ou du moins ce ne sera qu'à titre d'adjuvant d'une cure d'alimentation ou climatothérapique. Les eaux ferrugineuses et en particulier les eaux ferrugineuses arsenicales *(Levico, Roncegno, [Royal])* sont souvent utiles; de même aussi les bains salins et les bains carbo-gazeux peuvent dans certaines conditions contribuer à la reconstitution générale.

SCROFULE ET RACHITISME

Comme la thérapeutique, et en particulier la climatothérapie et la balnéothérapie, poursuivent un but commun dans la scrofule et le rachitisme, il nous a semblé logique de traiter simultanément de ces deux états morbides.

Bien que les vues soient encore divergentes en ce qui concerne la *scrofule,* on est unanimement d'accord sur les conditions qui favorisent sa genèse et sur les procédés thérapeutiques à y opposer. Comme dans le traitement de la scrofule, qui rend trop souvent un terrain favorable à l'infection tuberculeuse, il s'agit surtout de combattre la débilité de la constitution, la faible force de résistance des enfants et leur facile réceptivité vis-à-vis des agents pathogènes, ce sont les prescriptions de régime et d'hygiène et de séjour à l'air pur, à la lumière et au soleil qui viennent en première ligne.

De tous les climats, c'est incontestablement le *climat maritime* qui exerce l'influence la plus favorable. Nous avons déjà montré plus haut (voyez p. 24) que le climat maritime, et en particulier le climat maritime frais, moyennement humide, représenté en Allemagne surtout par les îles de la mer du Nord, est un excitant du métabolisme général; il agit favorablement sur la force musculaire, excite les fonctions des vaisseaux cutanés et développe de la sorte une action d'invigoration qui relève la force de résistance de l'organisme. Il est désirable d'obtenir ces effets surtout dans les formes torpides de la scrofule, caractérisées par une indolence générale, un aspect bouffi et un fort développement du pannicule adipeux, en particulier de celui de l'abdomen. Pour ces malades convient en été le séjour aux *îles allemandes de la mer du Nord*, aux stations balnéaires de la *Belgique* et de la *Hollande*, à celles des *côtes nord et nord-ouest de la France*, et aux bains de mer des côtes est et sud-est de l'Angleterre : *Margate, Scarborough, Saltburn*, etc.

Dans la forme éréthique de la scrofule, c'est-à-dire lorsqu'il s'agit d'enfants qui, grâce à leur squelette délicat, leur regard brillant, leur peau fine et transparente, ont un habitus de phtisique, ce sont les stations climatiques moins excitantes qu'il faut recommander : donc, en été, les bains de mer de la *Baltique*, ceux du littoral sud et sud-ouest de l'Angleterre tels que *Folkestone, Eastbourne, Brighton, Ventnor* dans l'île de Wight, *Torquay, Penzance*, et ceux de la côte française, depuis le cap Finistère jusqu'à Saint-Jean-de-Luz, surtout [*Saint-Denis d'Oléron, Saint-Trojan*], *Arcachon*.

Au printemps et en automne, on donnera la préférence à *Abbazia, Venise, Biarritz*, puis aux bains de mer du littoral méridional de l'Angleterre, et pour les formes éréthiques aux stations de la *Riviera di Levante*. Pour l'hiver conviennent particulièrement la *Riviera di Ponente*, et avant tout *Cannes*, puis *Sorrente, Castellamare* en Italie, *Alicante, Malaga* en Espagne, les stations balnéaires hivernales anglaises telles que *Torquay, Bournemouth*, ainsi que les bains de la *mer du Nord*, toutes stations à recommander dans la scrofule torpide. Aux formes éréthiques conviennent mieux la *Riviera di Levante*, la Sicile *(Palerme, Catane)*, la Corse *(Ajaccio)*.

Les bons effets de l'air marin peuvent être renforcés par l'usage des bains de mer. Mais il faut surveiller de près et avec connaissance de cause leur emploi. Très souvent il est utile de débuter par des bains de mer chauds et de n'habituer les enfants que graduellement aux bains froids. Un grand nombre d'enfants scrofuleux débiles ne supportent absolument pas les bains de mer froids, perdent l'appétit et maigrissent. Sur les bords de l'Adriatique ou de la Méditerranée, à la Riviera ou à Abbazia on n'est de beaucoup pas astreint aux mêmes précautions, car les bains y sont essentiellement plus tempérés que les bains froids de la mer du Nord et de la Baltique et par leur action se rapprochent des bains salins tièdes.

Nous arrivons ainsi à envisager un autre facteur important de la thérapeutique de la scrofule, les *bains chlorurés sodiques forts, bains salins* ou vulgairement bains salés. Leur action générale a été exposée plus haut. (Voyez p. 176.) Ces bains ont l'avantage de permettre de doser et de graduer l'irritation qu'ils exercent. Chez les enfants jeunes et très impressionnables on débutera par des bains de sel marin très faibles pour arriver peu à peu à faire usage de bains plus chargés. Le contenu chloruré sodique du bain salin, qui peut d'ailleurs être diminué par dilution ou augmenté par l'addition d'eau-mère, ne doit pas, chez les jeunes enfants, dépasser 1 à 2 % et peut être porté successivement, d'après la constitution et l'âge, à 3, 4 ou 5 %. On ne dépasse guère cette teneur dans la scrofule. Aux enfants très excitables, pour lesquels tout climat marin est trop irritant, le mieux est de donner des bains salins dans un climat indifférent. Les stations situées dans des régions boisées conviennent le mieux ; telles sont *Dürkheim, Kreuznach, Soden, Thale, Harzburg, Ischl, Reichenhall, Rheinfelden*, entre autres. Les bains salins sont tout particulièrement utiles dans les cas de tuméfactions ganglionnaires, grâce à leur action résorbante indéniable.

Dans ces cas, les cures balnéaires sont souvent associées à des cures de boisson. On peut constater leurs bons effets dans des stations comme Kreuznach, Soden, Tölz, Münster, etc., mais l'explication scientifique de ces effets n'est pas encore possible. Il n'est pas prouvé que les eaux chlorurées sodiques iodées de Kreuznach, Hall, etc., sont plus efficaces que les autres eaux chlorurées sodiques. Parfois encore on prescrit les eaux ferrugineuses acidules dans la scrofule (*Pyrmont, Schwalbach, Spa*, etc.), ou encore les eaux ferrugineuses arsenicales *(Levico, Rencegno, [Royat])*. Il est souvent avantageux de recommander le séjour dans des stations balnéaires qui possèdent en même temps des bains salins, tels que *Kolberg, Swinemünde, Biarritz.*

Bien entendu la scrofule peut aussi être traitée avantageusement dans la *montagne*, attendu que l'air pur et le soleil, joints à une bonne alimentation, exercent toujours une action favorable sur les manifestations scrofuleuses. On se trouvera bien notamment du séjour dans des localités montagneuses où il est possible de faire des cures de lait, comme dans nombre de stations suisses, ou qui possèdent en même temps des bains salins *(Rheinfelden, Bex)*. Mais en général les meilleurs résultats s'obtiennent à la mer.

A cet égard, il faut se louer de la création d'établissements sanitaires spéciaux pour enfants scrofuleux près de la mer. Le premier hospice de ce genre fut fondé à *Margate*, sur le littoral méridional de l'Angleterre, en 1791. Dans les nombreuses stations balnéaires d'Angleterre furent ensuite créés une série d'établissements plus ou moins importants ; il en existe aujourd'hui 40 dans ce pays. L'idée conçue en Angleterre a trouvé surtout un terrain favorable de l'autre côté du détroit, en France, qui a édifié, bien avant toutes les autres nations, un grand nombre de ces hospices maritimes. Le plus ancien et sans doute aujourd'hui encore le plus grand de l'Europe, existe à *Berck-sur-Mer*, près de Dieppe, et peut recevoir 700 à 800 enfants. Parmi les autres stations balnéaires françaises possédant des hôpitaux d'enfants, mentionnons : *Cannes, Nice, Hyères* sur la Riviera, puis *Arcachon, [Saint-Trojan], Cap Breton* et *St-Pol-sur-Mer*.

En Allemagne, c'est en 1882 seulement que, grâce aux efforts de Fr. Beneke, l'établissement de *Norderney* fut édifié. Actuellement il existe environ 18 hospices sur les bords de la mer du Nord et de la Baltique : à *Syll, Wyk, Wangerooge, Heiligendamm,*

Heringsdorf, Gross Müntz, Kolberg, Zoppot. — L'Autriche possède
des hospices maritimes à *Abbazia*, sur l'île de *Grado*, dans l'Adriatique, à *San Pelagio*, près de Rovigno, à *Trieste* et *Cerkvenice*
(Croatie). — En Hollande, on trouve des hospices de ce genre à
Zandvoort, Scheveningen et *Wyk aan Zee* ; en Belgique, à *Middelkerke* ; en Danemark, à *Refsnaes* ; en Norvège, à *Fredriksvaern*. — La
Russie possède un hospice à *Oranienburg*, près de St. Pétersbourg,
fondé dès 1870, et un petit à *Pergola*. — L'Italie possède un grand
nombre d'établissements de ce genre : *Livourne, Viareggio* (fondé
en 1841), *Sestri-Levante* (avec 200 lits), *Porto d'Anzio, Voltri, Palerme, Venise.*

A côté de ces hospices maritimes, on a construit des établissements pour enfants en divers lieux, dans la plaine et dans la
montagne, notamment dans des localités possédant des bains salins : *Harzburg, Kreuznach, Rothenfelde, Salzuflen, Reichenhall,
Soden, Nauheim, Elmen, Œynhausen, Hall.* Pour obtenir des résultats véritablement durables, il est indispensable que les enfants
soient soumis au traitement dans les établissements le plus longtemps possible. Quelques semaines ne suffisent pas ; les résultats ne
sont brillants que si le traitement est prolongé pendant 4 à 6 et jusqu'à 12 mois.

Il nous reste à dire quelques mots sur quelques symptômes particuliers de la scrofule. Les *tumeurs des ganglions lymphatiques* sont
notablement améliorées par un traitement suffisamment prolongé
au bord de la mer. Ainsi, à Berck, sur 1500 malades de cette catégorie, 75 % furent guéris par un séjour moyen de 342 jours. Dans
les *eczémas scrofuleux* la mer du Nord est souvent irritante ; les bains
de mer sont naturellement contre-indiqués dans tous les cas d'eczéma aigu et humide. Jadis on déconseillait le séjour au bord de la
mer dans toutes les *ophtalmies scrofuleuses* parce qu'on pensait que
les yeux y étaient trop irrités par la réverbération lumineuse et l'on
préférait, en pareil cas, envoyer les malades aux bains salins dans
une contrée boisée. Cependant les relations émanant des hospices
marins sur les résultats curatifs obtenus dans les ophtalmies scrofuleuses sont si favorables qu'il ne subsiste aucune raison d'interdire
la mer à cette catégorie de malades. Il en est de même des *maladies*

de l'oreille, mais il faut être très réservé ici dans l'emploi des bains de mer. Les affections scrofuleuses du *nez* et du *pharynx* sont notamment bien améliorées par le séjour à la mer. Les lavages du naso-pharynx avec de l'eau de mer diluée donnent souvent de fort bons résultats.

Le *rachitisme* présente, en général, les mêmes indications que la scrofule. Ici aussi, la thérapeutique a pour but d'améliorer l'état de la nutrition et de fortifier la constitution, car le rachitisme s'en trouve mieux que par les traitements qui s'adressent directement à l'affection osseuse. Toutes les tentatives faites pour agir directement sur les lésions osseuses n'ont donné que des résultats peu encourageants et en particulier les cures de boisson d'eaux calcaires sont toutes dénuées de valeur. En revanche, la climatothérapie, instituée d'après les mêmes principes que dans la scrofule, est susceptible de donner d'excellents résultats. Aussi la plupart des sanatoriums et hospices pour enfants admettent-ils indistinctement les enfants scrofuleux et rachitiques.

Lorsque les enfants n'ont pas atteint l'âge de 2 ans, on ne les envoie pas volontiers à la mer. Pour ceux-ci est surtout indiqué le séjour dans un lieu sec de la montagne pendant l'été et en une localité de la *Riviera* bien abritée du vent, ou à *Meran*, à *Arco*, etc.. pendant l'hiver. Quant aux enfants plus âgés, on peut, suivant leur constitution, les envoyer aux divers points de la mer du Nord et de la Baltique, de l'Atlantique et de la Méditerranée, ou dans la haute montagne.

Dans quelques localités maritimes du sud de l'Angleterre, les enfants peuvent faire un séjour d'hiver ; de même les hospices des stations de la mer du Nord sont organisés pour recevoir en hiver des enfants scrofuleux et rachitiques. En ce qui concerne les bains salins, les règles sont les mêmes pour le rachitisme que pour la scrofule.

AFFECTIONS MALARIENNES

Il va de soi que tous les paludiques doivent fuir les régions où sévit la malaria. Il y a lieu de déconseiller le séjour dans des lieux humides à tous les individus atteints de fièvre intermittente ; il ne leur est loisible de séjourner que dans des régions où ne se trouvent point d'eaux stagnantes et où l'état hygrométrique de l'atmosphère est peu élevé, tout au plus moyen. En été, il faut accorder la préférence aux *altitudes alpines*, au printemps et en automne à *Bozen*, *Meran*, *Gries*, et parmi les stations marines à la côte de la *Norvège*, au littoral oriental de l'Angleterre et à la *Riviera occidentale*.

Les malades atteints de paludisme chronique doivent également fuir les régions malariennes et ne s'exposer ni au froid humide, ni au vent. L'expérience a appris que le séjour dans la haute montagne leur est très favorable probablement parce que, grâce à l'excitation du métabolisme général et de l'hématopoïèse, les moyens de défense de l'organisme sont remis en état de détruire les plasmodies encore subsistantes (phagocytose). Le séjour à la mer produit de mauvais effets chez la plupart des paludiques. Dans certains cas cependant l'effet tonique du climat marin donne de bons résultats. Ainsi nous avons nous-même eu l'occasion de tirer un bénéfice sérieux d'un séjour hivernal à Biarritz.

Quant aux malades atteints de la cachexie paludique et du gonflement consécutif du foie et de la rate, les cures de boisson aux eaux sulfatées alcalines de *Marienbad*, de *Tarasp* et surtout de *Karlsbad* [et de *Châtel-Guyon*] leur sont extraordinairement utiles. Ces eaux donnent parfois, dans ces conditions, des résultats remarquables et l'on est étonné de voir, en un temps relativement très court, le foie et la rate dégonfler et l'état général des malades s'améliorer. Les *accès de fièvre* qui surviennent parfois pendant la cure et sont d'ailleurs de très peu de durée constituent, d'après nous, un symptôme favorable. Il est permis de les considérer comme l'expression d'une réaction de l'organisme et de les mettre en parallèle avec les accès de goutte, de coliques hépatiques et de coliques néphrétiques qui éclatent souvent durant la cure. Comme chez les malades de ces dernières catégories, on observe chez les paludiques que le résultat d'une cure, marquée par ces accès, est plus durable, c'est-à-dire que le bien-être ressenti par les malades a une durée prolongée et que les accès fébriles sont énormément reculés.

L'*arsenic* étant utile aux paludiques chroniques, comme dans tous les états cachectiques, on peut recommander aussi des cures à *Levico, Roncegno, Mont-Dore, La Bourboule,* [*Royat*] et dans d'autres stations à eaux arsenicales.

MALADIE DE BASEDOW

Bien que les auteurs ne soient pas d'accord sur la nature de cette maladie, sur le rôle qu'y joue la glande thyroïde et sur le traitement à y opposer, traitement fondé sur les rapports existant entre la maladie de Basedow et les troubles fonctionnels de la glande, ils sont tous unanimes à reconnaître que le séjour dans un air sain et pur constitue l'un des plus importants facteurs de l'amélioration et de la guérison de cette maladie. Mais il n'existe point de climat doué d'une action spécifique sur elle. Sans doute beaucoup préconisent le *climat d'altitude* et quelques auteurs parlent de guérisons obtenues dans ces conditions, mais il ne faut pas perdre de vue qu'il est des basédowiens qui supportent mal la haute montagne. Les uns se trouvent le mieux dans un climat aussi *indifférent* que possible, dans une région boisée ; mais il ne faut pas qu'il y fasse trop chaud et il est indispensable qu'on puisse y faire des promenades en terrain horizontal. D'autres malades bénéficient davantage du *climat maritime* ; ainsi Hermann Weber parle des bons résultats obtenus par les voyages prolongés en mer. Pour le choix d'une localité, il faudra tenir compte tout naturellement de la saison et des particularités individuelles du cas. Ainsi on se gardera d'envoyer des malades à cœur très irritable, par exemple, soit dans la haute montagne, soit sur les bords de la mer du Nord.

Les cures d'eaux minérales n'offrent pas en général de valeur particulière. Abstraction faite de complications éventuelles pour lesquelles des cures hydrominérales spéciales sont indiquées, on prescrit occasionnellement les *eaux ferrugineuses* et *ferrugineuses arsenicales.* Elles peuvent constituer un utile adjuvant du séjour dans une station climatique.

CHAPITRE III

Maladies du Sang

CHLOROSE ET ANÉMIE

Dans la *chlorose*, la balnéothérapie et la climatothérapie, jointes à des prescriptions générales de régime et d'hygiène, peuvent exercer une influence très utile. Le fer, depuis si longtemps employé avec succès, peut être administré sous forme de préparations organiques, inorganiques, ou d'eaux minérales ferrugineuses.

Nous avons déjà fait ressortir (voy. p. 234 et suiv.) l'importance du fer et en particulier des sources ferrugineuses dans le traitement de la chlorose et montré, à cette occasion, que les cures effectuées aux stations connues : *Pyrmont, Schwalbach, Spa*, etc., ont cet avantage qu'on peut y associer tous les autres facteurs curatifs de la chlorose. Parmi ces facteurs, nous avons d'abord le régime, tout aussi important pour les chlorotiques que le fer et qu'on suit toujours consciencieusement à la station ; puis ce sont les bains ferrugineux associés à la cure de boisson et très utiles notamment pour réveiller l'activité cardiaque affaiblie, enfin les autres facteurs tels que l'air pur, etc. Outre les eaux ferrugineuses citées, on recommande encore les sources sulfatées ferrugineuses, telles que *Muskau*, et surtout les eaux ferrugineuses arsenicales, que le malade peut boire à domicile ou à la source.

Les *bains de boue* sont également d'une grande efficacité, surtout pour les troubles menstruels si souvent liés à la chlorose : ménorrhagies, aménorrhées, dysménorrhées et leucorrhées. Dans une série nombreuse de cas, on préfère aux eaux arsénicales pures les eaux ferrugineuses alcalines salines ou chlorurées alcalines de *Franzens-*

bad, d'*Elster*, *de Rippoldsau*, d'*Antogast*, etc., parce qu'elles sont de
digestion plus facile et par conséquent nettement indiquées chez les
anémiques avec atonie gastro-intestinale. De plus les bains de boue
de Franzensbad jouissent d'une efficacité spéciale. (Voyez le chapitre
consacré aux bains de boue.) Bien entendu on peut aussi avoir à
prescrire des *eaux chlorurées sodiques* ou *alcalines*, selon les indications. Rappelons seulement ici l'*ulcère de l'estomac*, si fréquent chez
les chlorotiques lesquels, après disparition des symptômes aigus, se
trouvent bien d'une cure à *Karlsbad*.

L'*aérothérapie* est de première importance dans le traitement de
la chlorose. Déjà l'éloignement de conditions climatiques défavorables contribue à améliorer cet état morbide. Le *climat d'altitude*
donne certainement les meilleurs résultats. Jusqu'à ces derniers
temps le problème de la fonction hématopoiétique du climat d'altitude n'était pas entièrement résolu. De nouvelles recherches ont cependant prouvé (voyez p. 39 et 40) que le *climat d'altitude accroît réellement le nombre des globules rouges* et excite l'activité hématopoiétique de la moelle osseuse. En même temps il augmente l'appétit,
conséquence d'un métabolisme plus actif ; c'est précisément ce
dernier effet qui est, comme nous l'avons déjà fait ressortir, le plus
persistant de tous ceux que procure le climat d'altitude. La haute
valeur de celle-ci pour la chlorose est donc prouvée scientifiquement. D'autre part il ne faut pas oublier que chez les chlorotiques,
les phénomènes de l'acclimatement aux altitudes peuvent être très
marqués. Cela dépend des facteurs individuels et de la faculté d'a-
daptation de l'organisme.

On peut donc, au début d'un séjour dans la haute montagne,
observer des troubles variés : maux de tête, fortes palpitations,
accélération du pouls, bourdonnements d'oreille, insomnie et même
surélévations de température, phénomènes que l'on voit d'ailleurs
aussi se produire chez les personnes bien portantes ; mais celles-
ci n'en sont pas incommodées au même degré. Ces symptômes disparaissent en général assez vite, à la condition que le malade ne
se donne que peu d'exercice corporel, tout en séjournant le plus
possible à l'air libre.

Sans doute il peut arriver que les symptômes de l'acclimatement, au lieu de s'atténuer, s'aggravent de jour en jour, de sorte que les malades se voient obligés de descendre vers une station moins élevée. Il n'est pas possible, dans chaque cas spécial, de prédéterminer si le séjour aux altitudes sera ou non supporté. En général, on sera d'autant plus réservé quant à l'application des fortes excitations climatiques que la chlorose est plus intense et le malade plus affaibli. Le *type respiratoire* du malade nous donne également un renseignement précieux, car comme nous l'avons dit (voyez p. 37 et 38), les malades très anémiés à type respiratoire superficiel ressentent plus facilement les effets fâcheux de la raréfaction de l'air que ceux qui respirent lentement et profondément. Aussi dans la chlorose intense associée à une respiration superficielle, le séjour en des localités comme *St-Moritz* est en général mal supporté et ne peut être prescrit qu'à titre d'essai.

Il paraît indiqué, cependant, au début du traitement, lorsque le médecin ne connaît pas encore la puissance de réaction du malade, de choisir des localités d'altitude moyenne ou des villégiatures en plaine, dans des régions boisées, et de ne l'envoyer dans la haute montagne qu'après avoir obtenu une amélioration de l'état général, un relèvement de l'état de la nutrition et des forces.

Le *climat maritime* agit en somme à la manière du climat d'altitude, activant le métabolisme (voyez p. 24 et 25) et favorisant l'hématopoïèse. Selon la constitution du malade, on recommandera soit les stations moins stimulantes de la Baltique et de la Méditerranée, soit les stations plus excitantes de l'océan Atlantique. Les chlorotiques ne doivent prendre des *bains de mer* qu'avec précaution. Les bains de mer chauds agissant comme les bains salins tièdes, sont souvent très efficaces; et il y a avantage aussi à prendre des bains dans la *Méditerranée* et l'*Adriatique*, à la *Riviera*, ou à *Abbazia*, pendant les mois d'été. Lorsque la température de l'eau est de 25 à 27°; tandis qu'il faut éviter les bains froids de la Baltique et de la mer du Nord. Les bains salins pris dans les diverses localités où on trouve les eaux chlorurées fortes sont également recommandables.

Pour tous les autres *états anémiques,* survenant secondairement au cours de diverses maladies, les mêmes règles conviennent que dans la chlorose, et les mêmes principes de climatothérapie sont à suivre que ceux exposés pour les cas de faiblesse générale.

Les *anémies essentielles, primitives*, l'anémie progressive, pernicieuse, et la leucémie sont favorablement influencées par les facteurs balnéothérapiques et climatothérapiques. Les *eaux ferrugineuses arsenicales* et *alcalines arsenicales* sont également employées, mais il n'y a pas à s'attendre à un grand bénéfice de leur part. Pour cette catégorie de malades le séjour dans un climat indifférent convient le mieux. La haute montagne et la mer, du moins la mer du Nord, sont à déconseiller.

CHAPITRE IV

Maladies des Organes respiratoires

Les personnes qui sont sujettes aux *refroidissements*, qui en conséquence résistent difficilement aux intempéries et sont vite atteintes de *catarrhe* des voies respiratoires supérieures, se trouvent bien du séjour à la mer ou aux altitudes, car les deux climats sont d'excellents invigorants. Le *climat maritime* relève le fonctionnement des muscles, des nerfs et des vaisseaux cutanés et les habitue à des excitations plus fortes, fortifie tout l'appareil régulateur de la température et en accroit le fonctionnement, et rend les muqueuses des organes respiratoires plus résistantes, de sorte que le séjour prolongé sur les bords de la mer confère une certaine immunité contre les refroidissements.

De même, l'action excitante du *climat d'altitude* sur les divers systèmes organiques détermine une invigoration. Dans les cas de ce genre conviennent surtout les stations marines à atmosphère agitée, donc les stations de la mer du Nord, du littoral septentrional de la France, du littoral oriental et sud-est de l'Angleterre et des côtes de l'Atlantique, et dans la haute montagne des localités à forte insolation telles qu'*Arosa*, *Davos*, etc. A la mer, on peut comme adjuvants prescrire en même temps les bains de mer, dans la montagne les procédés hydriatiques. Mais dans tous les cas où l'on veut faire usage des excitants climatiques et physiques il faut se garder de procéder trop brusquement à la cure, car on risquerait de faire plus de mal que de bien. Il faut toujours tenir compte de la constitution du malade afin que l'excitant à appliquer ne dépasse pas la force de résistance. C'est avec raison que Detweiler dit: « L'accou-

tumance graduelle, en tenant compte de l'état individuel, est la
première des lois. »

CATARRHES DU NASO-PHARYNX, DU LARYNX, DE LA TRACHÉE
ET DES BRONCHES

Pureté et absence de poussière, chaleur et humidité de l'air sont
les facteurs de guérison les plus importants ici et doivent entrer en
ligne de compte lors du choix d'une station climatique. L'absence de
poussière, de fumées et de suie, celle des vents et du froid, constituent
les conditions les plus propres à favoriser la guérison des catarrhes
de la muqueuse respiratoire. En été, ce choix n'est généralement pas
difficile. Dans nombre de cas de catarrhes des voies respiratoires supérieures, du larynx et de la trachée, le séjour dans une localité de
villégiature quelconque, abritée du vent et de la poussière, suffit
entièrement.

Les stations de ce genre se trouvent nombreuses dans la plaine et
dans la montagne, et ce ne sont pas toujours les plus en vogue qu'il
faut choisir ; souvent ces dernières remplissent mieux le but que les
stations mondaines où le malade trouve trop d'occasions de parler
et rend ainsi la guérison du catarrhe plus difficile. Bien entendu,
on peut recommander aussi des localités de hautes montagnes ou
des bords de la mer, et notamment dans les catarrhes bronchiques
on est parfois obligé de recourir à des influences climatiques plus
nettement différenciées. Les *altitudes* ne conviennent qu'aux personnes robustes et dans les cas où la sécrétion est abondante. Parmi
les stations de ce genre, nommons : Innichen, Karersee, Landro,
Trafoi, Madonna di Campillo, Sulden, Toblach et Mendel dans le *Tyrol*, Bormio en *Italie*, Arosa, Beatenberg, Leysin, Davos, Pontresina,
St-Moritz, Samaden, etc., en *Suisse*. Ajoutons comme favorables
de nombreuses localités marines, de la mer du Nord et de la Baltique, des côtes d'Angleterre et de France. Les îles de la mer du Nord
et les stations de l'Atlantique, très exposées aux vents, ne peuvent
être conseillées qu'aux malades résistants.

Au printemps et en automne (mars, avril, mai, octobre, novembre), on peut conseiller les stations de la *Riviera autrichienne :* Abbazia, Lussin, Lovrana ; celles du *lac de Genève :* Montreux, Territet, Vevey, etc. ; des *lacs de la Haute-Italie :* Lugano, Locarno, Pallanza, Bellagio, Gardone-Riviera, et la *Riviera française* et *italienne,* puis *Venise, Pau, Biarritz, Arcachon,* les localités du *Tyrol méridional :* Meran, Arco, Bozen, Gries, et les bains de mer de la *côte anglaise,* avant tout Bournemouth et l'*île de Wight.* Pour les bronchitiques à sécrétion profuse, *Meran, Arco, Bozen* et la *Riviera occidentale* sont spécialement indiqués.

Dans les mois d'hiver, on recommande en première ligne : *Madère* avec Funchal, et *Ténériffe* avec Orotava, dans la grande majorité des catarrhes accompagnés d'une violente toux d'irritation et d'une faible sécrétion, parce qu'il n'existe pas d'autre localité possédant un climat chaud et humide aussi uniforme. Même le voyage maritime jusqu'à ces îles est déjà très utile à ces malades. Ces stations ne sont contre-indiquées que s'il existe une tendance à la diarrhée. *Ajaccio,* dans l'île de *Corse,* présente des avantages analogues ; sa situation abritée, son air privé de poussière et son climat chaud et humide uniforme en font la station sous ce rapport la plus rapprochée des îles Canaries et de Madère. Si un voyage à Madère, à Ténériffe ou en Corse est trop entouré de difficultés ou trop coûteux, on peut se rendre aux îles anglo-normandes *Jersey* et *Guernesey,* situées dans le voisinage de la côte de France, et dont le climat chaud et humide est assez uniforme. (Voyez p. 69.)

Parmi les autres stations marines convenables, mentionnons *Palerme,* en Sicile, mais avant tout les stations de la Riviera orientale : *Nervi, Rapallo, Sestri,* et de la Riviera occidentale : *Ospedaletti, San Remo, Menton, Grasse, Cannes, Monte-Carlo* (avec circonspection !). La Riviera orientale, en raison de son humidité plus grande, convient plutôt mieux à la plupart des bronchitiques que la Riviera occidentale. Ils ne se trouvent pas mal cependant à cette dernière, à la condition de rechercher les points les plus abrités du vent des localités ci-dessus énumérées, d'éviter les grandes routes, où sont soulevés des flots de poussière et de se retirer le soir de bonne heure dans leur chambre à cause du refroidissement brusque de l'air au coucher du soleil. Cependant, les bronchitiques, avec toux d'irritation violente et très faible sécrétion, doivent éviter la Riviera française. Ceux chez lesquels la sécrétion est profuse, peuvent tirer un bénéfice sérieux du séjour en Égypte, à *Hélouan, Louqsor*, et en Algérie, à *Biskra*.

Dans les *bronchiectasies*, c'est en hiver un climat chaud, moyennement humide, qui convient, la *Riviera occidentale, Ajaccio, Palerme*, et au printemps et en automne les stations du lac de Genève, des lacs de l'Italie, ou indifférentes comme *Baden-Baden ;* et en été les stations de la *Baltique* et des côtes est et sud-est de l'Angleterre, ou des montagnes d'altitude moyenne.

Pour beaucoup de malades avec catarrhe des voies respiratoires, il convient de combiner le changement d'air avec le *traitement local*. On les envoie en conséquence dans des stations déterminées, où l'on pratique *gargarismes* et *lavages* d'eaux minérales, ou des inhalations de *spray* de ces mêmes eaux. Ces stations rentrent dans la catégorie des eaux chlorurées sodiques, alcalines, chlorurées alcalines, alcalines salines et sulfureuses. Certaines d'entre elles jouissent d'une renommée toute spéciale pour le traitement des catarrhes des voies respiratoires, par exemple *Ems, Soden, Reichenhall, Gleichenberg, Royat, Eaux-Bonnes, Le Vernet, Cauterets*. Dans les stations à eaux chlorurées sodiques on respire en outre l'air des *bâtiments de graduation*. Dans tous ces procédés le facteur réellement utile consiste en première ligne dans l'inspiration d'air chaud et humide. Grâce aux gargarismes et aux pulvérisations des eaux minérales, la muqueuse du pharynx et du nez est débarrassée des sécrétions adhérentes, effet qui, notamment à Ems et à Gleichenberg, est encore favorisé par la propriété anticatarrhale et dissolvante du mucus de leurs eaux chlorurées alcalines.

Dans quelques stations existent des installations pour l'aspiration du gaz des sources et en particulier d'Az et de H^2S. Comme on ne peut attribuer de vertus spéciales ni à Az ni à H^2S, c'est probablement à l'air humide qu'il faut attribuer les bons résultats obtenus Les stations les plus connues à cet égard sont : *Lippspringe, Inselbad* pour le gaz azote, *Nenndorf, Eislen, Baden* et *Schinznach* en Suisse, et beaucoup de *stations françaises* pour le gaz H^2S. Dans ces localités on trouve aussi des chambres d'inhalation ; il en existe de plus à *Hombourg*, *Kissingen*, *Kreuznach*, *Wiesbade*, *Baden-Baden*, *Salzuflen*, *Karlsbad*, *Meran*, *Arco* ; puis à *Baden* et à *Weissenburg* en Suisse, à *Valdieri* en Italie, à *Woodhall-Spa* et *Harrogate* en Angleterre, à *Zsechozinek* en Russie, etc.

On associe souvent à la thérapeutique locale les *cures de boisson*, surtout d'eaux chlorurées sodiques, chlorurées-alcalines et sulfureuses dans les catharres des bronches. Nous avons dit déjà ailleurs que les effets de ces cures de boisson ne s'expliquent pas clairement. Car l'opinion qui attribue la diminution de la secrétion bronchique à une déshydration des tissus sous l'influence des eaux chlorurées sodiques et chlorurées alcalines, ne nous paraît guère soutenable. Il est facile de comprendre que, dans tous les *catarrhes par stase veineuse*, comme on les observe chez les personnes obèses et pléthoriques, et que dans les affections catarrhales d'origine goutteuse, les cures de *Karlsbad* et de *Marienbad* fassent très bon effet, et notre expérience personnelle nous permet d'affirmer que cette variété de catarrhes est favorablement influencée par ce genre de cures.

EMPHYSÈME

L'emphysème n'est guère justiciable, comme tel, de la climatothérapie. Seulement les inconvénients qui résultent du catarrhe bronchique qui l'accompagne peuvent être essentiellement améliorés. Pour le choix d'un séjour climatique c'est en première ligne la bronchite qui est à considérer. L'air sec, raréfié de la haute montagne est difficilement supporté par les emphysémateux ; ils se trouvent le mieux dans la plaine ou à la mer, dans des localités abritées du vent. Chez les individus obèses, pléthoriques, les eaux chlorurées sodiques (*Kissingen*, *Hombourg*, etc), ou alcalines salines (*Karlsbad*, *Marienbad*, etc.), prises en boisson, rendent souvent d'éminents services.

ASTHME BRONCHIQUE ET ASTHME DES FOINS

Dans *l'asthme bronchique* les effets du changement de climat ne sont en général que passagers et il n'est pas possible de savoir à l'avance quel climat conviendra le mieux à tel cas déterminé. Certaines stations telles que le *Mont-Dore* et les *Eaux-Bonnes* jouissent d'une réputation spéciale pour les cas de ce genre. Mais il est difficile de distinguer jusqu'à quel point les résultats obtenus sont attribuables soit aux eaux prises en boisson, soit aux inhalations, soit enfin au climat ensoleillé.

L'asthme des foins ne peut pas, il est vrai, être guéri par une thérapeutique climatique, mais est susceptible d'être influencé en tant que, pendant la durée du changement d'habitat correspondant à la période où sévit l'asthme des foins (mai à juillet), le malade reste souvent sans accès. Le séjour qui convient le mieux à ces asthmatiques c'est le bord de la mer libre, en donnant la préférence aux stations côtières exemptes de buissons, d'herbes et de prairies. Certaines localités, *Helgoland*, *Abbazia*, et en Angleterre les *îles Lundy* et *St-Mave*, près d'Osborne, par exemple, passent pour jouir d'une véritable immunité à cet égard.

INFLAMMATIONS CHRONIQUES DES POUMONS
EXSUDATS PLEURÉTIQUES

Les *pneumonies chroniques* lobaires et lobulaires, ordinairement consécutives à des inflammations aiguës, peuvent être favorablement influencées dans un climat approprié. Tous les climats mentionnés à propos des catarrhes chroniques des bronches conviennent ici. On en fera le choix d'après les mêmes principes et l'on prescrira les stations chaudes et humides lorsque la sécrétion est faible, les localités sèches en cas de sécrétion profuse.

En outre, *la résorption des exsudats pleurétiques* peut être facilitée par les influences climatiques. En pareil cas il n'est pas douteux que les *bains salins* et occasionnellement les cures de boisson d'eaux chlorurées sodiques et chlorurées alcalines peuvent offrir des avantages.

TUBERCULOSE PULMONAIRE

Dans aucune maladie la climatothérapie ne célèbre autant de triomphes et fait au même degré partie intégrante du traitement que dans la tuberculose. Ce fait paraît aujourd'hui si naturel, la climatothérapie de la tuberculose est entrée si bien dans la pratique de tous les médecins, qu'il ne paraît pas nécessaire, dans le cadre de ce précis, d'exposer toutes les mesures employées dans tout le monde civilisé pour combattre la phtisie. Nous ne dirons donc rien ni du traitement de la phtisie dans les sanatoriums, ni des méthodes de traitement à l'air libre; notre seul but sera d'exposer les vues susceptibles de nous diriger dans le choix d'une station climatique pour phtisiques.

Avant tout il faut considérer comme bien établi qu'aucun climat n'exerce d'action spécifique sur le processus tuberculeux. Le résultat à obtenir par l'aérothérapie, c'est de placer le malade dans une atmosphère le plus possible exempte de poussière et de germes, c'est ensuite, en même temps, de fortifier l'organisme et de le rendre plus résistant par une alimentation appropriée. Ce résultat peut être obtenu dans des conditions climatiques très différentes. Cependant un point paraît particulièrement important pour obtenir de bons résultats, c'est de maintenir le malade autant que possible au grand air. A ce point de vue un climat qui lui permet, même en hiver, de faire son traitement à l'air libre, a une valeur toute spéciale.

L'*air* doit être *exempt de poussière* avant tout et la station autant que possible *à l'abri du vent*. Bien entendu il ne faut pas que l'agitation de l'air soit trop réduite, parce que dans les localités qui sont protégées de tous les côtes l'atmosphère en été est étouffante. Les meilleures stations sont celles ouvertes au sud et protégées dans les autres directions par des montagnes ou des forêts.

La *température* ne doit pas être trop élevée. Dans bien des cas une température moyenne relativement basse est préférable, parce qu'elle est plus propre à augmenter la force de résistance du malade. Les localités méridionales présentent de grands avantages en hiver uniquement parce qu'il est possible d'y séjourner plus longtemps au grand air. Il est essentiel que les oscillations thermiques ne soient pas fortes. Les grandes différences de température en passant du soleil à l'ombre et notamment le subit abaissement de température au coucher du soleil sont néfastes.

L'*humidité relative* d'une localité a aussi son importance en tant que pour les phtisiques avec toux sèche d'irritation le séjour à l'air humide est indiqué, tandis que ceux qui sécrètent abondamment, se trouvent bien d'une atmosphère sèche.

La *forte insolation* est favorable, d'abord parce que l'aspect d'un ciel bleu, lumineux, a une influence heureuse sur l'humeur du malade — ce qui est un facteur des plus importants, — puis parce qu'elle constitue pour lui une source importante de chaleur. Nous avons déjà fait ressortir que seule la puissante insolation de certaines stations élevées (*Davos*) permet aux malades de rester assis pendant des heures à l'air libre, avec une température inférieure à 0°, sans éprouver la sensation de froid.

On ne trouvera naturellement pas réunies en un même lieu toutes les conditions que nous venons d'esquisser brièvement; de plus le choix de la station dépend encore d'une série d'autres facteurs relatifs en toute première ligne à la possibilité de continuer le traitement médical du malade, puis aux conditions individuelles spéciales où il se trouve.

Aucun tuberculeux ne peut se contenter d'une cure de peu de semaines. Un résultat sérieux ne peut être obtenu que par un séjour de plusieurs mois et même de plusieurs années dans le climat approprié. Or pour un séjour prolongé, c'est la *mer libre* et l'*altitude* qui s'offrent principalement à notre attention. Au chapitre concernant les voyages maritimes(voyez p. 48) et auquel nous ne pouvons que renvoyer, nous avons exposé les avantages à retirer du séjour en mer. La pureté absolue de l'air, l'absence de poussières et de germes, l'uniformité de la température et le puissant éclairement, ce sont là des avantages inappréciables, mais malheureusement les inconvénients, inhérents aujourd'hui encore aux longs voyages maritimes, viennent les annuler. Lorsqu'il existera des *sanatoriums flottants* convenablement aménagés pour des phtisiques, en nombre suffisant, on pourra espérer que les voyages maritimes auront un rôle important à jouer dans le traitement de la tuberculose. Provisoirement on fera bien en se basant sur la riche expérience acquise par Hermann Weber, de limiter les voyages maritimes à la tuberculose pulmonaire au début et de n'autoriser que des personnes de constitution relativement forte à entreprendre des voyages prolongés.

Quant au séjour dans la *haute montagne*, il ne devrait jamais être permis à aucun malade atteint du poumon sans surveillance médicale. Les résultats éminents obtenus par une cure prolongée aux grandes altitudes ne sont devenus possibles qu'à la faveur de la création de *sanatoriums* où le traitement au grand air et le régime alimentaire sont réglés d'une façon rationnelle et où le contrôle est incessant.

Les sanatoriums les plus connus de la Suisse sont ceux de *Davos, Leysin, Frauenkirch* et *Arosa*.

Mais on a créé des sanatoriums d'altitude dans d'autres contrées, dans le cours de ces dernières années. Nous avons mentionné les plus importants dans la partie climatologique de ce livre. Les montagnes de la *Norvège* paraissent offrir des avantages particuliers, parce que la nuit y est plus courte et le jour plus long qu'en Suisse; de plus, en raison de la latitude plus élevée, le climat d'altitude existe déjà à une moindre hauteur au-dessus du niveau de la mer.

En parlant du climat d'altitude, nous avons déjà fait ressortir que ce climat, en agissant sur le mécanisme de la respiration, fait travailler plus énergiquement les muscles respiratoires, et qu'en favorisant l'irrigation sanguine du poumon, il fortifie ce dernier et améliore les affections catarrhales. Ces effets, joints à l'accroissement du métabolisme et de l'hématopoïèse expliquent suffisamment l'amélioration exercée par le climat d'altitude sur la tuberculose pulmonaire. Cette amélioration est surtout frappante dans les formes torpides de la phtisie.

Le climat d'altitude est contre-indiqué dans le cas de constitution faible et très délicate, dans la surexcitabilité du système nerveux, dans la fièvre *persistante*, lorsque de vastes cavernes se sont formées, quand il existe une toux d'irritation très forte, des ulcérations du larynx, des lésions cardiaques sans compensation ou de la néphrite. Les avis sont partagés lorsqu'il s'agit de malades présentant des *hémoptysies* fréquentes. Tandis que certains médecins déconseillent nettement le climat d'altitude lorsqu'il existe une tendance à l'hémoptysie, Hermann Weber, l'un des premiers praticiens qui aient envoyé les tuberculeux dans la haute montagne, affirme, riche de multiples observations, que les hémorragies pulmonaires sont plus rares aux hautes altitudes que dans la plaine.

Le *climat maritime* a une action analogue à celle du climat d'altitude; il relève également la force de résistance des malades. Dans les *formes torpides* et *scléreuses* convient le séjour à la mer du Nord, d'autant mieux que certaines stations sont organisées pour un séjour d'hiver. Ainsi il existe un sanatorium à *Wyk auf Fœhr*. Mais la mer du Nord ne convient pas aux malades très débilités, très excitables et fébricitants, ou à ceux arrivés à une période avancée. Il en est de même du climat excitant de la côte orientale d'Angleterre (*Scarborough*, etc.). Les stations du littoral sud : *Bournemouth, Ventnor*, dans l'île de Wight, *Parkstone, Torquay*, etc., qui se distinguent par un climat doux, sédatif, ainsi que [*St-Trojan* (île d'Oléron)] et *Arcachon*, sur le littoral français, conviennent également à des malades faibles, fébricitants et arrivés à une période avancée. Dans les susdites localités les malades peuvent aussi passer l'hiver. Malgré sa douceur, le climat n'y est pas débilitant.

Ici viennent se placer aussi les stations de la *Riviera di Levante* et *Venise*. Pour des malades exigeant encore plus de ménagements, *Madère* et *Ténériffe* offrent un séjour excellent. Ces îles conviennent surtout aux tuberculeux très impressionnables avec accès violents de toux d'irritation ; elles ne sont contre-indiquées que lorsqu'il existe des troubles gastro-intestinaux prononcés et notamment de la tendance à la diarrhée. Même les individus parvenus à une période avancée peuvent y jouir longtemps d'un bien-être relatif. Bien entendu les phtisiques arrivés à la dernière période ne doivent pas se déplacer. Il serait inhumain d'éloigner des malades de ce genre de leur patrie. Aussitôt après Madère et Ténériffe vient *Ajaccio*, excellent séjour d'hiver ; même en été les malades peuvent rester dans l'île, car dans le voisinage d'Ajaccio se trouve le sanatoriun estival de *Vizzavona* (1200 mètres), où ils peuvent se transporter facilement.

La *Riviera occidentale* convient principalement aux formes *torpides* avec muqueuse peu irritable. Les malades excitables et fébricitants et ceux qui ont des accès de toux violents ne doivent pas s'y rendre ; la sècheresse relative du climat, les transitions rapides de température le soir, la poussière et le mistral qui souffle parfois avec une grande violence au printemps sont très néfastes pour eux.

Dans un climat indifférent on peut, en appliquant un traitement convenable, obtenir des résultats tout aussi favorables qu'à de hautes altitudes et à la mer. Ce fait est corroboré par l'expérience acquise dans les divers sanatoriums situés à de moyennes altitudes ou en plaine. Nommons seulement *Gœrbersdof*, *Falkenstein*, *Hohenhonnef* et *St-Blasien*, où les résultats obtenus ne sont certainement pas moindres qu'à Davos et à Leysin, par exemple. Des sanatoriums de ce genre pour malades payants ou indigents se rencontrent nombreux déjà dans presque tous les pays. Dans la lutte efficace contre la tuberculose, les efforts modernes tendent précisément à mettre à la disposition des pauvres, parmi lesquels la maladie fait le plus de victimes, les méthodes de traitement les plus sûres.

L'action commune de tous les peuples civilisés, à laquelle a puissamment contribué von Leyden, a déjà porté des fruits abondants, et ainsi se sont édifiés partout des sanatoriums pour phtisiques indigents, dans lesquels sont mis en pratique tous les principes de régime et d'hygiène réclamés par la science. Parmi ce genre d'établissements on trouve en Allemagne, *Belzig*, *Grabowsee*, *Malchow* près de Berlin, *Planegg* près de Munich, et en Autriche, *Alland*. Les plus importants établissements similaires des autres pays ont été mentionnés à propos de la description des stations climatiques.

Quant aux malades qui ne veulent pas se soumettre à un traitement prolongé dans les sanatoriums ou tiennent simplement à passer quelques semaines dans des conditions climatiques favorables, on peut leur recommander, pour le printemps et l'automne, toutes les stations déjà citées à propos du traitement des catarrhes chroniques. Selon qu'il s'agit de formes torpides ou éréthiques, on choisira pour les malades de préférence des localités à état hygrométrique faible ou élevé.

Les cures hydrominérales sont sans aucune valeur pour les tuberculeux. Mais s'il s'agit d'une phtisie stationnaire, il n'y a pas de contre-indication formelle si la cure se trouve indiquée par quelque autre maladie concomitante, le diabète par exemple.

CHAPITRE V

Maladies du Cœur et des Vaisseaux

———

Dans le traitement des maladies du cœur par la balnéothérapie et la climatothérapie, il y a lieu de tenir compte de la capacité fonctionnelle de cet organe bien plus que de sa structure anatomique. Il s'agit donc essentiellement de fortifier le cœur soit par l'exercice, soit en le ménageant de manière spéciale, tout en mettant en œuvre les trois facteurs dont nous disposons : les *bains carbo-gazeux*, les *cures hydrominérales* et les *influences climatiques*.

Pour ce qui concerne l'action générale des *bains carbo-gazeux*, nous renvoyons à ce que nous en avons dit plus haut (voyez p. 180); on en déduira facilement ce qui intéresse de façon spéciale le cœur. Tandis que le bain tiède ordinaire, thermiquement indifférent, si utile à nombre de cardiaques, est employé uniquement pour ménager le cœur, puisque tous les facteurs excitants auxquels le malade est exposé à l'air s'en trouvent exclus, le bain carbo-gazeux, au contraire, constitue un irritant puissant, un irritant cutané tout à fait spécifique. Car, dans le bain carbo-gazeux, les irritants thermiques opposés coexistent, de sorte qu'on y subit des alternatives de froid et de chaud que ne présente aucun autre genre de bains. Le cœur est obligé de s'adapter à cette irritation, qui provoque une accélération de la circulation périphérique. Il est donc obligé de travailler davantage et si le cœur n'est pas de prime abord trop affaibli dans son fonctionnement, il se fortifiera graduellement par le surcroît d'exercice qui lui est imposé.

De plus le bain carbo-gazeux possède l'importante propriété d'augmenter la capacité respiratoire (1 à 1 litre ½ par minute) et cela en rendant les inspirations plus profondes. Cette action si caractéristique du bain de CO_2, que ne produit aucun autre et qu'il faut attribuer à la résorption de CO_2 par la peau, comme l'a irréfragablement prouvé H. Winternitz, est plus prononcée dans un bain carbo-gazeux salin (chloruré sodique fort) que dans un bain carbo-gazeux pauvre en sel marin, parce que la résorption cutanée de CO_2 est favorisée par l'excitation exercée sur la peau par la solution plus concentrée de sel marin. L'accroissement de la capacité respiratoire, déterminée par les inspirations plus profondes, fait comprendre l'action directe du bain carbo-gazeux sur la circulation, en tant du moins que l'afflux du sang veineux vers le cœur, lors de l'inspiration, s'en trouve facilité. Il est donc bien évident que les bains salins carbo-gazeux doivent être nettement plus efficaces que les bains carbo-gazeux pauvres en sel marin (bains ferrugineux, etc.).

L'action du bain carbo-gazeux sur le cœur est donc double : le cœur est sollicité à travailler davantage et ainsi un cœur affaibli se trouve fortifié par l'exercice; d'autre part l'afflux du sang veineux à l'oreillette droite est favorisé, de sorte que le cœur a à vaincre une moindre résistance périphérique, notamment lors des stases dans la petite circulation, et se fortifie dans ce cas par ménagement.

Comme la conductibilité thermique et la chaleur spécifique du gaz CO_2 sont inférieures à celles de l'eau, il s'ensuit que le point d'indifférence thermique du bain carbo-gazeux est inférieur à celui d'un bain ordinaire d'eau douce. Donc en réglant la température du bain d'une part, en dosant le contenu de CO_2 du bain d'autre part, enfin en en mesurant la durée, on peut en affaiblir ou augmenter les effets thermiques de contraste et de la sorte ou bien laisser dominer le facteur de ménagement ou le facteur d'exercice. L'importance de *Nauheim* pour le traitement des maladies du cœur réside précisément dans la possibilité qu'offrent les installations spéciales de cette station, d'y administrer les bains carbo-gazeux strictement suivant les principes précités dans chaque cas particulier.

D'après les explications que nous avons données, on voit que ce serait commettre une faute contre la logique que de se demander dans quelles maladies du cœur l'emploi des bains carbo-gazeux est indiqué. Il n'y a pas à se préoccuper du diagnostic anatomique; peu importe qu'il s'agisse d'une lésion valvulaire, d'une myocardite, d'une hypertrophie idiopathique du cœur ou d'une artériosclérose. Dans toutes ces affections les bains carbo-gazeux peuvent avoir leur utilité ou peuvent exercer une action fâcheuse ; la seule chose qu'il y ait à prendre en considération, c'est la capacité fonctionnelle du muscle cardiaque et la faculté d'adaptation de tout l'appareil circulatoire. Il ne faut pas s'étonner non plus qu'il soit souvent impossible de dire d'avance si les bains carbo-gazeux seront favorables ou non, vu qu'on n'est pas toujours en mesure d'apprécier à sa vraie valeur l'énergie du cœur et son pouvoir d'accommodation. Au fond les conditions sont ici analogues à ce qu'elles sont lorsqu'il s'agit d'apprécier l'effet d'excitants climatiques sur certains malades ; il s'agit toujours, finalement, de fortifier les différents systèmes organiques soit par l'*exercice* (par exemple climat maritime ou d'altitude dans la faiblesse générale, la chlorose, etc.), soit par le *ménagement* (par exemple climat chaud et humide dans les catarrhes bronchiques). Ici non plus on ne peut toujours savoir à l'avance si l'excitant climatique est adapté à la force éventuelle de résistance de l'organisme.

Naturellement un important facteur, c'est la manière dont se comporte la *pression sanguine* dans le bain carbo-gazeux. Précisément les opinions sont très partagées sur ce point. Ce qui est certain, c'est que cette pression n'est pas toujours accrue ; quelques auteurs affirment même qu'il n'y a augmentation de pression que dans le cas où cette dernière était auparavant à peu près normale ou abaissée, et diminution lorsque auparavant elle était trop élevée. Le bain carbo-gazeux jouirait ainsi d'une efficacité régularisatrice et compensatrice éminente. Le problème présente encore bien des obscurités.

La pression sanguine doit varier selon la température, le contenu en CO_2 et la durée du bain. Le bain carbo-gazeux doit de toutes manières n'être administré qu'avec circonspection dans le cas où la pression sanguine est très élevée, où il y a lieu par conséquent d'éviter un accroissement de cette pression. Cela s'applique surtout aux *artérioscléroses*, attendu que les altérations des vaisseaux dans cette affection diminuent leur force de résistance. Cependant la tension sanguine n'est pas exagérée chez tous les artérioscléreux. En général, dans les artérioscléroses peu prononcées, les bains carbo-gazeux sont le plus souvent avantageux, tandis que dans les formes plus accentuées de sclérose des artères coronaires ou des vaisseaux périphériques ils produisent souvent de mauvais effets, de sorte que seul un essai préalable entouré de toutes précautions permet de décider si les bains peuvent être prescrits dans un cas donné.

Il est souvent très utile d'aider à l'action des bains carbo-gazeux par la *gymnastique* et le *massage*, suivant la pratique de *Nauheim* (méthode de Schott); ces pratiques auxiliaires contribuent à fortifier le myocarde, grâce à la mise en œuvre prééminente du facteur exercice. Depuis un certain nombre d'années *Franzensbad* jouit également d'une renommée méritée pour le traitement des maladies du cœur.

Nous avons aussi à envisager les *cures de boisson* chez les cardiaques et cela en tout premier lieu lorsqu'ils souffrent d'affections indépendantes du cœur même. Des lésions bien compensées ne contre-indiquent pas l'usage des eaux minérales en pareil cas. D'autre part on prescrit des cures de boisson directement contre les affections du cœur et des vaisseaux. Ici il y a surtout deux facteurs à considérer. Avant tout il faut éviter les eaux riches en acide carbonique pour ne pas accroître inutilement la pression sanguine d'une part, et ne pas apporter d'autre part une gêne mécanique à l'action du cœur par dilatation de l'estomac et refoulement en haut du diaphragme. Puis il est de première importance de soigneusement doser l'introduction des liquides pendant la cure, car l'excès de boisson pourrait accroître la pression artérielle, de sorte que le cœur aurait à lutter contre plusieurs obbstacles à la fois. Il ne faut donc pas laisser boire au malade dans les 24 heures plus d'eau minérale qu'il n'ingère habituellement de liquide.

Les cures hydrominérales sont particulièrement utiles dans les troubles gastro-intestinaux secondaires, dans les congestions veineuses du foie, dans les accidents cardiaques des obèses et dans le cœur gras nettement accentué. Dans ces cas il y a surtout lieu de recommander les eaux chlorurées sodiques *(Kissingen, Hombourg, etc.)*, mais de préférence encore les sources sulfatées alcalines *(Karlsbad, Marienbad, Tarasp)*. Les sources chaudes pauvres en CO_2 — refroidies jusqu'à la température du corps, — doivent être préférées aux eaux froides riches en CO_2. Ces dernières ne doivent être bues qu'après avoir été débarrassées de leur acide carbonique le plus possible. Par la disparition de la stase dans le district de la veine porte, le cœur se trouve allégé, de sorte que la dyspnée possible et les autres inconvénients dont souffre le malade se trouvent notablement soulagés ou supprimés. Eventuellement on peut faire usage aussi, en pareil cas, des *eaux purgatives*. S'il existe en même temps de l'anémie on peut, prescrire l'usage des *eaux ferrugineuses*, en particulier de celle de *Franzensbad*.

Dans la période de début de *l'artériosclérose*, les eaux sulfatées alcalines, et spécialement *Karlsbad*, sont d'une utilité éminente. L'effet évacuant produit sur les organes de l'abdomen et dérivatif sur l'intestin constituent précisément une cure de ménagement pour le cœur, car les résistances s'en trouvent diminuées et l'action du cœur facilitée. A. Fränkel (1) est probablement le premier à avoir attiré l'attention sur la grande importance des sources de sulfate de sodium dans le traitement de l'artériosclérose et a en même temps fait ressortir à juste titre que seules les sources thermales pauvres en CO_2 de Karlsbad devaient être employées après réfrigération, et non les sources froides riches en CO_2. Il ne conviendrait guère d'ingérer de grandes quantités d'eau à la fois; on la prescrit à des doses de 100 à 150 cmc. 2 à 3 fois par jour. Si le reste du traitement est bien réglé, on en retirera les meilleurs résultats.

En ce qui concerne la *climatothérapie*, il faut savoir qu'en général les cardiaques et principalement les artérioscléreux ne supportent pas l'air sec et raréfié des grandes altitudes. Même pour ceux qui sont exempts de malaises particuliers et dont la lésion cardiaque est parfaitement compensée, il convient mieux de ne pas fréquenter la haute montagne, car un seul surmenage subi pourrait entraîner des dommages irréparables. Les cardiaques se sentent le mieux en plaine ou aux moyennes altitudes jusqu'à 1000 mètres au plus. On choisira de préférence les localités où les *cures de terrain* seront possibles. Lorsque la capacité fonctionnelle du cœur le permet, ce mode d'exercice est excellent pour lui. La station devra être abritée du vent, autant que possible exempte de poussière et pas trop chaude ni l'air trop sec. Aussi le séjour au bord de la mer, dans des localités appropriées, est-il très profitable à la plupart des cardiaques. Quant aux bains de mer, on ne les tolérera que dans une mer parfaitement calme, relativement chaude et lorsque la lésion du cœur est entièrement compensée, et cela sous la surveillance médicale la plus soigneuse. La *mer du Nord* est trop excitante dans un grand nombre de cas ; en revanche on recommandera les stations de la *Baltique*, de la côte sud de l'Angleterre *(Torquay, Bournemouth)* et *Arcachon* sur la côte de France, puis, particulièrement aux mois de transition et en hiver, la *Riviera di Levante*, les stations du *lac de Genève* et des *lacs de la Haute-Italie*, enfin *Abbazia, Lovrana*. Cependant en janvier et février, Abbazia ne convient pas aux cardiaques, d'après Glax, à cause du vent froid *bora*. De même, au printemps, il ne paraît pas prudent de recommander la *Riviera de l'Ouest* et les stations du Tyrol méridional : *Meran, Gries, Bozen, Arco*, à cause de la sécheresse relative de l'air et des vents souvent très violents.

Quant aux affections purement *nerveuses* du cœur, il convient d'appliquer à leur traitement les préceptes donnés pour la neurasthénie.

CHAPITRE VI

Maladies des Organes Digestifs

___

MALADIES DE L'ESTOMAC

Les malades atteints de l'estomac comptent parmi les plus constants visiteurs des stations en vogue, notamment de celles qui possèdent des sources chlorurées sodiques, comme Kissingen et Hombourg, ou alcalines comme Neuenahr et Vichy, ou sulfatées alcalines comme Karlsbad. Dans la pratique il est très difficile de faire toujours le choix le plus convenable pour les diverses maladies de l'estomac, et cela tient à deux choses : d'abord et non seulement à ce que bien des éléments nous manquent encore pour préciser les indications des diverses sources, ensuite aussi à ce qu'il n'est souvent pas possible d'établir un diagnostic exact, par exemple d'affirmer de façon certaine s'il s'agit d'une affection organique ou de troubles fonctionnels de l'estomac. Néanmoins, il est plus facile aujourd'hui d'établir les indications grâce à la plus grande précision des procédés que nous devons aux recherches inaugurées par Parlov et exécutées par Bickel et ses élèves; nous en avons déjà parlé en traitant des différents groupes de sources ; on ne suit donc plus les errements du passé où souvent on envoyait les malades sans choix ni critique dans une station à la mode quelconque.

Toutes les eaux minérales agissent dans les maladies de l'estomac en première ligne comme *eaux de lavage*, débarrassant la muqueuse gastrique du mucus accumulé et des résidus alimentaires stagnants. Parmi les maladies de l'estomac justiciables d'une cure hydrominérale, nous envisagerons tout d'abord celles qui sont caractérisées par de l'hypo- ou de l'hyperacidité. D'une façon générale on peut admettre qu'aux malades avec *hypoacidité* ou absence d'acide chlorhydrique conviennent les eaux chlorurées sodiques et au premier rang *Kissingen, Hombourg, Wiesbade, Baden-Baden*, [*Châtel-Guyon*], et aux malades avec *hyperacidité* les eaux alcalines telles que *Neuenahr, Vichy* et *Karlsbad,* qui sont les plus importantes.

Dans la plupart des formes de *catarrhe gastrique* il faut accorder la préférence aux bains chauds sur les bains froids, parce qu'il est généralement accompagné d'une sensibilité exagérée de l'estomac. Quant à l'action des eaux chlorurées sodiques et des eaux alcalines sur la digestion gastrique, nous renvoyons à ce que nous en avons dit plus haut.

Dans les catarrhes avec hypoacidité on ne doit pas employer indifféremment toutes les sources chlorurées sodiques. Sans doute, elles stimulent toutes les sécrétions du suc gastrique, comme nous l'avons dit. mais à des degrés très variables selon leur composition et leur contenu en acide carbonique. Dans les faibles degrés d'hypochlorhydrie il importe peu qu'on choisisse Hombourg, Kissingen, Wiesbade [ou Châtel-Guyon], tandis que dans l'hypochlorhydrie plus prononcée ou l'anacidité, les eaux de Hombourg méritent la préférence. Si le pouvoir digestif de l'estomac a souffert en même temps, les eaux chlorurées sodiques ne peuvent que l'influencer favorablement ; même en l'absence complète d'enzymes on obtient parfois encore des résultats.

Mais il convient avant tout de se rendre compte dans quel état se trouve la *motilité* de l'estomac. Il est évident de prime abord que, dans l'*insuffisance* et la *dilatation* intenses, les cures hydrominérales ne doivent pas être employées. Dans les ectasies légères il ne faut s'attendre à un résultat appréciable que de la part des eaux chlorurées sodiques hypotoniques telles que Wiesbade et Kissingen, et non des eaux hypertoniques, dont la durée de séjour dans l'estomac est relativement longue. (Voyez le Tableau p. 128 et suiv.)

Au domaine des *sources alcalines* appartiennent les catarrhes gastriques avec hyperacidité. Les sources chlorurées alcalines telles qu'*Ems, Gleichenberg*, sont rarement employées dans les catarrhes de l'estomac ; le sont beaucoup au contraire les alcalines simples comme *Neuenahr* et *Vichy* et surtout les thermes sulfatés sodiques de *Karlsbad*. L'action des sources alcalines repose d'une part sur leurs propriétés anticatarrhales, dissolvantes du mucus ; d'autre part, elles neutralisent l'excès de l'acide gastrique. Les eaux thermales de Karlsbad sont douées d'une efficacité éminente dans ces états morbides, parce que grâce à la nombreuse gamme de leurs températures elles peuvent s'adapter aux manifestations variables du tableau morbide. Ainsi dans les cas d'hyperacidité très douloureuse, les thermes chauds sont nettement indiqués, tandis que s'il y a en même temps paresse de l'intestin, on s'adressera aux eaux moins chaudes. L'abaissement de la motilité de l'estomac ne contre-indique pas l'usage des eaux alcalines dans la même mesure que celui de beaucoup d'eaux chlorurées sodiques. Car, à l'exception de Tarasp, les sources alcalines rentrent dans la catégorie des sources hypotoniques ; elles passent dès lors plus rapidement de l'estomac dans les intestins que les eaux chlorurées sodiques hypertoniques. L'expérience apprend même que, précisément dans les cas d'affaiblissement de la motricité et de dilatation légère de l'estomac, l'action anticatarrhale des eaux alcalines se révèle toute puissante, en détergeant la muqueuse des résidus alimentaires qui y stagnent. On obtient surtout de bons résultats si l'on pratique en même temps des lavages de l'estomac avec de l'eau minérale tiède. Dans les dilatations intenses, les sources alcalines n'ont naturellement guère d'efficacité.

Les eaux thermales de *Karlsbad* jouissent d'une renommée bien fondée pour le traitement de l'ulcère de l'estomac. Sans doute il ne convient pas d'envoyer des malades avec symptômes d'ulcération au début à Karlsbad, et Boas (2) fait remarquer avec raison que ce qui convient à de tels malades, ce n'est ni Karlsbad ni un autre bain quelconque, mais le lit. Mais dès que les symptômes aigus ont cédé, la cure de Karlsbad constitue le meilleur moyen de maintenir dans certaines limites la surproduction acide.

Quant aux *troubles nerveux, fonctionnels de l'estomac*, les opinions sont très divergentes en ce qui concerne les cures hydrominérales. Beaucoup professent une opinion moyenne, il en est qui dénient toute utilité à ces cures et les considèrent, notamment en cas de dyspepsie nerveuse, comme nuisibles. Notre expérience personnelle

ne nous permet aucunement d'accepter cette dernière manière de
voir. Sans doute il est bien évident que des *neurasthéniques* sévèrement atteints et qui à côté d'autres symptômes nerveux se plaignent
en outre de troubles gastriques, ne doivent pas fréquenter des stations à la mode où, à l'époque de la pleine saison, ils trouvent des
conditions susceptibles tout au plus d'aggraver leur état. Mais d'un
autre côté il y a des cas où les symptômes neurasthéniques généraux
sont plutôt masqués et les symptômes gastriques dominent, symptômes dont l'origine purement nerveuse n'est souvent pas clairement démontrable, d'autant plus que l'exploration de l'estomac n'est
pas toujours pratiquée et parfois échoue à cause de la résistance du
malade. Il ne faut pas oublier, non plus, que des névroses gastriques
peuvent se développer à la suite de gastrites chroniques et qu'en
définitive il n'existe pas d'affection organique de l'estomac qui ne
puisse s'accompagner de dyspepsie nerveuse. Réciproquement des
altérations organiques peuvent venir s'ajouter à une névrose. Dans
ces *formes mixtes de troubles organiques et fonctionnels de l'estomac*,
les cures hydrominérales sont nettement indiquées. Ainsi, par exemple, pourquoi les eaux minérales seraient-elles contre-indiquées
dans la névrose sécrétoire appelée *gastrosucorrhée*, du moment que
grâce à elle on peut entraver la sécrétion du suc gastrique? Ce sont
précisément les eaux de *Neuenhar* et de *Vichy* qui, selon nous, sont
le mieux appropriées à ce cas, vu qu'elles diminuent puissamment
la sécrétion du suc gastrique.

De même les cures d'eaux minérales exercent une action heureuse
dans les névroses sécrétoires pures, dans l'*hyperchlorhydrie* et l'*hypochlorhydrie nerveuses*. Car, enfin, le but qu'il s'agit d'atteindre est le
même que pour les troubles sécrétoires de cause organique : rien ne
permet de se figurer que les eaux minérales n'agissent qu'indirectement sur la sécrétion des glandes en améliorant le catarrhe lui-
même. Dans l'hyperacidité nerveuse on prescrit, par exemple, de
même que dans le catarrhe hyperacide de l'estomac, des médicaments destinés à neutraliser l'acide, et la thérapeutique alimentaire
est la même dans les névroses sécrétoires que dans les troubles
sécrétoires provoqués par un catarrhe chronique.

Bien entendu il faut insister sur le régime à suivre par les malades à la station. Car celui-ci joue dans le traitement des maladies de l'estomac le même rôle important qu'ailleurs, et c'est surtout dans les affections nerveuses de l'estomac qu'il n'est pas permis de régler le régime suivant un modèle préétabli ou en ne se laissant guider que par une appréciation trop unilatérale de l'action de la source.

Le préjugé régnant de ne pas envoyer les malades souffrant d'affections nerveuses de l'estomac à Kissingen, Karlsbad ou autres, ne peut s'expliquer que par la négligence à tenir suffisamment compte, à la station, de ces exigences. Cependant si l'on traite les malades suivant des principes propres à chaque cas individuel, ce qui est en général plus facile à la station que partout ailleurs, grâce à la combinaison des nombreux facteurs curatifs (emploi éventuel de procédés hydrothérapiques, bains carbo-gazeux, etc), on obtient même dans la dyspepsie nerveuse les meilleurs résultats.

Dans les diverses *névroses de la motilité*, la rumination, l'éructation nerveuse, les crises gastriques des tabétiques, ainsi que dans les manifestations nerveuses typiques de l'estomac chez les neurasthéniques. l'anorexie nerveuse, la sitiophobie psychogène, etc., il ne faut pas prescrire les cures hydrominérales, bien qu'on ne puisse nier que, même dans ce cas, un traitement approprié, appliqué à la station, puisse parfois donner de bons résultats. Mais en général d'autres mesures thérapeutiques conviennent mieux. Quant aux autres facteurs à employer contre la neurasthénie, la *climatothérapie* réclame surtout ses droits. Souvent un simple changement de résidence fait déjà bon effet, il suffit parfois de transporter le malade dans un autre milieu pour améliorer son état ou le modifier totalement du même coup.

Dans d'autre cas, des influences climatiques plus fortement différenciées sont nécessaires, et il faut, dans le choix d'un climat, se laisser guider par les préceptes généraux qui s'appliquent au traitement climatique de la neurasthénie. Nous renvoyons donc aux explications qui seront données à propos de cette affection.

MALADIES DE L'INTESTIN

Nous traiterons d'abord du catarrhe intestinal. Ici, pour ce qui concerne la balnéothérapie, nous nous mouvons sur un terrain encore moins sûr. Cela tient d'abord à ce qu'il n'est pas toujours facile de préciser le siège du catarrhe, c'est-à-dire de déterminer s'il s'agit d'un catarrhe de l'intestin grêle ou du gros intestin ou d'une combinaison des deux ; puis la connaissance que nous avons des facteurs qui entrent en jeu dans la digestion intestinale est encore bien incomplète. Car on ne connaît que peu de chose des rapports qu'ont entre eux les sucs intestinal, pancréatique et la bile, et l'influence réciproque des enzymes digestives. Il est vrai que les recherches de Pavlov réalisent la possibilité de s'attaquer expérimentalement à ces problèmes. Les recherches de ces dernières années ont déjà mis en évidence de nouveaux et importants faits physiologiques. Rappelons seulement ici que Pavlov a démontré que l'acide chlorhydrique de l'estomac est le stimulant le plus important de la sécrétion pancréatique et que le ferment protéolytique du suc pancréatique, la trypsine, est activé par l'entérokinase du suc intestinal.

Dans les catarrhes intestinaux les cures hydrominérales constituent en première ligne des *cures de lavage ;* les eaux alcalines principalement agissent sur la muqueuse par leurs propriétés anticatarrhales, dissolvantes du mucus, et favorisant ainsi directement la guérison des processus inflammatoires ; elles modifient en outre la composition du contenu de l'intestin et favorisent particulièrement les décompositions bactériennes.

Les sources froides excitent, comme on le sait, la péristaltique, tandis que les sources chaudes, surtout ingérées à petite dose, entravent les mouvements de l'intestin.

Dans les catarrhes de l'intestin grêle ou du gros intestin, lorsqu'ils sont accompagnés de *diarrhée*, les sources chlorurées sodiques chaudes : *Kissingen, Hombourg,* etc., sont indiquées, mais avant tout les sources alcalines chaudes, en particulier *Karlsbad.*

Ces dernières diminuent l'impressionnabilité et l'excitabilité exagérées de l'intestin et neutralisent les produits acides de fermentation de l'intestin grêle, toujours plus ou moins abondants dans le catarrhe et qui excitent certainement les mouvements péristaltiques de l'intestin. Bien que toutes les eaux chaudes aient une action constipante, il n'en est pas moins vrai que les thermes de Karlsbad exercent une action si constante et en général si durable sur les catarrhes chroniques de l'intestin grêle et du gros intestin à caractère diarrhéique, ainsi que sur la dysenterie chronique, qu'on est autorisé à attribuer au *Sprudel*, la source la plus chaude de ces thermes, une action spécifique. L'explication de ces faits réside peut-être dans l'action simultanée de la chaleur naturelle de l'eau et des propriétés anticatarrhales des divers sels qui s'y rencontrent en quantité modérée. Le mieux, c'est de prendre cette eau par doses de 100 à 120 gr. à divers moments de la journée. Dans les *diarrhées des constipés*, c'est-à-dire dans celles où des masses considérables de matières fécales sont retenues dans l'intestin, il faut administrer des doses plus fortes afin d'obtenir, par des mouvements plus énergiques de l'intestin, l'expulsion de ces masses. Immédiatement après Karlsbad vient *Vichy*. Dans un grand nombre de catarrhes chroniques du gros intestin les lavements d'eau minérale sont de grande utilité. Ainsi dans les catarrhes du segment inférieur de l'intestin, nous avons obtenu de très bons résultats des petits clystères gardés dans le rectum ainsi que, et surtout, des lavages du rectum à l'eau de Karlsbad.

Dans les *catarrhes chroniques* de l'intestin, qui sont le plus souvent accompagnés de constipation, sont indiquées surtout les sources froides de *Marienbad*, et encore celles de *Tarasp*, *Elster* et *Franzensbad*; ces deux dernières conviennent notamment s'il existe en même temps de l'anémie. Les eaux tempérées de *Karlsbad* sont également indiquées surtout lorsqu'il s'agit de ne produire qu'une faible excitation de l'intestin et de ne stimuler la péristaltique qu'avec précaution. Dans les cas légers on peut recommander les sources chlorurées sodiques, notamment *Kissingen* et *Hombourg*.

Pour se décider entre les eaux chlorurées sodiques et les eaux alcalines, il faut tenir compte de l'état de l'estomac, car souvent les catarrhes chroniques de l'intestin sont associés à des catarrhes de l'estomac. On recommandera donc, par exemple, aux malades atteints de catarrhe intestinal et d'anacidité ou hypoadicité simultanément, les sources chlorurées sodiques, et à ceux qui souffrent en même temps d'hyperacidité les sources alcalines. Les malades atteints de diarrhées dépendant exclusivement de l'état gastrique, notamment de l'*achylie gastrique*, doivent rechercher les sources chlorurées sodiques, mais sous aucun prétexte Karlsbad.

Quant à la forme de catarrhe intestinal qui est caractérisée par des alternatives de constipation et de diarrhée, il ne semble pas qu'il y ait de station plus convenable que *Karlsbad*, vu que la gamme des températures des sources permet de répondre à toutes les indications des variétés morbides du catarrhe.

Pour l'*ulcère du duodénum* on suivra les mêmes règles que pour l'ulcère de l'estomac. C'est donc à *Neuenahr*, à *Vichy* et surtout à *Karlsbad* qu'on s'adressera.

Dans la *constipation habituelle* les eaux minérales n'ont pas une action aussi spécifique que dans les catarrhes chroniques de l'intestin. Pour ces derniers les sources constituent de véritables facteurs curatifs, bien que le régime ait une égale importance. Dans la constipation habituelle, au contraire, les eaux minérales ne peuvent être considérées que comme des auxiliaires de la thérapeutique alimentaire, tout comme les purgatifs en général qui n'ont pas davantage une valeur curative. Cela ne signifie aucunement que la constipation habituelle ne peut être guérie ou du moins améliorée par les cures hydrominérales. En effet, comme les malades se résignent mieux dans une station balnéaire qu'ailleurs à se soumettre fidèlement à un régime, les résultats des cures hydrominérales sont en général meilleurs que ceux obtenus par les cures faites à domicile. Seulement il faut que le régime soit conforme aux règles en usage dans la constipation habituelle. En première ligne on emploie les eaux *sulfatées* alcalines, surtout *Marienbad*, puis encore *Tarasp* et les sources de *Karlsbad* refroidies, et s'il existe en même temps de l'anémie ou quelque maladie de femme, *Franzensbad* et *Elster*; dans des cas plus légers de constipation, on peut recommander encore les eaux chlorurées sodiques, telles que *Hombourg* et notamment *Kissingen*.

Les eaux purgatives ne doivent pas jouer, dans la constipation, d'autre rôle que les purgatifs ordinaires, c'est-à-dire il ne faut pas s'en faire une habitude. Lorsque l'appareil sécrétoire de l'estomac ne fonctionne pas activement, il faut donner la préférence aux eaux purgatives chlorurées sodiques, telles que *Friedrichshall,* sur les eaux purgatives simples comme *Hunyadi-Janos*, *Apenta,* parce que ces dernières exercent une action paralysante sur les glandes digestives de la muqueuse gastrique. (Voyez p. 230.)

A l'opposé de la constipation habituelle, atonique, la *constipation spasmodique* est considérée par beaucoup d'auteurs comme ne pouvant bénéficier d'une cure hydrominérale. Telle n'est pas notre opinion. Il faudrait en finir une fois pour toutes avec le préjugé dont nous avons fait déjà le procès, en traitant de la dyspepsie nerveuse, préjugé qui tend à refuser à tous les malades atteints d'affections des organes digestifs reposant sur une base nerveuse, le séjour aux stations balnéaires ; car enfin ces errements ne se justifiaient qu'à une époque où le régime prescrit dans ces stations ne s'adressait pas à chaque cas pathologique pris individuellement, mais était réglé suivant un modèle en usage dans chacune de ces stations. Mais aujourd'hui il n'existe plus de régime balnéaire spécial, le régime se règle suivant les indications partout admises, il faut en conclure que les affections gastro-intestinales peuvent être traitées avec succès dans les stations hydrominérales.

En ce qui concerne spécialement la constipation spasmodique, nous ajouterons que, malgré sa fréquente association avec des manifestations neurasthéniques, il se présente une série de cas où les autres symptômes nerveux font complètement défaut; d'ailleurs la constipation atonique dépend également du système nerveux, puisqu'elle repose sur un défaut de l'innervation du gros intestin. D'après les observations que nous avons faites à *Karlsbad*, nous avons acquis la conviction que la constipation spasmodique a un bénéfice tout spécial à attendre de la cure de Karlsbad. Car tous les procédés de traitement rationnel qui lui conviennent s'y trouvent appliqués de la manière la plus parfaite possible. Le « Sprudel » chaud qui, grâce à ses effets antispasmodiques agit sur les contractions spasmodiques exactement comme l'opium, les applications de

boue chaude, les bains chauds, et enfin un régime approprié, plus
facile à suivre à la station qu'à domicile, ce sont là autant de facteurs dont la réunion ne peut guère être obtenue ailleurs dans les
mêmes conditions. Il est évident que d'autres sources thermales
que celle de Karlsbad [et en particulier *Plombières*] peuvent donner
les mêmes résultats dans la constipation spasmodique.

Quant à l'*entérite membraneuse* et à la *colique muqueuse*, nous rap-
pellerons que ces deux affections sont caractérisées par l'expulsion
de masses muqueuses de forme spéciale et par des coliques survenant par accès. On parle d'une entérite membraneuse lorsque cette
expulsion de masses muqueuses est déterminée par un catarrhe du
gros intestin, dans lequel les coliques sont souvent très peu prononcées ou même absentes, tandis que dans la colique muqueuse, l'intestin est anatomiquement intact, de sorte qu'on a affaire à une névrose sécrétoire de l'intestin qui se manifeste par des douleurs ou
coliques survenant par paroxysmes, ces coliques disparaissant avec
l'expulsion des masses muqueuses. Dans l'entérite membraneuse
typique, on obtiendra de bons effets par des cures à *Karlsbad*,
Neuenahr ou *Kissingen*, *Hombourg*. A côté de la cure de boisson on
pratique surtout avantageusement des lavages de l'intestin avec des
eaux alcalines et des applications de boue. En France, *Plombières*
(voyez p. 160) et *Châtel-Guyon* (voyez p. 222) jouissent d'une réputation particulière à cet égard [en remarquant que la première de
ces stations convient surtout aux entéritiques *spasmodiques* et la
seconde aux entéritiques *atones*.] Dans la colique muqueuse pure
les cures hydrominérales sont le plus souvent sans utilité.

Parmi les autres indications relatives aux cures hydrominérales,
nous avons encore les *séquelles résiduaires* d'affections intestinales
antérieures, notamment les exsudats et les adhérences consécutives
à la *périlyphlite* et l'*appendicite chronique* à récidives. Dans ces affections la cure balnéaire joue le rôle principal; on recommande surtout les *bains salins* et les *bains de boue*. Les bains de boue et les
applications chaudes de boue paraissent plus efficaces que les bains
salins et sont plus fréquemment employés. Quant au catarrhe intestinal souvent concomitant, on combine généralement les bains avec
les cures de boisson, d'autant plus qu'il faut veiller à ce que les

selles soient bien régulières. Pour le traitement de ces affections on s'adresse aussi bien aux eaux chlorurées sodiques qu'aux eaux sulfatées alcalines, notamment à *Karlsbad*, à *Marienbad*, à *Franzensbad*, [à *Châtel-Guyon* et à *Plombières*.]

Le *changement d'air* est très utile dans nombre d'affections intestinales, principalement dans les *entéralgies nerveuses*. Pour le choix de la station climatique, on tiendra compte surtout de l'état général. Dans la *constipation habituelle* le séjour dans la montagne est très avantageux à cause de la plus grande somme d'exercice prise, surtout par les ascensions. Il faut faire ressortir particulièrement que les malades qui ont une tendance à la diarrhée doivent éviter les localités humides et bien entendu aussi les régions où la dysenterie est endémique. Des individus atteints de catarrhe intestinal chronique ne doivent pas se rendre en *Egypte*, pas plus qu'en des lieux particulièrement humides, comme *Madère* et *Ténériffe*.

CHAPITRE VII

Maladies du foie et des voies biliaires

ICTÈRE CATARRHAL

On peut considérer l'*ictère catarrhal* comme faisant la transition entre les affections gastro-intestinales et les maladies du foie. L'opinion est unanime sur l'efficacité des sources alcalines (*Neuenahr*, *Vichy*, [*Vals*] et surtout *Karlsbad*) dans le traitement de l'ictère catarrhal. Les résultats obtenus ne sont pas attribuables à une action cholagogue des eaux, mais s'expliquent bien mieux par l'action curative exercée par les thermes sur le catarrhe gastro-intestinal : le gonflement de la muqueuse de l'estomac, de l'intestin et du canal cholédoque cesse et la bile s'écoule de nouveau librement.

HYPERÉMIE DU FOIE ET ÉTATS PLÉTHORIQUES. CIRRHOSE HÉPATIQUE

L'*hyperémie chronique du foie* est efficacement combattue par les eaux chlorurées sodiques et surtout par les sulfatées alcalines. L'afflux du sang vers le foie pendant le processus digestif peut, comme on le sait, dépasser les limites physiologiques, lorsque le régime alimentaire est trop abondant ou que le sujet s'adonne de manière exagérée à l'alcool. Il se produit alors graduellement une sensation de pression et de plénitude dans l'hypocondre droit, surtout après les repas ; à un moment donné il se produit une hypertrophie du foie reconnaissable à la percussion et, sous l'influence d'une alimentation

exubérante et d'une vie casanière, se développe plus ou moins vite
un ensemble de symptômes, désigné d'ordinaire sous le nom de
pléthore abdominale, avec fréquent gonflement douloureux de l'hypocondre, sensation de plénitude et de pesanteur dans la région
épigastrique, coloration ictérique des conjonctives, congestions,
vertiges et céphalalgie. Peu à peu surviennent alors des symptômes
du côté du cœur et des sensations désagréables dans la région cardiaque, des palpitations, de l'intermittence du pouls, accidents qui à
l'origine sont d'ordre purement mécanique — par surélévation du
diaphragme — mais dépendent ultérieurement d'une hypertrophie
du cœur déjà formée ou d'une surcharge graisseuse de cet organe,
d'autant plus que les facteurs nocifs précités favorisent le développement du pannicule adipeux et que souvent il s'agit précisément
d'individus obèses. Ces états morbides sont modifiés de la manière
la plus favorable par les cures de *Marienbad, Tarasp, Karlsbad, Vichy*
ou encore *Kissingen, Hombourg*, et dans les cas où il y a anémie, *Franzensbad* et *Elster*, cela, en tant que, aux autres facteurs utiles tels
que l'exercice physique, le régime et éventuellement le massage, la
gymnastique et les bains carbo-gazeux, vient s'ajouter une cure de
boisson efficace, déterminant une dérivation sur l'intestin, et par là
la diminution ou la disparition de la stase veineuse dans le système
de la veine porte.

Si, dans l'ensemble de symptômes décrits, les manifestations cardiaques se développent davantage, si une hyperémie des muqueuses
visibles, des états congestifs, de l'hypertension et de l'hypertrophie
du cœur viennent à prédominer, il en résulte un tableau morbide
qu'on désigne parfois sous le nom de *pléthore vraie*. Chez ces individus pléthoriques, à habitus apoplectique, les cures de Marienbad,
de Karlsbad et des autres stations précitées donnent les meilleurs
résultats, mais il est absolument indispensable de ne pas surcharger
le système vasculaire de liquide ingéré. De plus, ces malades ne
doivent pas absorber des boissons gazeuses. Aussi est-il préférable
de faire usage des eaux chaudes riches en CO_2 plutôt que des eaux
sulfatées sodiques froides. Si l'on préfère employer ces dernières, il
faut préalablement les débarrasser de leur gaz : dès lors les eaux
chaudes de Karlsbad ne doivent être bues qu'après réfrigération.

Dans une cure de Karlsbad, les eaux chaudes, surtout celles du Sprudel, doivent être, comme dans le traitement de l'artériosclérose,
rafraîchies jusqu'à n'être plus que tièdes, et bues à petites doses répétées dans la journée, avec addition de sel de Karlsbad, si c'est nécessaire. Les résultats de ces cures sont remarquables, l'état des malades
s'améliore rapidement et le foie diminue de volume relativement
vite.

Il ne faudrait pas envoyer ces individus pléthoriques aux eaux
ci-dessus sous le prétexte de leur administrer des bains carbo-
gazeux pour combattre les symptômes du cœur devenus prédo-
minants, car ces symptômes sont bien mieux amendés par les eaux
sulfatées sodiques purgatives que par les bains carbo-gazeux.

Le *foie cardiaque* peut, du moins au début, être guéri par une
cure aux stations précitées, ou du moins amélioré, tout comme le
foie gras qui n'est le plus souvent qu'un épisode de l'obésité générale.

Dans ces états morbides on prescrit aussi les eaux purgatives,
mais plutôt temporairement que d'une façon continue. De petites
doses d'*Apenta*, étendue d'eau potable, peuvent être prescrites utilement pour un usage prolongé.

De l'ensemble des symptômes de la pléthore abdominale font
encore partie les *dilatations des veines hémorroïdaires* susceptibles
de se produire dans les stases de la circulation porte, et encore à la
suite d'affections du poumon, du cœur et du foie. Les cures de boisson à *Karlsbad, Marienbad, Kissingen, Hombourg, [Bagnoles-de-
l'Orme, Castéra-Verduzan]*, etc, donnent de très bons résultats.

Dans les diverses formes de *cirrhose du foie*, on recommande de
préférence les eaux sulfatées sodiques, puis en seconde ligne les
eaux chlorurées sodiques, surtout *Kissingen* et *Hombourg*. Les résultats obtenus sont indéniables ; du moins, l'état général des malades
s'améliore. Il ne saurait être question d'une action directe des eaux
de Karlsbad et de Marienbad, surtout employées en pareil cas, sur
les lésions hépatiques. Ce sont surtout les troubles de la circulation des vaisseaux porte et les catarrhes par stase veineuse de l'estomac et de l'intestin en résultant, qui se trouvent améliorés. Dans
tous les cas l'expérience a appris que les malades atteints du

malaria et d'*hépatite* d'origine tropicale, ainsi que ceux souffrant d'un *cirrhose hypertrophique*, jouissent plus ou moins longtemps d'un bien-être relatif en faisant chaque année des cures de quelques semaines aux stations précitées.

CHOLÉLITHIASE

Parmi les stations recommandées dans le cas de calculs biliaires, *Karlsbad, Marienbad, Neuenahr, Vichy, [Brides-Salins, Châtel-Guyon, La Preste], Kissingen, Hombourg,* Karlsbad a acquis une place si prééminente que sa renommée mondiale subsiste tout entière, malgré la vogue de plus en plus grande qui s'attache au traitement opératoire. Il est hors de doute que la guérison ne peut être obtenue dans certains cas que par la voie opératoire ; et cependant bien des malades sont guéris de la cholélithiase par Karlsbad, soit que les symptômes de la maladie deviennent latents, soit que les calculs se trouvent expulsés. Dans son « Klinik der Cholelithiasis », Naunyn dit : « Je considère comme certain que la cure de Karlsbad a une influence des plus favorables sur la marche de la cholélithiase. J'ai vu nombre de cas d'incarcération calculeuse prolongée et pleins de dangers y prendre une issue heureuse. J'ai vu des malades expulser des calculs dans des accès d'intensité relativement faible, et la maladie évoluer ultérieurement et pendant des années d'une façon si satisfaisante qu'il semblait bien qu'elle fût guérie. »

Si donc l'efficacité des eaux de Karlsbad dans la cholélithiase est indubitable, nous ne sommes pas encore en mesure, cependant, d'en donner une explication qui soit à l'abri de toute critique. On s'est surtout efforcé d'expliquer les résultats obtenus par une action cholagogue, mais celle-ci est loin d'être prouvée. Les rares essais qui ont été faits sur des hommes porteurs de fistules biliaires et chez lesquels on a pu observer occasionnellement un accroissement du flux biliaire par l'usage de l'eau de Karlsbad, ne peuvent être considérés comme démonstratifs, parce qu'on peut toujours objecter qu'il ne s'agit que d'une dilution de la bile et par suite de son plus facile écoulement.

De nouvelles recherches sont nécessaires pour arriver à une solution définitive. Les procédés de Pavlov d'application de fistules permanentes permettent de mieux étudier ces phénomènes qu'on ne l'a fait jusqu'à présent. Il serait désirable de soumettre à de nouvelles recherches tout ce qui concerne l'action cholagogue des sels isolés et des eaux minérales. Jusque-là nous n'avons pas le droit de parler d'un effet cholagogue des sources de Karlsbad, c'est-à-dire de leur attribuer la propriété d'exciter directement les cellules hépatiques à sécréter une plus grande quantité de bile. Aussi longtemps que la recherche expérimentale ne nous aura pas fourni de données plus sûres, nous ne pouvons considérer que comme *indirecte* l'action d'ailleurs incontestable des thermes de Karlsbad dans la lithiase biliaire.

L'action favorable exercée sur la circulation hépatique et gastro-intestinale et sur l'inflammation catarrhale de l'intestin, du foie et de la vésicule biliaire, puis la stimulation des mouvements péristaltiques de l'intestin et des contractions des éléments musculaires des voies biliaires, la guérison de la papillite catarrhale, la disparition des bactéries et des substances nuisibles de la muqueuse intestinale, enfin l'effet diurétique déterminant une évacuation plus abondante, par les reins, des matériaux biliaires, tels sont les principaux facteurs qui participent à la production des bons effets, facteurs dont prédomine tantôt l'un, tantôt l'autre.

Dans quels cas de cholécystite la cure de Karlsbad est-elle indiquée? La réponse à cette question est liée à la réponse à faire à cette question générale : Dans quels cas convient le traitement interne, quels autres sont du ressort de la chirurgie? Nous ne pouvons évidemment pas, dans le cadre restreint de cet ouvrage, exposer les vues divergentes multiples qui règnent dans la science sur ce sujet, d'autant plus que ce dernier a été traité généralement d'une manière trop schématique. Des règles générales, pouvant servir aux praticiens de fil conducteur dans chaque cas, ne peuvent d'ailleurs pas être établies. Vu le polymorphisme et le cours souvent très irrégulier de la cholélithiase, il n'est pas possible de distinguer nettement les unes des autres les diverses suites de la maladie, de sorte que, dans tous les cas compliqués la distinction ne peut être faite qu'à la condition de tenir compte de tous les facteurs qui interviennent.

Dans la *cholélithiase simple, régulière*, qui est le type le plus fréquent chez les malades qui présentent, à des intervalles déterminés, des coliques typiques de courte durée, sans souffrir entre les accès, les conditions sont certes très simples. En pareil cas il n'y a pas de doute que la cure de Karlsbad est indiquée et très efficace. Chez un grand nombre de ces malades qui présentaient auparavant, à des intervalles de plusieurs semaines, des accès plus ou moins violents, les coliques deviennent beaucoup plus rares et moins intenses après la cure, et beaucoup restent longtemps exempts d'accès et la maladie devient latente pour un nombre considérable d'années. Pendant la cure il peut se produire naturellement des coliques biliaires qui sont suivies ou non de l'évacuation d'un ou de plusieurs calculs. Il n'est guère douteux que dans un grand nombre de ces cas, l'eau est déterminante de l'effet produit, car les coliques surviennent chez maints malades souvent immédiatement après l'ingestion du premier gobelet d'eau, de sorte que nous inclinons à considérer les coliques comme l'expression de la réaction de l'organisme aux excitations produites par l'eau minérale, et, à ce point de vue, elles nous paraissent salutaires. On ne peut en effet se défendre de l'impression que les cures ont souvent de meilleurs résultats lorsqu'il se produit des accès de coliques biliaires pendant le temps qui y est consacré.

D'autre part il arrive souvent que les coliques obligent les malades à interrompre la cure. C'est une raison de plus pour que leur durée ne soit pas trop courte d'autant plus que, dans la cholélithiase, il n'est guère possible d'obtenir un résultat appréciable au bout de 3 à 4 semaines. (Voyez p. 294.) Nous sommes convaincu qu'en prolongeant considérablement la cure, le résultat obtenu serait encore beaucoup plus durable et qu'on sauverait ainsi plus d'un malade de l'intervention opératoire.

Il n'est certes pas nécessaire de faire ressortir que la *cholécystite aiguë et subaiguë* n'est pas une contre-indication pour la cure de

Karlsbad. La plupart des auteurs sont d'avis aujourd'hui que toute colique biliaire tient à une inflammation de la vésicule biliaire. Seules les formes graves de la *cholécystite purulente*, de la *cholangite septique* ne doivent pas être traitées à Karlsbad. Cependant il est parfois difficile de porter le diagnostic de cholécystite purulente d'une manière précise, d'autant plus que la courbe de la température ne renseigne pas toujours exactement. Les coliques les plus inoffensives peuvent être accompagnées de fièvre et celle-ci peut manquer dans les empyèmes les plus graves de la vésicule biliaire. D'autre part il peut arriver qu'on se trouve en présence des symptômes généraux les plus graves, un frisson violent et une température supérieure à 40°, avec ou sans coliques ; on pense à une inflammation septique des voies biliaires ; mais au bout de 1 à 2 jours voilà que tout à coup les phénomènes alarmants disparaissent, et l'on reconnaît qu'il s'agit d'un accès de *fièvre intermittente hépatique*, comme il s'en présente assez souvent dans le cas d'obstruction chronique du canal cholédoque. Mais dans le cas où la fièvre se prolonge pendant des jours et des semaines et où le caractère septique se trouve nettement exprimé, le diagnostic n'est plus douteux.

La *cholécystite chronique*, tant qu'il n'existe pas d'empyème de la vésicule biliaire ou de cholécystite ulcéreuse, ne peut que bien se trouver d'une cure de Karlsbad. Tandis que dans les cas non compliqués ci-dessus mentionnés — avec absence de sensibilité à la pression sur la vésicule et bien-être dans les intervalles des accès — l'exercice corporel constitue l'un des facteurs les plus importants de la cure, il y a lieu, dans la cholécystite chronique, de recommander, pendant la cure, le *repos* et les *applications chaudes de boues*. Les malades, dans ce cas, doivent rester couchés au moins 4 à 5 heures dans la journée et cela de préférence au lit. La cure de repos au lit, les applications de boue, et l'eau thermale, analgésique, qui agit directement sur la muqueuse enflammée de la vésicule, sont très nettement efficaces.

Du passage cité de Naunyn, il ressort que des cas d'*obstruction* prolongée *du canal cholédoque* peuvent trouver une issue favorable à *Karlsbad*. On observe, en effet, même dans les cas d'incarcération de calculs de plusieurs mois de durée, que pendant la cure, ou peu après, le calcul est parfois évacué et la guérison réalisée. Evidemment, pour obtenir ce résultat, la durée de la cure doit être prolongée bien au delà des quatre semaines usuelles, d'autant plus que, pour ménager le malade pour une raison ou pour une autre, on est souvent obligé d'interrompre la cure. Néanmoins il est indiqué, dans tous les cas d'obstruction du canal cholédoque, de tenter une cure de Karlsbad, avant de songer à une opération. Cependant, dès que l'état général du malade devient plus mauvais, il ne faut pas trop longtemps hésiter à prendre une détermination, parce qu'alors on risque de laisser passer le moment favorable à l'intervention opératoire.

Il faut remarquer encore que les cures de Karlsbad sont indiquées après l'opération pour lithiase biliaire. En effet, les récidives post-opératoires ne sont pas rares, car après l'enlèvement des calculs reste toujours la disposition à en former de nouveaux. D'autre part, les opérés souffrent souvent beaucoup des adhérences susceptibles de se former à la suite de l'intervention ; il faut les traiter d'après les mêmes principes que la cholécystite chronique. Si de plus on envisage la complexité de l'opération et les obstacles souvent créés à l'écoulement de la bile par l'extraction totale de la vésicule biliaire, sans compter qu'il peut se former des calculs dans les canalicules de la substance même du foie, on conçoit que la cure de Karlsbad ne s'en impose en quelque sorte que davantage après l'opération.

CHAPITRE VIII

Maladies des voies urinaires

MALADIES DES REINS

La thérapeutique des maladies des reins s'est modifiée depuis peu d'années grâce à des travaux récents; nous n'avons d'ailleurs à nous occuper ici que de la *néphrite parenchymateuse chronique* et du *rein contracté*. Grâce aux recherches de von Noorden (3), nos vues sur la quantité de liquide à ingérer sont devenues plus claires. On sait maintenant que, particulièrement en ce qui concerne le rein contracté, le passage par le rein d'une trop grande quantité de liquide est nuisible, parce que la tension artérielle exagérée qui en résulte détermine un affaiblissement prématuré du cœur.

D'autre part on revient tous les jours davantage du *régime alimentaire* unilatéral qu'on prescrivait aux néphritiques. On a reconnu avec raison que la limitation trop grande de l'albumine ingérée et la préférence accordée à certaines sortes de viande sont inutiles et nullement justifiées. C'est encore et surtout von Noorden (4) qui a attiré l'attention sur ces faits en s'appuyant sur des observations cliniques et sur l'expérimentation.

Récemment, enfin, en premier lieu Bohne (5), puis des auteurs français (6) et en Allemagne notamment H. Strauss ont fait ressortir le fait de la fréquente *rétention du sel marin* dans la néphrite, et Strauss, en se basant sur ces observations, a introduit une cure systématique de déchloruration dans la thérapeutique des affections rénales. Mais la plupart des questions à envisager ici ne sont pas encore assez éclairées et les résultats obtenus par les divers auteurs encore trop contradictoires pour qu'on puisse d'une façon générale faire état de ce facteur dans la thérapeutique. Von Noorden (6), se fondant sur les faits consignés dans la littérature médicale, montre que cette forte rétention du chlorure de sodium existe principalement dans les néphrites aiguës à leur acmé, dans les formes graves de néphrite parenchymateuse associée à des œdèmes ou y prédisposant à un haut degré, et dans les variétés de reins contractés qui se trouvent à une période d'exacerbation aiguë, inflammatoire, ou bien à la période où la compensation n'existe plus.

Ce sont là des états morbides auxquels ne convient pas le traitement aux stations hydrominérales; cependant rien ne justifierait l'exclusion systématique des eaux minérales et en particulier des sources alcalines et chlorurées alcalines, du traitement de celles des formes de néphrite qu'on a l'habitude d'envoyer aux stations hydrominérales, sous prétexte que ces eaux renferment un peu de chlorure de sodium, alors qu'il est indiqué de restreindre le plus possible l'introduction de ce sel. Il n'est pas inutile d'insister formellement sur ce point parce que, par suite d'une connaissance insuffisante de la question, on est parfois amené à restreindre sans raison l'introduction du sel marin dans toutes les périodes de la néphrite chronique. De la sorte on dépasse singulièrement le but.

Alors seulement qu'il existe des signes de troubles de la compensation déjà établis ou menaçants, il convient d'avoir recours à une limitation étendue (Strauss, 7); de même Widal et Javal (8), dans un travail tout récent, proclament la déchloruration comme nécessaire dans les œdèmes. Mais les malades chez lesquels existent déjà une insuffisance du cœur et des troubles de la compensation ne doivent pas être envoyés dans les stations balnéaires.

Il ne faut pas exagérer les avantages que peuvent retirer d'une cure hydrominérale les malades atteints de néphrite, qu'il s'agisse de la forme parenchymateuse chronique ou du rein contracté. Car en l'absence de tout moyen d'agir directement sur le processus néphritique et de toute notion positive sur les conditions qui président à son évolution progressive, on ne peut, non plus, s'attendre à aucune action spécifique d'une cure hydrominérale quelconque. L'utilité d'une cure de boisson à *Neuenahr*, *Vichy*, *Tarasp* ou *Karlsbad* dépend uniquement de l'action favorable exercée par ces eaux sur certaines *complications* de la néphrite (goutte, diabète, obésité, catarrhes gastro-intestinaux, constipation, etc.); d'autre part les reins et surtout le cœur se trouvent *déchargés* transitoirement par une cure dérivative sur l'intestin.

Les bains chauds associés généralement aux cures de boisson agissent de façon analogue; selon l'état du malade et celui du cœur, on prescrit des *bains d'eau minérale*, des *bains de boue* ou des *bains carbo-gazeux*, qui, en congestionnant les parties périphériques, diminuent l'afflux du sang vers les organes abdominaux et par là *déchargent* le rein.

Enfin, il n'est pas douteux que tous les autres facteurs peuvent être utilisés pendant la cure pour le plus grand bien du malade. C'est ainsi qu'on peut s'expliquer qu'un grand nombre de néphritiques tirent un bénéfice réel de la cure de Karlsbad; mais on n'a pas le droit d'attribuer à Karlsbad une action directe sur le processus morbide, même si le hasard veut que l'on observe une diminution de l'albumine pendant la cure ou à sa suite; ce fait peut se présenter assez souvent sans *qu'on soit justifié à en rien déduire* quant au résultat de la cure, car chacun sait combien varie l'excrétion d'albumine dans la néphrite et *combien peu elle peut servir de critérium* en ce qui concerne la marche et la gravité de la maladie.

Pour obtenir un bon résultat de la cure hydrominérale — étant admis que l'alimentation donnée à la station balnéaire doit être mixte le plus possible et adaptée à chaque cas individuel — ce n'est pas autant la rigueur des prescriptions diététiques que le dosage rigoureux du liquide ingéré, qui s'impose, car il ne faut jamais perdre de vue que, dans le cas de rein contracté, le myocarde même hypertrophié ne saurait suffire à la surcharge de travail qu'exigerait l'introduction d'une trop grande quantité de liquide; de sorte que, finalement, le cœur s'affaiblirait et se dilaterait. Cependant cette considération ne doit pas nous conduire à trop limiter l'ingestion de la boisson dans les autres formes de néphrite, vu qu'il, est parfois indiqué d'utiliser l'effet diurétique des eaux minérales pour éliminer de l'organisme les produits extractifs qui y sont retenus. Il faut de plus être circonspect en ce qui concerne les eaux chargées de CO^2. L'usage des *eaux acidules alcalines* ne doit pas être permis sans restriction aux néphritiques. Nous n'en autorisons l'emploi qu'après en avoir expulsé le plus possible l'acide carbonique et de préférence les eaux pauvres en CO_2, en particulier *Evian*.

La *climatothérapie* joue, dans le traitement des néphritiques, un rôle plus important que les cures de boisson. Ces malades, quelle que soit la forme de la néphrite, ne doivent être envoyés que dans des localités sèches et chaudes. En été, on fait bien de conseiller le séjour dans un climat indifférent, ou dans des localités montagneuses, ne dépassant pas 800 à 1000 mètres au maximum d'altitude. Il faut nettement déconseiller les altitudes supérieures.

Pendant la saison froide un séjour dans le midi est indiqué. Le climat sec désertique est celui qui convient le mieux. *Hélouan, Assouan, Louqsor*, en Egypte, sont particulièrement recommandables. Il en est de même des stations de la *Riviera occidentale*, puis des localités telles que *Meran, Gries, Bozen, Amalfi, Sorrente, Castellamare*.

CONCRÉTIONS CALCULEUSES DES REINS ET DE LA VESSIE

Les cures hydrominérales agissent ici tout d'abord en excitant la diurèse et en favorisant l'expulsion de petites concrétions. Selon leur volume et leur nature les concrétions se comportent de façon différente. Elles peuvent traverser les voies urinaires soit sans occasionner de symptômes pénibles, soit en provoquant de violentes coliques. Il peut arriver aussi qu'elles ne pénètrent même pas dans l'uretère et soient retenues dans le rein ou dans le bassinet, produisant des inflammations circonscrites et plus ou moins de coliques, ou encore qu'elles restent plus ou moins longtemps à l'état latent. D'autres fois elles parviennent dans la vessie où elles provoquent les symptômes connus. Il est du ressort de la thérapeutique interne de combattre la lithiase, avant qu'il ne se produise des calculs volumineux. Car dès que les concrétions sont assez grosses pour ne plus pouvoir traverser les voies urinaires, seul le couteau du chirurgien pourra délivrer le malade des désordres douloureux qu'elles provoquent. Personne ne croit plus aujourd'hui à la lé-

gende de la dissolution de la pierre par une eau minérale administrée ou en général par un moyen thérapeutique quelconque.
Néanmoins, même dans ces sortes de cas, la thérapeutique interne
a une indication importante à remplir, celle de lutter contre la tendance toujours existante à la formation de nouvelles concrétions;
même lorsque des calculs ont été enlevés par la voie opératoire, on
doit par un traitement convenable chercher à empêcher le développement de calculs nouveaux.

Mais une thérapeutique rationnelle n'est possible qu'à la condition
de connaître la composition chimique des calculs; car s'il s'agit de
concrétions uriques par exemple, le traitement n'est pas le même
que pour les calculs oxaliques. Aussi longtemps qu'aucune gravelle
n'a été évacuée, on ne peut rien dire de positif, alors même que les
analyses répétées d'urine (présence d'un abondant sédiment d'urates
ou d'oxalates) et les phénomènes que présente le malade (manifestations goutteuse, par exemple) peuvent fournir parfois des indications importantes. Quoi qu'il en soit, on ne devrait jamais négliger
d'analyser chimiquement une concrétion expulsée, afin que le traitement puisse être dirigé dans le sens utile.

En ce qui concerne les *concrétions uriques*, la balnéothérapie
répond aux mêmes indications que dans la diathèse urique, sur
laquelle nous reviendrons en détail en traitant de la *goutte*. Il convient de prescrire les eaux acidules alcalines et acidules alcalino-
terreuses (*Bilin, Fachingen, Wildungen*) et les cures hydrominérales
de *Wildungen, Driburg, Contrexéville, Vals, Neuenahr, Vichy, Karlsbad, Marienbad*, etc., et aussi *Hombourg, Kissingen, Wiesbade*.

L'abondant lavage des voies urinaires, l'amélioration des conditions de solubilité de l'acide urique par diminution de l'acidité de
l'urine et l'action favorable des eaux alcalines sur les processus
inflammatoires que peuvent avoir engendrés les concrétions, tels sont
les facteurs qui associés à un régime convenable, produisent les
meilleurs effets.

Lorsqu'il s'agit de *calculs d'oxalates*, c'est l'action diurétique des
eaux minérales qui joue le rôle principal, puis c'est l'action anticatarrhale des *eaux alcalines* et *alcalino-terreuses* qui conviennent
tout particulièrement pour combattre les phénomènes d'irritation

produits per les angles des calculs d'oxalates. Les bons effets de ces eaux, bien appréciés d'ailleurs, peuvent tenir en partie à l'abaissement de l'acidité du contenu intestinal qui a pour conséquence la diminution de la résorption des oxalates. Cependant, en prescrivant les eaux alcalines, il faut veiller à ce que l'urine ne devienne pas alcaline, parce que la diminution de l'acidité de l'urine provoque la précipitation de l'oxalate de chaux dans les voies urinaires. Comme eaux de table il faut donner la préférence aux *acidules simples*. (Voyez aussi le chapitre traitant de l'oxalurie).

Pour les *concrétions mixtes* on emploie une thérapeutique analogue ; il faut seulement veiller à ce que l'urine ait toujours une réaction acide faible.

Des *bains chauds* favorisent les cures de boisson.

CATARRHES DE LA VESSIE ET DU BASSINET

Comme dans tous les catarrhes des muqueuses, les *eaux alcalines* favorisent la guérison de la muqueuse enflammée grâce à leurs propriétés dissolvantes du mucus et calmantes de l'irritation, il n'est pas étonnant que ces eaux soient fréquemment recommandées dans les *catarrhes de la vessie* et *du bassinet*. Il faut ajouter à cela qu'il arrive, dans la *pyélite*, que l'acidité de l'urine soit diminuée, et que par suite l'irritation causée par l'urine acide soit amendée ou supprimée.

Parmi toutes les eaux minérales, les sources alcalino-terreuses, en particulier *Wildungen, Contrexéville,* [*Vittel, Martigny*] et la source *Salvator*, jouissent d'une réputation particulière pour le traitement de ces états morbides, et l'expérience vient la confirmer pleinement. Il semble que les combinaisons calcaires solubles favorisent d'une manière toute spéciale la solution du mucus vésical. Parmi les autres stations minérales, on peut encore recommander *Neuenahr*, *Vichy*, *Karlsbad* et *Ems*. Naturellement le choix dépend en outre de certains autres états pathologiques concomitants, de sorte qu'on est parfois amené à conseiller les sources chlorurées sodiques telles que *Kissingen*, *Wiesbade*, *Hombourg*, etc., ou *Franzensbad*, *Elster* et les

sources ferrugineuses pures. Les thermes indifférents tels que *Teplitz,
Evian, Gastein,* peuvent parfois rendre des services.

[Il ne serait pas juste d'oublier *Capvern,* dont les eaux sulfatées
calciques hypothermales sont en quelque sorte spécifiques pour la
gravelle et les troubles vésicaux. La devise bien connue de Capvern
est, en effet : « *Si la vessie est menacée, Capvern sera la panacée !* Tous
les graveleux uriques, oxaliques et phosphatiques, tous ceux qui ont
une inflammation chronique des reins ou de la vessie, peuvent venir
sans hésiter à Capvern. Le soulagement sera la règle, qu'il s'agisse
de néphrite légère, de congestion des reins ou de cystite. » (H.
Lamarque, 43).]

On recommande comme eaux de table les *acidules alcalines,* notamment lorsque l'urine est très acide. A côté de la cure de boisson, des
bains tièdes complets ou des bains de siège tièdes sont d'une utilité
incontestable.

Il faut déconseiller le séjour dans des localités humides aux
malades atteints de *pyélite* ou de *cystite ;* ces mêmes malades supportent difficilement le froid. En hiver le séjour dans le midi est
donc indiqué.

HYPERTROPHIE DE LA PROSTATE. — ORCHITE. — ÉPIDYDIMITE

L'*hypertrophie de la prostate* se trouve bien d'un traitement dans les
stations hydrominérales mentionnées en dernier lieu, aussi longtemps
que l'intervention opératoire n'est pas nécessaire. Les stations faisant
partie du groupe des sources sulfatées alcalines (*Marienbad, Karlsbad,
[Bagnoles-de-l'Orne]*) occupent cependant le premier rang, parce
que, comme on le sait, les tuméfactions de la prostate sont heureusement influencées par des cures dérivatives pratiquées avec circonspection, et encore parce que ces stations disposent de *bains de
boue* très efficaces, très utiles dans l'hypertrophie prostatique, grâce
à leur action résorbante, aussi longtemps du moins que cette hypertrophie est encore susceptible de régresser. En pareil cas ce sont les
bains de boue de siège qui rendent le plus de services. Les *bains de
fange* et les *bains salins* sont également utiles, de sorte que les pros-

tatiques, notamment quand il existe des complications de nature déterminée (par exemple un catarrhe subacide de l'estomac) peuvent être envoyés dans des stations où existent des bains salins.

Dans les *hypertrophies chroniques du testicule et de l'épididyme,* les bains de boue, de fange, et les bains saline sont également indiqués.

———

CHAPITRE IX

Maladies des organes sexuels de la femme

Dans le traitement des processus inflammatoires de la *vulve* et du *vagin* et de la *leucorrhée*, les *bains de boue* sont d'une utilité éminente, ceux-là surtout qui, en raison de leur contenu considérable en acide, exercent une action astringente sur le vagin. C'est pour ce motif que les bains de boue de *Franzensbad*, de *Marienbad*, de *Karlsbad* [et de *Dax*] sont sans doute plus efficaces que la plupart des autres. Le choix à faire entre ces diverses stations dépend de chaque cas particulier.

Si la leucorrhée est une expression de la *chlorose*, c'est *Franzensbad* ou *Elster* [et encore *Dax*] qui est indiqué, puisque leurs eaux ferrugineuses combattent en même temps la chlorose. Franzensbad occupera toujours un rang éminent comme « bain de femme », vu qu'on y trouve des moyens de traitement plus heureusement combinés qu'en aucun autre bain similaire (sources sulfatées alcalines, sources ferrugineuses, les bains de boue et les bains carbo-gazeux naturels les plus efficaces.

Dans l'*aménorrhée*, qui est dans bien des cas déterminée par la chlorose, ce sont aussi *Franzensbad*, *Elster*, [et *Dax*] qui sont indiqués, de même que les sources ferrugineuses pures : *Pyrmont, Schwalbach, Spa*, etc. Si l'aménorrhée dépend de l'*obésité*, qui si souvent détermine des troubles de la fonction ovarienne, les sources de *Marienbad* conviennent tout aussi bien que les eaux sulfatées alcalines de Franzensbad, d'autant plus qu'on y dispose comme dans cette station de bains de boue excellents.

Dans les *ménorragies* dues à la chlorose, c'est encore des bains de boue et des sources ferrugineuses qu'il faut faire usage. Dans les hémorragies menstruelles profuses qui sont provoquées par des congestions passives de l'abdomen ou surviennent à l'époque critique, les sources chlorurées sodiques fortes et les eaux sulfatées sodiques sont indiquées, vu qu'ici c'est la dérivation sur l'intestin, la réduction du pannicule adipeux, qui exerce une influence favorable sur les hémorragies. Bien entendu, pendant la période critique il ne faut prescrire les bains chauds qu'avec circonspection. S'il s'agit d'hémorragies déterminées par des *myomes sous-muqueux* de l'utérus, on tire souvent de grands avantages des bains salins et des bains de boue.

Quant aux *maladies de l'utérus*, les métrites et endométrites chroniques, les para- et les périmétrites, sont susceptibles de cures hydrominérales. En général à tous ces états morbides s'adressent surtout les *bains de boue* ou les *bains salins* et les cures de boisson d'eaux ferrugineuses, d'eaux sulfatées sodiques ferrugineuses, d'eaux alcalines ou chlorurées sodiques. Dans l'endométrite des chlorotiques il convient d'employer principalement les *bains de boue* et les *sources ferrugineuses*, et même les eaux ferrugineuses arsenicales *(Roncegno, Levico, La Bourboule, Mont-Dore)*. Les *bains salins* sont également très efficaces, en particulier chez les sujets scrofuleux, et de même les bains de mer chauds (Abbazia) sont assez souvent utiles. Dans un grand nombre de cas de métrite, il convient surtout de débarrasser l'abdomen, et il y a avantage à prescrire des cures de boisson à *Marienbad, Karlsbad, Franzensbad, Elster, Tarasp* ou *Kissingen*, en les combinant avec les bains de boue ou les bains salins.

Les *exsudats chroniques du bassin* se trouvent bien aussi de l'usage de ces sources, vu que l'action dérivative diminue l'afflux du sang vers les organes pelviens. Bien entendu il faut toujours tenir compte des complications possibles (maladies du cœur !), car ce sont ces dernières qui décident du choix des moyens balnéothérapiques. Dans le traitement des exsudats paramétritiques de longue durée les bains présentent une grande importance. A ce point de vue il y a à considérer les thermes indifférents : *Schlangenbad, Teplitz, Gastein, Plombières*, etc., mais ils ne sont pas aussi efficaces que les *bains salins* et surtout les *bains de boue*. Pour les effets généraux de ces bains, nous renvoyons aux détails donnés dans la deuxième partie de ce livre. Leur action résorbante a été mise hors de doute par l'expérience.

Dans les processus inflammatoires chroniques des ovaires et des trompes, les mêmes agents thérapeutiques sont employés. Suivant les indications spéciales, on fera usage de préférence des bains entiers, des bains partiels ou des applications locales (applications de boue). Les stations qui conviennent le mieux ici sont *Franzensbad, Elster, Karlsbad, Marienbad, Schlangenbad,* [*Dax*], tous les *bains ferrugineux* et *salins.*

Rappelons encore que, dans une série de maladies des femmes, les *douches vaginales* sont très avantageuses ; ces douches sont surtout d'un usage courant dans les bains de femmes français, tels que *Plombières, Vals, Royal, Saint-Sauveur,* etc.

Dans un grand nombre de maladies des organes sexuels féminins, la *climatothérapie* peut être employée avec succès. C'est vrai, notamment, de celles qui sont associées à la chlorose. Dans ces sortes de cas conviennent fort bien les *stations d'altitude,* en particulier celles où l'on peut administrer en même temps des eaux ferrugineuses-en boisson, telles que *St-Moritz, Tarasp.* Mais en outre, chez les femmes devenues nerveuses à la suite d'un traitement long et pénible, les cures climatiques sont souvent plus utiles que les procédés balnéothérapiques les plus énergiques.

CHAPITRE X

Maladies du Métabolisme

—

DIATHÈSE URIQUE ET GOUTTE

Dans le traitement de la diathèse urique et de la goutte les cures d'eaux minérales jouent un rôle prépondérant, et l'expérience unanime nous apprend qu'ici ce ne sont pas seulement les mesures diététiques, mais aussi les sources qui contribuent aux résultats obtenus. Quant à la question de savoir comment agissent les eaux minérales, de nombreuses hypothèses, mais souvent fort douteuses, ont vu le jour; en réalité toute base scientifique nous manque encore pour expliquer tous leurs effets d'une façon irréfutable.

Essayons cependant d'élucider l'action des eaux minérales dans la diathèse urique et la goutte ; force nous est de modérer isolément ces deux affections, car tout en présentant des points communs et des formes de passage, il existe cependant une notable différence entre elles. Dans la *goutte* il s'agit — à ne tenir compte que de l'acide urique — d'un trouble de tout le métabolisme de l'urée, tandis que dans la *diathèse urique,* ce sont en première ligne les conditions de solubilité de l'acide urique qui prédominent.

La *diathèse urique* est caractérisée par le contenu abondant de l'urine en urates et en cristaux d'acide urique. Le sédiment d'urates ne se produit pas nécessairement par suite d'une excrétion exagérée d'acide urique, bien que parfois celle-ci existe réellement. Mais ce n'est qu'avec beaucoup de circonspection qu'il faut accueillir tout ce qui a été dit sur cette excrétion exagérée, parce que nous manquons beaucoup trop de recherches suivies sur ce sujet, et celles-ci n'ont pas été exécutées toujours par des procédés inspirant toute confiance et en tenant compte de l'alimentation, sans compter que l'excrétion d'acide urique varie entre des limites assez étendues même dans les conditions normales. Rosenfeld et Orgler (9) ont irréfutablement établi que l'excrétion d'acide urique peut être anormalement accrue chez des individus en apparence très bien portants.

L'essentiel à constater, c'est que dans la diathèse urique l'urine ne renferme pas l'acide urique dans les conditions normales de solubilité. La production de sédiments uratiques s'explique par la manière dont se comportent dans l'urine les phosphates alcalins neutres et acides. Car la solubilité de l'urate monosodique, sous la forme duquel l'acide urique apparaît dans l'urine, dépend des rapports réciproques des phosphates mono- et disodiques dans ce liquide. Le phosphate monosodique décompose les urates en mettant l'acide urique en liberté, tandis que le phosphate disodique le retient en solution. Donc plus l'urine renferme de phosphate disodique, plus il se trouve donc contenus dans ce liquide d'ions de sodium, moins facilement l'acide urique sera mis en liberté. Pour plus de détails, voyez les recherches de Ritter (10), qui a mis définitivement ces faits en évidence, puis les travaux de His (11).

La thérapeutique doit donc s'efforcer d'augmenter dans l'urine la proportion de phosphate disodique. Ce résultat s'obtient le mieux par ingestion de substances alcalines. Aussi les eaux acidules alcalines sont-elles très appropriées dans le traitement de la diathèse urique *(Bilin, Fachingen, Giesshübl, Kronenquelle, Obersalsbrunn, Vichy, Villel, St-Galmier, Borschom,* etc.) et de même sont indiquées des cures de boissons alcalines *(Neuenahr, Vichy, Vals, Karlsbad, Marienbad, Rohitsch, Tarasp,* etc.). Comme les eaux chlorurées sodiques exercent de leur côté une action dissolvante sur l'acide urique, on les recommande également en boisson dans la diathèse urique *(Wiesbade, Hombourg, Baden-Baden, Salzschlirf,* etc.). On a attribué une action particulière à cet égard aux sources alcalino-terreuses. Il est certain que l'introduction de chaux favorise considérablement les conditions de solubilité de l'acide urique en tant que la chaux diminue la résorption de l'acide phosphorique dans l'intestin et cet acide est évacué par l'intestin en grande partie sous forme de phos-

phate de chaux insoluble, de sorte que l'urine renferme principalement du phosphate disodique (von Noorden, 12). Bien qu'il soit
douteux que les faibles quantités de chaux des eaux terreuses soient
suffisantes pour déterminer une modification des rapports en faveur
du phosphate disodique, l'expérience justifie cependant amplement
l'emploi des sources terreuses telles que *Wildungen, Driburg, Contrexéville,* dans la diathèse urique. En revanche, la vogue particulière dont jouissent ici les eaux minérales lithinées n'est justifiée
par rien.

La *goutte* nous offre plus de difficultés. Si incertaines que soient
nos notions quant au rôle joué par l'acide urique dans la goutte, si
peu autorisés que nous soyons à chercher sa cause dernière dans un
trouble métabolique de l'acide urique, il n'en est pas moins vrai que
la proportion anormale de cet acide dans le sang et son accumulation dans les tissus prouvent qu'elle y contribue pour une part importante; et c'est l'acide urique qui nous offre le seul point d'attaque que nous ayons pour combattre cette maladie.

Les indications qui découlent de cette prise en considération de
l'acide urique sont les suivantes : diminuer la formation d'acide urique, hâter son élimination, augmenter sa solubilité, activer son
oxydation dans l'organisme. Essayons d'établir jusqu'à quel point
les eaux minérales peuvent répondre à ces indications.

La *limitation de la production d'acide urique* ne peut être obtenue
que par le régime, par une alimentation exempte de nucléine le plus
possible.

Pour *accélérer l'excrétion de l'acide urique,* nous avons un moyen
excellent dans toutes les eaux minérales douées de propriétés diurétiques. Aussi les *eaux acidules* sont-elles très recommandées dans
la goutte, et de même les eaux alcalines terreuses et chlorurées sodiques en boisson. L'expérience nous a prouvé que cette action des
sources minérales est de première importance dans la goutte, car
souvent il y a rétention d'acide urique dans cette maladie (d'après
les recherches de His (13) cela arrive régulièrement avant chaque
accès). L'accumulation d'acide urique dans le corps doit être combattue en tout état de cause. Pour obtenir l'expulsion de l'acide uri-

que retenu, l'emploi des eaux minérales nous paraît particulièrement indiqué parce que leur action diurétique n'offre rien d'exagéré. C'est là un fait de grande importance, car il faut éviter toute irritation exagérée des reins dans la goutte ! Certains auteurs ne vont-ils pas jusqu'à expliquer la rétention d'acide urique par une insuffisance primitive des reins ? Bien que ce fait ne soit pas démontré, il n'en est pas moins certain que les reins sont particulièrement menacés dans la goutte, ce que prouve la fréquente formation du rein contracté à la suite. (1)

Mais il n'est pas exclu que l'acide urique accumulé puisse également être éliminé par l'intestin (P. F. Richter, 15). On sait seulement, il est vrai, que les fèces renferment toujours des substances nucléiniques (Weintraud, 16) et qu'occasionnellement l'excrétion d'azote par l'intestin est augmentée après un accès de goutte (Magnus-Lévy, 17), enfin qu'aucune recherche spéciale n'a été faite pour prouver l'excrétion d'acide urique par l'intestin ; malgré cela cette excrétion est rendue probable par ce fait qu'une dérivation sur l'intestin est souvent très utile dans la goutte et que les purgatifs ont une action favorable, notamment pendant l'accès aigu. C'est de ce point de vue qu'il faut envisager, d'après notre expérience, l'action des eaux chlorurées sodiques, de *Karlsbad* et de *Marienbad*.

Arrivons au troisième point : *l'augmentation de la solubilité de l'acide urique.* Il faut remarquer préalablement qu'il ne s'agit pas d'augmenter la solubilité de l'acide urique dans l'urine. Cela est assez indifférent pour la goutte. Il s'agit bien plus d'augmenter la solubilité de l'acide urique dans le sang et en particulier dans les tissus, afin qu'il ne puisse se déposer dans ces derniers et que l'acide accumulé dans les foyers goutteux puisse être rendu soluble. Mais on n'est encore qu'imparfaitement renseigné au sujet des con-

---

(1) De ce que l'ingestion de beaucoup d'eau n'augmente pas l'élimination de l'acide urique chez l'homme sain (Schöndorf, Laquer et Schreiber, 14), il n'y a rien à conclure contre une évacuation déterminée par les eaux minérales dans la goutte. Car chez l'homme sain l'acide urique n'est pas retenu et il est permis de penser que l'acide urique retenu est plus facilement entraîné au dehors que celui qui circule normalement dans le corps. De plus l'action diurétique des eaux minérales est plus forte que celle d'égales quantités d'eau ordinaire.

ditions permettant d'obtenir cette solubilité de l'acide urique dans le sang et les humeurs et au sujet des causes de la formation des dépôts d'urates. On ne sait même pas au juste sous quelle forme l'acide urique circule dans le sang; de ce qu'il se trouve dans les dépôts sous forme d'urate monosodique (Freudweiler et His, 18), il ne s'ensuit pas qu'il se trouve déjà dans cet état dans le sang. D'après Minkowski (19) cela n'est même pas probable, car on ne comprendrait pas bien qu'un acide aussi faible que l'acide urique se trouvât combiné dans le sang à la base la plus forte. Minkowski pense que l'acide urique circule dans le sang en combinaison plus ou moins instable avec un édifice atomique complexe, probablement avec l'acide nucléinique qui, comme il l'a établi, tient de l'acide urique en solution. Nous ne pouvons ici entrer dans plus de détails.

Il ressort en somme des recherches les plus sûres, qu'on n'a pu démontrer de solubilité défectueuse de l'acide urique dans le sang, ni prouver que le sang des goutteux est sursaturé d'acide urique (G. Klemperer, 20), de sorte que là encore nous ne trouvons pas l'explication des dépôts d'acide urique dans les tissus. Enfin on ne peut attribuer à une diminution de l'alcalescence du sang le fait de plus facile élimination de l'acide urique, comme on l'admettait jadis, vu que l'alcalescence du sang, d'après les essais exacts de Lœwy avec des liqueurs titrées, n'est en réalité pas amoindrie. Et le fût-elle qu'on ne pourrait l'augmenter de façon durable par les alcalins, car le sang humain renferme une proportion constante d'alcalins et une augmentation quelconque ne pourrait être que très passagère. Il ne faut donc pas se figurer que les eaux alcalines ou les autres eaux minérales soient capables d'agir sur la goutte en modifiant la solubilité de l'acide urique.

Quant au dernier point à examiner, *l'activation de l'oxydation de l'acide urique*, il n'est pas prouvé, il est vrai, que dans la goutte existe une décomposition incomplète de l'acide urique, mais elle est probable à un haut degré; d'après tout ce qu'on sait de la manière de se comporter de l'acide urique, on est en doit d'admettre que, dans la goutte, la formation synthétique de l'acide urique est augmentée en même temps qu'est diminuée la décomposition de l'acide formé, que les deux processus sont concomitants, mais avec prédominance tantôt de l'un, tantôt de l'autre. C'est pour ce motif que les déterminations quantitatives d'acide urique si souvent effectuées dans les stations hydrominérales, mais continuées pendant un trop court laps de temps, n'ont parfois aucune valeur. Car, si l'on trouve le contenu en acide urique de l'urine diminué par l'usage de l'eau minérale, cela peut tenir tout aussi bien à une diminution de production de cet acide, obtenue par un régime approprié concomitant — chose très désirable — que par la rétention de l'acide urique — résultat peu désirable. Et si pendant la cure la quantité d'acide urique éliminé augmente, la cause peut en être une formation plus active de cet acide, ou enfin une élimination plus abondante d'acide retenu. Il est donc illogique de considérer, chez un goutteux, les variations de l'élimination d'acide urique comme un critérium du succès d'une cure hydrominérale. Mais *pouvons-nous activer l'oxydation de l'acide urique par les eaux minérales ?* — En tant peut-être que les processus d'oxydation sont généralement favorisés en général par elles. Nous pouvons admettre que les eaux sulfatées alcalines purgatives déterminent un accroissement du métabolisme, en augmentant la décomposition de la graisse (Lœwy, voyez p. 210); mais il n'est pas encore hors de doute que l'oxydation de l'acide urique se produise en même temps.

Nous voyons donc, d'après les explications ci-dessus, que, *l'action des eaux minérales, dans la goutte,* n'est guère encore accessible à une explication scientifique. Les résultats favorables obtenus par elles dans cette maladie ne sont cependant pas douteux. Comme nous ne savons pas encore grand'chose sur la goutte elle-même, on conçoit que les moyens thérapeutiques qu'on lui oppose ne soient pas toujours justifiés de façon parfaite. De toutes les eaux minérales, les *sulfatées sodiques* produisent les meilleurs effets. Cette supériorité tient sans doute à ce que plus que toutes les autres elles influent sur le métabolisme général et en sont les régulateurs, bien que leur mode d'action soit encore entouré de quelques obscurités. De plus il ne faut pas perdre de vue que, dans la goutte, d'autres facteurs que l'acide urique jouent encore un rôle. Rappelons seulement ici les vues de Kionka (21) qui, s'appuyant sur des données expérimentales, rattache les causes de la goutte à des troubles du foie, comme l'ont fait avant lui notamment des auteurs anglais, Duckworth (22), Roose (23) et autres.

Il serait prématuré de généraliser dès aujourd'hui les données expérimentales de Kionka. Si cependant elles étaient corroborées par des recherches ultérieures, une vive lumière se trouverait jetée sur l'efficacité des eaux alcalines dans la goutte, vu que leur action sur le foie est des mieux établies. Certes les résultats obtenus par Kionka et ses élèves (21) sur les poules sont des plus importants; en soumettant celles-ci à un régime exclusivement carné, on obtient des dépôts d'acide urique dans les articulations, le foie et les reins, contrairement à ce qui arrive du moment que des alcalins ou des eaux alcalines sont ajoutés à leur nourriture. Il faut dire cependant que ces données n'ont pu être vérifiées par certains auteurs (Chalmers Watson, 42).

Enfin, il faut ajouter que précisément les complications de la goutte sont heureusement influencées par les eaux minérales. Tels sont surtout les troubles gastro-intestinaux. Selon leur nature, on recommandera les eaux chlorurées alcalines ou les sources alcalines et sulfatées alcalines. S'il s'agit de goutteux obèses, ou de sujets présentant des stases dans le système de la veine porte, des hémorroïdes, un cœur gras, les cures de *Karlsbad* et de *Marienbad* conviennent le mieux. S'il y a en même temps du diabète. *Karlsbad* ou *Neuenahr* sont indiqués en première ligne; en cas de catarrhes bronchiques, c'est *Ems*. Aux malades débiles, on recommandera avec avantage les sources chlorurées sodiques, *Wiesbade, Hombourg, Salzschlirf*, etc. Souvent aussi on emploie, dans la goutte, les eaux sulfureuses telles que *Baden* près de Vienne, *Nenndorf, Aix-la-Chapelle, Weilbach*, les *eaux sulfureuses françaises, Harrogate*, en Angleterre, etc.

Dans chaque cure de boisson, bien entendu, les facteurs thérapeutiques accessoires jouent un grand rôle, et avant tout le régime sévère et l'exercice corporel, vu que la vie sédentaire et le régime plantureux favorisent certainement la production de la goutte et exercent une influence fâcheuse sur sa marche.

A la cure de boissons on associe toujours les bains. Ces derniers sont surtout utiles pour faire disparaître les résidus des accès goutteux, les dépôts goutteux chroniques et les tuméfactions articulaires. Ici les thermes indifférents sont surtout recommandés : *Teplitz, Gastein, Wildbad, Plombières*, etc.; nous ne pouvons rien dire au sujet de leur action indubitable sauf que peut-être la radioactivité y joue un rôle. On emploie encore les *bains sulfureux* et les *bains salins* (surtout *Wiesbade)*. Mais dans ces états morbides, les moyens les plus avantageux sont les *bains de boue* et les *applications locales de boue*, tels qu'on les pratique à *Karlsbad* et à *Marienbad*, puis les applications de *fange* qu'on pratique aux stations hydrominérales sulfureuses connues et dans quelques stations à eaux chlorurées sodiques *(Nenndorf, Battaglia, Abano*, et surtout *Pistyan)*. Pour le mode d'action de toutes ces excitations thermiques, dont il a été traité plus haut, il est de toute importance que l'acide urique, au moment de sa résorption dans les foyers goutteux, soit pris par les leucocytes (phagocytes) et dissous par eux (His et Freudweiler, 18). C'est ainsi qu'on peut comprendre que l'hyperémie provoquée par les moyens thérapeutiques précités favorise la résorption et la dissolution de l'acide urique. Nous avons vu maintes fois des tophus même anciens diminuer notablement par des applications énergiques de boue, parfois avec emploi simultané de l'air chaud et du massage, et la mobilité des articulations se trouver restaurée dans une certaine mesure.

La *climatothérapie* n'a qu'une importance secondaire dans la goutte. Il faut faire ressortir cependant que le climat relativement sec convient le mieux aux goutteux et qu'ils doivent *éviter les lieux humides*. C'est pourquoi le séjour aux bords de la mer, notamment sur les côtes anglaises (F. Parkes Weber, 24), celles de la mer du Nord et de la Baltique, ne peut être supporté par un grand nombre de goutteux, bien qu'il y ait des exceptions individuelles. Les *bains de mer* sont à éviter, parce que très souvent ils sont suivis d'accès de goutte. Le littoral de la *Méditerranée*, surtout les stations sèches de la Riviera occidentale, peuvent être recommandés sans arrière-pensée. En été convient le séjour de la montagne; des malades débiles ou atteints de complications du côté du cœur ou des reins, ne doivent pas être envoyés aux hautes altitudes. En automne et au printemps ce sont surtout les stations relativement sèches du *Tyrol du Sud* qui conviennent. Des personnes âgées et faibles se trouvent le mieux, en hiver, d'un séjour dans un climat méridional, à la *Riviera* ou en *Egypte*.

OBÉSITÉ

Les cures hydrominérales jouissent depuis longtemps d'une réputation légitime pour le traitement de l'obésité. Cette réputation est d'autant plus justifiée que tous les facteurs qui peuvent contribuer à une cure rationnelle de l'obésité sont employés simultanément à la station. Néanmoins on ne saurait se dissimuler que les sources minérales jouent un rôle bien moindre dans la destruction des graisses que les autres moyens thérapeutiques et que dans aucune station une cure de ce genre n'est possible sans adjonction d'un régime approprié.

Peut-on attribuer aux eaux minérales une action directe sur la combustion des graisses? Une réponse positive à cette question n'est guère possible que pour les eaux purgatives magnésiennes et sulfatées sodiques, et encore ne déterminent-elles la fonte de la graisse qu'à un faible degré. Comme les eaux purgatives ne peuvent servir à une cure de boisson méthodique, ce sont les sources sulfatées alcalines de *Marienbad, Tarasp, Karlsbad* qui sont préférables à toutes autres pour le traitement de l'obésité. Or l'une des conditions les plus impérieuses de tout traitement de ce genre, c'est de ménager le plus possible la teneur en albumine de l'organisme, et cette considération est de la plus haute importance pour Karlsbad, Hombourg et Kissingen qui, comme l'ont établi des recherches très exactes, ont la propriété de ne pas augmenter la destruction de l'albumine.

Quoique les eaux minérales n'aient qu'une médiocre influence sur la destruction des graisses, l'expérience n'en apprend pas moins que, sous d'autres rapports, elles sont d'une utilité éminente dans le traitement de l'obésité. Un fait particulièrement important, semble-t-il, c'est que les eaux minérales, grâce à leurs effets diurétiques, produisent un meilleur lavage des tissus, car certainement, chez les obèses, s'accumulent dans l'organisme des produits régressifs du métabolisme qui tôt ou tard peuvent produire une irritation des reins.

Ce qui prouve que les reins sont menacés chez les obèses, c'est la fréquence de l'albuminurie chez eux. Donc à ce point de vue aussi un meilleur lavage des tissus est très désirable. L'action des sources est la plus manifeste à l'égard des nombreuses complications de l'obésité : la diathèse urique, la goutte et l'oxalurie, autant de troubles du métabolisme dans lesquels les cures hydrominérales jouent un rôle des plus importants en favorisant l'élimination de l'acide urique et des oxalates.

D'après ce qui a été dit plus haut, on peut admettre comme certain que les eaux minérales sont efficaces dans la goutte ; en se plaçant à ce même point de vue, ces mêmes eaux ont une égale importance dans l'obésité si souvent compliquée de goutte. Or nous savons que les sources, et en particulier les sulfatées alcalines, sont d'une grande utilité contre une série d'autres complications de l'obésité. On conçoit donc que, chez tous les obèses pléthoriques avec catarrhe pas stase veineuse des voies aériennes supérieures, avec congestion passive du système de la veine porte, hyperémie du foie, cœur gras, etc., les eaux purgatives sulfatées sodiques possèdent une valeur curative directe. De pareils malades se trouvent donc bien aussi des cures hydrominérales de Marienbad et de Karlsbad. Ils sont délivrés des symptômes pléthoriques si pénibles par la dérivation sur l'intestin, la dyspnée fréquente est allégée par la moindre résistance à l'action du cœur et la fonction du cœur relevée grâce à l'amélioration des conditions circulatoires. Les eaux minérales exercent en outre une action favorable sur les troubles gastro-intestinaux fréquents dans l'obésité et avant tout sur la constipation et éventuellement aussi sur la glycosurie.

Aux obèses avec *constipation habituelle* conviennent principalement les sources de *Marienbad*, à ceux qui souffrent en même temps de *diathèse urique* et de *goutte*, ou encore de glycosurie, les eaux de *Karlsbad*. S'il existe des symptômes du coté de l'*appareil circulatoire*, des signes d'insuffisance du cœur, on emploiera pour les raisons données plus haut, seulement les eaux de *Marienbad* débarrassées de leur gaz ou mieux les thermes de *Karlsbad* pauvres en CO_2, après les avoir réfrigérés. Chez les obèses avec *catarrhe gastro-intestinal* le choix de la station est désigné par la complication ; même on recommandera donc soit *Karlsbad*, *Marienbad*, *Tarasp*, soit les sources alcalines simples telles que *Neuenahr* et *Vichy*, soit enfin les sources chlorurées sodiques : *Kissingen*, *Hombourg*, *Salzschlirf*, etc.

Les *eaux purgatives* peuvent également être employées avec avantage d'une manière temporaire dans le traitement de l'*obésité pléthorique*, car ces eaux ne paraissent pas augmenter la destruction d'albumine ; la chose a du moins été démontrée pour l'eau d'Apenta (M. Jacoby, 25).

Dans l'*obésité anémique*, bien plus fréquente chez la femme que chez l'homme et ordinairement accompagnée de troubles menstruels et nerveux, les sources ferrugineuses, et surtout les sources sulfatées alcalines ferrugineuses, sont indiquées. Comme dans cette forme constitutionnelle de l'obésité on peut admettre un ralentissement des échanges, il semble probable qu'en agissant sur l'hématopoièse, on obtient un accroissement du métabolisme. De toutes manières les cures de *Franzensbad*, d'*Elster* et [de *Brides*] sont d'une éminente utilité en pareil cas. Les cures de *Karlsbad* et de *Marienbad* sont les plus favorables à l'obésité assez fréquente de l'époque climactérique qui, d'après les expériences de Lœwy et Richter (26) sur des animaux, paraît tenir à une diminution du métabolisme. Le traitement balnéaire souvent adjoint à la cure de boisson est rationnelle dans nombre de cas. Il faut considérer comme démontré aujourd'hui que les bains chauds peuvent augmenter les processus d'oxydation (H. Winternitz, p. 145).

Cela n'est vrai que pour les bains à 39°-41° au moins. Si donc on veut, par des bains, obtenir un accroissement des échanges, il n'y a aucune raison de prescrire un bain à 35°. A ce point de vue sont donc très utiles les *bains de boue*, dont on fait un si grand usage à Marienbad et à Karlsbad, les principales stations à considérer ici, car ils possèdent une action thermique plus constante que les autres bains, de sorte qu'on peut soumettre les malades plus longtemps à une température élevée. Dans l'obésité anémique, notamment en cas d'anomalies menstruelles, les bains de boue sont surtout indiqués. Dans ces cas les *bains ferrugineux* et *salins*, ainsi que les *bains carbo-gazeux*, sont souvent très avantageux. Naturellement ces dernières sortes de bains peuvent aussi être utilisés dans l'obésité pléthorique. Les bains carbo-gazeux en particulier contribuent beaucoup à fortifier le muscle cardiaque.

Quant aux *bains de lumière* et *de vapeur*, on devrait en user dans l'obésité avec un peu plus de réserve que cela n'arrive habituellement, vu que l'augmentation du métabolisme obtenue de la sorte n'est que minime et que la perte de graisse par leur moyen est insignifiante ; la perte de poids observée dépend surtout de la plus grande dépense d'eau (Salomon, 27). Il va de soi que c'est de l'état du *cœur* que dépend l'emploi de ces excitants thermiques.

En tenant compte de ce que, dans le traitement de l'obésité, le *régime* strict et l'emploi des autres facteurs thérapeutiques, notamment de l'*exercice corporel*, ont une si grande importance, envisageons ici quelques points de doctrine. En ce qui concerne le régime, il faut, pendant la cure, tout faire pour empêcher les pertes d'albumine. Bien qu'il ne soit pas toujours possible de parvenir sûrement à ce résultat, il faut du moins laisser à l'albumine la plus grande place possible dans l'alimentation. Il faut absolument éviter d'exagérer le régime d'abstinence.

Nous attirons tout particulièrement l'attention sur ce point, parce que dans les stations on va assez souvent trop loin sous ce rapport. Beaucoup de malades qui pensent que quelques semaines d'alimentation réduite dans le courant d'une année suffisent, s'efforcent trop souvent d'atteindre en 3 ou 4 semaines une perte de poids aussi grande que possible. Dans l'intention de perdre le plus de graisse possible, ils dépassent de beaucoup les prescriptions de leur médecin. Il n'est pas douteux qu'une perte de poids de 10 % ou plus du poids du corps, dans un espace de 3 à 4 semaines, ne peut se produire sans destruction d'albumine dans l'organisme et que ces cures forcées peuvent entraîner les suites les plus fâcheuses pour l'organisme et en particulier pour le cœur. Il suit de là ordinairement que, chez les obèses, la durée de la cure ne doit pas être trop courte et qu'il faut faire comprendre aux malades que leur état morbide ne peut être supprimé par une seule cure hydrominérale, et que seul un régime convenable, suffisamment prolongé, peut apporter des résultats durables.

Il n'est peut-être pas inutile d'ajouter que la limitation toujours encore en vogue et trop systématique de l'ingestion d'eau n'est pas justifiée, attendu qu'il n'en résulte pas de suroxydation de la graisse (Salomon, 28), et qu'elle est tout au plus efficace indirectement en déterminant parfois une diminution de l'appétit.

En revanche, ses inconvénients sont plus sérieux, car la trop grande pauvreté des tissus en eau est très dangereuse pour les obèses, parce qu'elle peut d'une part provoquer une destruction exagérée d'albumine (Dennig, 29) et favoriser d'autre part l'accumulation de certaines substances nuisibles dans le corps. Dans les cas seulement où il s'agit de soulager le cœur et les vaisseaux, on s'efforcera de diminuer l'introduction des liquides dans la mesure jugée utile pour chaque cas individuel. Bien entendu il faut toujours tenir compte de la quantité d'eau minérale ingérée.

L'*exercice corporel*, que le malade peut se donner plus facilement à la station qu'à domicile, a une grande influence sur la destruction de la graisse, comme chacun le sait. Il ne nous semble pas inutile, cependant, de faire ressortir que la locomotion lente en plaine ne p oduit pas d'augmentation appréciable des échanges ; et P. F. Richter (15) remarque avec raison que dans toutes les prescriptions à cet égard il faudrait davantage insister sur la rapidité de la marche. Le travail musculaire exigé par le mouvement ascensionnel agit de la façon la plus intense sur la décomposition de la graisse, comme l'ont établi par des chiffres les recherches de Zuntz et de ses élèves (30). Les travaux de Zuntz sur l'usure des tissus par le travail musculaire nous apprennent aussi que la valeur de la *gymnastique* et surtout du *massage* dans l'obésité a été exagérée ; leur influence sur le métabolisme ne peut être que très faible ; le massage, notamment, n'est pas capable d'accroître les processus d'oxydation dans le corps (Leber et Stüve, 31). Dans les stations hydrominérales on accorde vraiment une trop grande importance aux exercices mécano-thérapiques et au massage. Au lieu d'occuper les obèses une ou deux heures par jour avec des massages ou avec des exercices à l'appareil,

de Zander, on ferait mieux de les envoyer dans la montagne. Nous
ne voulons pas dire par là que ces moyens thérapeutiques ne puissent être utiles dans une série de cas. Comme ils exercent une influence heureuse sur la circulation, comme dans bien des complications de l'obésité, par exemple dans la constipation, ils rendent
des services sérieux et contribuent à fortifier les muscles, on
doit les employer dans les stations hydrominérales chaque fois
qu'ils sont indiqués. Bien entendu tout travail musculaire
prescrit à un obèse doit être en rapport avec la capacité fonctionnelle du cœur.

Les *cures climatiques* peuvent rendre des services dans l'obésité
en tant que la montagne offre aux malades des conditions favorables
à un exercice musculaire plus abondant. Les travaux de Zuntz,
de Lœwy et de leurs élèves (voyez p. 35) ont montré que le *climat
d'altitude* augmente déjà par lui-même, à l'état de repos, le métabolisme général et que pour un travail musculaire égal, les échanges
sont plus actifs dans la haute montagne qu'en plaine. Cependant ce
facteur n'a pas une bien grande valeur dans le traitement de l'obésité, vu qu'il est soumis à des oscillations individuelles et que chez
beaucoup de personnes il ne se fait sentir qu'à une altitude qui ne
peut guère entrer en ligne de compte au point de vue thérapeutique.

Le *climat maritime* peut également exciter le métabolisme. Mais ici
aussi se présentent des différences individuelles, comme le montrent les quelques recherches faites sur ce point (Lœwy et Müller,
voyez p. 25). Le climat d'altitude et le climat maritime ne peuvent
donc être envisagés que comme des moyens adjuvants du traitement des obèses.

DIABÈTE SUCRÉ

En dépit du fait bien connu que le traitement du diabète doit être
en première ligne diététique, les cures hydrominérales n'ont pas à
perdre leurs droits, et *Karlsbad* est resté après comme avant le refuge de prédilection des diabétiques. Cela suffit à prouver que la
cure de Karlsbad est réellement utile à beaucoup de ces malades.
Bien que ce fait soit presque universellement admis, on objecte

souvent que ce n'est pas à l'eau minérale, mais au régime et aux autres facteurs curatifs mis en œuvre à la station, que sont dus les bons effets obtenus. Mais en admettant même qu'il en soit ainsi, il n'y aurait pas là de raison suffisante pour ne pas envoyer les diabétiques à Karlsbad ou dans d'autres stations qui jouissent d'une réputation analogue telles que *Neuenahr* et *Vichy,* et éventuellement Marienbad, Hombourg, Baden-Baden, Royat, etc. Sans doute pour une série de diabétiques le traitement dans des établissements fermés est préférable, mais pour la plupart il n'est pas nécessaire ; et pour ceux-ci, le séjour dans l'une des stations précitées, dans lesquelles les médecins traitent spécialement les diabétiques depuis des dizaines d'années et où sont réunies les conditions nécessaires à la stricte observation des prescriptions diététiques, est d'une utilité incontestable.

Peut-être l'influence favorable des eaux alcalines s'explique-t-elle ici par l'action des alcalins sur les échanges gazeux que Lœwy (41) a trouvés accélérés chez les chiens. De semblables expériences n'ont pas encore été faites sur l'homme.

En ce qui concerne la question de savoir si les thermes de Karlsbad ont une action directe sur l'excrétion du sucre, il n'est pas encore possible, dans l'état actuel de la science, de la confirmer ou de l'infirmer.

Il n'a pas été fait d'expérience à l'effet de déterminer si l'eau de Karlsbad augmente l'oxydation du sucre, et il est difficile de tirer une conclusion valable des observations pratiques, parce qu'il n'est pas aisé de faire la part, dans les résultats obtenus, de l'action des eaux et de celle des autres facteurs curatifs employés ; et personne ne niera que ces derniers jouent un rôle important. On ne peut faire état des anciens essais de Külz, Riess, Senator et von Mering et Kaufmann (32), qui n'ont pu découvrir au lit de malades gravement atteints une influence de l'eau de Karlsbad sur l'excrétion du sucre, Car, abstraction faite de ce que les personnes soumises à ces essais se trouvaient, à l'hôpital, dans un état de contrainte psychique, l'eau employée dans les essais n'était pas fraîchement prise à la source ; or, il n'est pas douteux que l'action de l'eau prise à la source est toute différente de celle de l'eau transportée. Déjà Naunyn (33) a fait ressortir, il y a des années, la possibilité d'une action spéciale de la plus grande teneur en acide carbonique dans l'eau fraîche, combinée à sa haute température, sur la rapidité d'absorption de cette eau.

Mais récemment l'étude de la *radioactivité* des sources minérales nous a appris que l'émanation du radium, contenue seulement dans les eaux fraîches, favorise puissamment certains processus de fermentation de l'organisme (voyez p. 138), et par exemple exalte l'action de la pepsine et la faculté protéolytique de la trypsine. Il est donc permis de penser que l'eau de Karlsbad, bue à la source, influe également sur les ferments destructeurs du sucre. Ici de nouvelles expériences sont nécessaires et, dans les conditions actuelles elles ne présentent plus de difficultés. Dans tous les cas il n'est permis aujourd'hui moins que jamais de nier à priori l'action des sources sur l'oxydation du sucre. Notre expérience personnelle nous permet d'affirmer que les thermes de Karlsbad exercent une action directe sur la glycosurie dans nombre de cas ; cependant, comme nous l'avons dit, il est difficile de faire la part des eaux et celle des autres facteurs en usage. Mais il est possible d'exclure de ceux-ci le plus important de tous, le régime, et cela « experimenti causa. » Nous avons fait nos essais dans une série de cas de moyenne gravité ; nous faisions prendre aux malades des hydrates de carbone en abondance plus grande qu'ils n'en absorbaient pendant les dernières semaines qui avaient précédé la cure ; or, chez l'un de ces malades, nous avons constaté une diminution si éclatante de la glycosurie qu'il ne nous est guère possible d'attribuer ce résultat à une cause autre qu'à l'action directe des eaux. Nous avons eu à traiter en outre une série de cas de moyenne gravité et même graves dans lesquels, malgré un régime réglé dans ses moindres détails et prolongé pendant plusieurs semaines, avant la cure, il ne fut pas possible d'obtenir une diminution appréciable de l'excrétion sucrée, et dans lesquels la cure de Karlsbad produisait une amélioration si remarquable que, en dépit de tout raisonnement et de tout scepticisme, nous fûmes contraint de penser à une action directe des eaux.

Nous n'entendons certes pas tirer de ces résultats favorables une conclusion définitive, mais à notre avis on a ici l'impression que, dans nombre de cas de moyenne gravité et même graves, *les thermes de Karlsbad augmentent directement la tolérance pour les hydrates de carbone.* Même quand ces résultats se trouveront confirmés expérimentalement, il faudra toujours garder la conviction que les effets d'une cure de Karlsbad sont dus essentiellement à l'action simultanée de tous les facteurs signalés. Il faudra donc accorder toute son attention au régime, même à la station balnéaire.

Les résultats de la cure se rapportent d'une part à la diminution de la glycosurie, d'autre part à l'amélioration de diverses complications du diabète, dont un grand nombre sont heureusement modifiées par les eaux sulfatées alcalines. Signalons seulement les troubles gastro-intestinaux, la diathèse urique et la goutte, l'obésité, l'hyperémie du foie, l'artériosclérose, etc., qui, comme nous l'avons vu plus haut, se trouvent bien de l'emploi des eaux alcalines. Les résultats obtenus par Schmitz, Henné et autres prouvent que *Neuenahr* est également très utile. Bien entendu *Karlsbad*, de même que *Neuenahr* et *Vichy* ne sont indiqués ni dans toutes les phases, ni contre toutes les complications du diabète. Il est facile d'expliquer les remarquables résultats obtenus par ces eaux dans les cas légers, où l'on voit souvent déjà diminuer le sucre sans régime rigoureux, puis chez les diabétiques obèses et goutteux, dont la limite de tolérance pour les hydrates de carbone s'élève avec l'amélioration de ces deux anomalies du métabolisme. Mais même dans les cas de moyenne gravité on obtient souvent de bons résultats, tant en ce qui touche les complications diverses et l'état général qu'en ce qui concerne l'excrétion du sucre. Dans les cas véritablement graves, il faudra examiner avec le plus grand soin les conditions individuelles avant de décider si une cure hydrominérale de plusieurs semaines peut être utile ou non, d'autant plus qu'il est souvent nécessaire d'imposer d'urgence à ces sortes de malades le séjour dans un établissement spécial.

Il arrive encore assez souvent qu'une cure hydrominérale soit favorable dans le diabète grave : nous avons vu à plusieurs reprises, même dans des cas compliqués d'acétonurie et de très faible tolérance, avec affaiblissement général considérable, non seulement diminuer la glycosurie, mais encore l'état général se relever et le poids augmenter de 2 à 4 kilos en 4 semaines. Nous considérons comme contre-indiquée la cure hydrominérale chez les individus extrêmement amaigris et tombés dans le marasme, chez ceux qui souffrent d'une artériosclérose très avancée et de fréquents accès d'angine de poitrine, dans la gangrène, la tuberculose avancée (le catarrhe des sommets et la phtisie stationnaire ne sont pas une contre-indication) et tout naturellement dans l'intoxication acide intense avec prodromes du coma. La néphrite parenchymateuse et le rein contracté ne constituent pas de contre-indication. Nous tenons à bien faire ressortir que les enfants diabétiques ne doivent pas être envoyés aux stations hydrominérales.

La *climatothérapie* n'a pas grande importance pour le diabète. Sans aucun doute le séjour à la mer ou dans la haute montagne peut être utile à nombre de diabétiques, en tant que les forces corporelles s'en trouvent souvent augmentées. Pour le choix à faire, il faut tenir compte des diverses complications de la maladie, et avant toutes choses il faut toujours veiller à ce que les malades trouvent l'occasion d'observer un régime convenable ; on ne peut autoriser à entreprendre de longs voyages que les malades en qui l'on peut avoir confiance.

OXALURIE

Il n'est pas de trouble du métabolisme qui ait autant que l'oxalurie donné lieu à des discussions incohérentes quant à leur nature, et de plus en plus d'auteurs refusent même d'y voir un trouble du métabolisme. Cette manière de voir se trouve effectivement justifiée par ce fait que l'apparition d'un plus grande nombre de cristaux d'oxalate de chaux dans l'urine n'est en aucune manière l'expression d'une excrétion plus active d'acide oxalique et milite moins encore en faveur d'une production exagérée de cet acide dans le métabolisme. On ne peut cependant nier qu'il peut se faire dans le corps une surproduction d'acide oxalique et le fait est que dans certaines conditions cela arrive. Mais jusqu'à présent on n'a jamais pu établir de rapport certain entre cette surproduction et les symptômes que l'on considère quelquefois comme caractéristiques de l'oxalurie, notamment les symptômes nerveux assez vagues tels que : malaise général, céphalalgie, anorexie, états hypocondriaques, sentiments d'angoisse, etc.

Dans tous les cas la présence d'un abondant sédiment d'oxalate de chaux dans l'urine indique que l'*urine ne peut maintenir l'acide oxalique en solution d'une manière normale*. Cela ne veut pas dire que la quantité d'acide oxalique soit toujours en pareil cas augmentée dans l'urine. Cette augmentation peut se produire occasionnellement lorsque les aliments ingérés sont riches en acide oxalique, en particulier lorsque les conditions sont favorables à l'absorption de cet acide, donc dans le cas d'hyperacidité de l'estomac (1). On savait depuis longtemps que la précipitation d'oxalate de chaux dans l'urine se produit d'autant plus facilement qu'elle est plus concentrée et qu'elle renferme moins de phosphate de sodium acide, donc qu'elle est moins acide. Mais Klemperer (34) a prouvé récemment que l'acidité n'a pas d'importance décisive. Il a montré que la solubilité des oxalates dans l'urine dépend bien moins de son acididé que de la proportion des sels de magnésium et de calcium les uns par rapport aux autres, et que la précipitation de l'oxalate de chaux peut être évitée lorsqu'on procure à l'urine une composition telle qu'elle renferme relativement beaucoup de magnésium et peu de calcium.

Comme l'excrétion des oxalates de chaux peut entraîner la formation de concrétions dans les voies urinaires il y a lieu de la combattre et le rôle de la thérapeutique consiste à augmenter la solubilité des oxalates dans l'urine et à empêcher une excrétion exagérée d'acide oxalique. La première indication est satisfaite par un régime approprié — aliments pauvres en chaux et riches en magnésie —

---

(1) L'acide oxalique est contenu dans les aliments pour la majeure partie sous la forme d'*oxalate de chaux* insoluble qui, en arrivant dans l'intestin, ne peut y être absorbé. Mais l'acide chlorhydrique de l'estomac décompose l'oxalate de chaux et l'acide oxalique mis en liberté dans l'estomac est en partie résorbé. L'acide oxalique non résorbé est de nouveau transformé dans l'intestin par le suc intestinal alcalin en oxalate de chaux non résorbable. Il est donc clair que dans le cas d'hyperacidité gastrique plus d'acide oxalique est résorbé et excrété par l'urine, tandis que dans le cas d'hypoacidité de l'estomac l'excrétion d'acide oxalique est diminuée.

auquel on peut adjoindre des cures hydrominérales, parce qu'un
abondant lavage des voies urinaires est susceptible d'entraîner les
oxalates déjà précipités. Quant à la diminution du contenu de l'urine
en acide oxalique, on l'obtient d'une part par une nourriture appropriée (usage limité des aliments riches en acide oxalique) et
d'autre part par l'ingestion d'alcalins qui abaissent l'acidité du contenu stomacal et diminuent ainsi la résorption des oxalates. L'efficacité universellement reconnue dans l'oxalurie, des eaux alcalines
(Neuenahr, Vichy, Karlsbad) et des eaux alcalino-terreuses *(Wildun-*
gen, Contrexéville) doit être attribuée en toute première ligne à ce
fait que la diminution de l'acidité du suc gastrique entrave la résorption de l'acide oxalique. Sans doute, dans ces cures de boisson
il faut veiller à ce que l'urine ne devienne pas alcaline, attendu que
l'acidité même très faible de l'urine favorise toujours la précipitation d'oxalate de chaux.

PHOSPHATURIE

La phosphaturie ne peut pas plus que l'oxalurie être considérée
comme un trouble proprement dit du métabolisme, car elle ne tient
pas à quelque production exagérée d'acide phosphorique, mais
simplement à une diminution de l'acidité de l'urine. Elle est caractérisée par l'émission d'une urine trouble qui laisse déposer un
sédiment de phosphates constitué de phosphates neutres et basiques de calcium et de magnésium ; les phosphates terreux neutres
peu solubles et basiques insolubles l'emportent sur les phosphates
acides solubles. Les causes de la phosphaturie sont encore incom-
plètement élucidées. De toutes les théories émises, celle de Sœtbeer
et Tobler (35) est la plus rationnelle. Ces auteurs trouvèrent dans
la phosphaturie une augmentation de l'excrétion calcique dans
l'urine, avec une diminution de l'excrétion calcique par l'intestin.
Comme normalement la chaux est surtout excrétée par l'intestin,
il semble en effet que ce soit dans une excrétion calcique exagérée
par l'urine, donc en dernière analyse dans un trouble de la sécrétion intestinale, qu'il faut chercher la raison de la production des

sédiments phosphatiques. Les cures hydrominérales ne présentent ici aucune valeur particulière, d'autant plus que l'ingestion de grandes quantités de liquide serait susceptible de diminuer encore davantage l'acidité de l'urine. De toutes manières les sources alcalines telles que *Neuenahr*, *Karlsbad*, etc., sont ici contre-indiquées. Le climat de montagne et le climat marin sont utiles en raison des phénomènes neurasthéniques que l'on observe fréquemment chez les phosphaturiques.

CHAPITRE XI

Maladies Nerveuses

NEURASTHÉNIE ET AUTRES AFFECTIONS FONCTIONNELLES DU SYSTÈME NERVEUX

Dans le traitement de la *neurasthénie*, la *climatothérapie* joue un rôle important. Autant il est certain qu'un changement de climat est très utile à la plupart des nerveux et des neurasthéniques, autant il est difficile, d'autre part, de déterminer, dans un cas donné, quelle est la localité qui convient le mieux au malade. Dans les degrés légers de nervosisme, notamment dans les cas de surmenage professionnel habituel, de surmenage intellectuel ou émotif, il n'y a guère de difficulté. En pareil cas, il suffit souvent de faire changer le malade de milieu, de l'envoyer dans une localité de climat indifférent, où il puisse se reprendre et se soumettre éventuellement à un traitement hydrothérapique simple. Dans d'autres cas des excitants climatiques plus puissants sont requis, soit le *climat maritime*, en particulier la *mer du Nord*, ou les stations de l'*Atlantique*, soit la *haute montagne*. Selon le cas particulier on choisira une localité tranquille ou une station où le malade trouve de la distraction et de la société. Beaucoup de ces malades se trouvent bien de voyages dans les pays étrangers, où ils cueillent des impressions nouvelles multiples et sont détournés par elles de leurs pensées déprimantes.

Dans la *neurasthénie grave*, le plus souvent héréditaire et difficilement susceptible d'une guérison persistante, il n'est guère possible de faire choix d'un climat d'après des principes déterminés, car les spéculations théoriques nous réservent bien souvent des déceptions dans la pratique. Si dans un cas donné un climat déterminé a donné d'excellents résultats, il se peut qu'un autre malade appartenant en apparence à la même catégorie se trouve très mal du séjour dans la même localité, vu que le succès dépend souvent de facteurs qu'il est impossible de prédéterminer. On ne peut donc pas toujours compter sur une efficacité absolue des moyens climatothérapiques. Mieux le médecin connaît le malade et mieux il connaît les causes de sa neurasthénie, plus sera grande l'influence suggestive exercée par la personnalité du médecin sur le malade et plus le traitement sera assuré de succès.

D'après ce qui précède on conçoit qu'on ne puisse formuler que des considérations tout à fait générales, incapables de fournir autre chose que des directions approximatives. Les *températures extrêmes*, le *vent* et l'*humidité* sont mal supportés par la plupart des neurasthéniques. En été, le choix des localités est évidemment plus étendu qu'en hiver. Les localités très chaudes et celles qui sont très exposées aux vents ne doivent pas être conseillées. Aux *neurasthéniques excitables*, du type éréthique, un climat très excitant ne convient pas ; la mer du Nord et les grandes altitudes ne peuvent donc leur être recommandées. Ils se trouvent le mieux des altitudes moyennes jusque vers 700 mètres ou de la plaine ; à la rigueur on peut encore recommander les bords de la Baltique et les localités à climat sédatif de la Riviera di Levante, ou encore la côte sud et sud-ouest de l'Angleterre.

Dans les *formes torpides* conviennent la mer du Nord, la côte est et sud-est de l'Angleterre, le littoral français (Biarritz), enfin le climat d'altitude. Mais, comme, chez la plupart des neurasthéniques, des périodes de grande excitabilité alternent avec des périodes de profonde dépression, on ne pourra se laisser guider par ces principes généraux que si l'on connaît le malade depuis longtemps et si l'on sait comment il réagit vis-à-vis des diverses influences climatiques. Dans le cas contraire, le médecin fera bien d'envoyer son malade tout d'abord dans un climat assez indifférent pour ne faire agir sur lui que graduellement des excitants climatiques plus énergiques. Bien entendu, il faut dans chaque cas, tenir compte des symptômes les plus saillants et de la constitution du malade. Les neurasthéniques très amaigris et affaiblis, dont la force de résistance est beaucoup trop faible pour répondre aux exigences des fortes irritations climatiques exercées sur leurs organes, ne doivent être envoyés ni à la mer du Nord ni à la haute montagne, pas plus que ceux dont le cœur est irritable et très instable, ou qui souffrent d'insomnies graves. Si pendant son séjour dans une station climatique le malade doit être soumis à des pratiques hydrothérapiques ou à d'autres cures, il faudra nécessairement choisir des localités où ces procédés curatifs sont mis en œuvre sous une direction médicale, compétente. Pour les neurasthéniques gravement atteints l'existence des nombreux *sanatoriums* en plaine comme en montagne est d'une valeur incomparable, car ils y trouvent tous les moyens du traitement médical général associés à la thérapeutique climatique. Mentionnons encore les longs voyages en mer, utiles dans bien des cas (voy. partie I, ch. III). Les résultats obtenus dans ces conditions seront bien meilleurs, quand on possédera des navires spécialement organisés pour ce genre de cures.

Pendant les mois d'hiver sont indiquées les stations relativement sèches telles que *Meran, Gries, Arco*, puis la *Riviera* occidentale, le *lac de Genève et les lacs de la Haute-Italie*, car la plupart des neurasthéniques se trouvent mieux, en hiver, dans le sud chaud que dans les régions septentrionales plus froides. Mais il faudra toujours choisir des localités à l'abri du vent, et ne jamais perdre de vue qu'à des saisons déterminées des vents particulièrement violents soufflent dans beaucoup de ces stations, de sorte qu'aux mois de février et de mars, par exemple, la Riviera française ou Méran doivent être déconseillés aux neurasthéniques. Beaucoup de ces malades tirent un profit sérieux du séjour dans un climat d'altitude en hiver (*St-Moritz*).

Aux neurasthéniques excitables conviennent souvent les bains d'eau minérale. On sait que déjà les bains tièdes d'eau douce constituent un excellent calmant pour ces malades, et toutes les eaux thermales indifférentes agissent de même et sont probablement les plus avantageuses en raison de l'absence de propriétés excitantes. Les bains excitants pour la peau, et avant tout les *bains salins* et les *bains carbo-gazeux* sont aussi utiles à l'occasion, notamment dans les états de faiblesse nerveuse. Mais on ne peut guère fixer ici des indications. On serait tenté de croire que les neurasthéniques très excitables supportent mal les bains carbo-gazeux, mais on peut se convaincre suffisamment dans la pratique, que cela n'est pas vrai de tous les cas. Il en est de même pour les bains de mer. Pour les malades excitables les bains pris sur le littoral de la mer du Nord ne conviennent guère, du moins dans la plupart des cas. Les malades moins excitables peuvent sous contrôle médical, essayer des bains de mer de la Baltique; ceux de la Méditerranée et de l'Adriatique (*Abbazia*) conviennent très bien à la plupart des · neurasthéniques excitables. Dans les formes torpides on peut recommander la mer du Nord et l'océan Atlantique.

On a rarement l'occasion d'employer des cures de boisson chez les neurasthéniques. Tandis que les formes légères de neurasthénie ne contre-indiquent point les cures hydrominérales, lorsqu'elles sont indiquées par d'autres affections, par exemple par des maladies gastro-intestinales d'origine nerveuse, les neurasthéniques gravement atteints ne doivent pas être envoyés dans les stations balnéaires. Tout au plus peut-on recommander les eaux ferrugineuses et cela surtout aux neurasthéniques anémiques ; les eaux ferrugineuses arsenicales telles que *Levico* et *Roncegno* en particulier sont souvent fort utiles.

Les considérations précédentes s'appliquent également aux *névroses traumatiques* qui ne constituent qu'une forme déterminée de neurasthénie ainsi qu'aux troubles nerveux fonctionnels, par exemple à l'*hystérie* typique.

Dans la *chorée* le changement de milieu est surtout utile, si toutefois l'état du malade lui permet d'entreprendre un voyage; le séjour de choix pour l'hiver est le midi, parce que les malades peuvent s'y trouver le plus possible en plein air. Quant aux bains d'eaux minérales, les bains carbo-gazeux peuvent à l'occasion rendre des services, surtout en considération de la si grande fréquence des affections du cœur. On prescrit souvent dans la chorée les eaux ferrugineuses arsenicales.

Dans un grand nombre de *névroses vasomotrices* ainsi que dans les *névroses* dites *professionnelles*, une climatothérapie appropriée, associée à un traitement général rationnel, peut donner de bons résultats, comme on le conçoit sans peine.

Disons encore quelques mots de la *migraine* ; il n'est guère douteux que les conditions météorologiques influent sur la fréquence et l'intensité des accès de migraine ; il est non moins certain que pour beaucoup de migraineux un changement de climat offre de grands avantages, sans qu'il soit possible de désigner un climat spécial à cet égard. Dans un grand nombre de cas, le séjour à la mer est indiqué, dans d'autres cas le climat de montagne est préférable Les bains de mer sont tantôt utiles tantôt nuisibles. Lorsque l'on a des raisons de penser que la migraine est due à des troubles gastrointestinaux ou provient de stases abdominales, les cures hydrominérales de *Marienbad, Karlsbad, Tarasp*, ou *Kissingen* sont indiquées. [*Bagnères-de-Bigorre* a une action surtout sédative]. Si la migraine se trouve associée à la chlorose, on recommandera l'usage des sources ferrugineuses, ou encore celle des sources ferrugineuses arsenicales.

MALADIES DES NERFS PÉRIPHÉRIQUES

Dans les différentes formes de *névrite*, la balnéothérapie est très utile. La névrite primitive qui survient le plus souvent chez des individus atteints de débilité générale et chez des malades chlorotiques, anémiques et diabétiques, puis la névrite et la polvynérite qui compliquent les maladies infectieuses et sont d'origine toxique (alcool, plomb, mercure), sont heureusement influencées par les cures hydrominérales. On administre l'eau en boisson, surtout dans la névrite des chlorotiques (eaux ferrugineuses) et des diabétiques *(Karlsbad, Neuenahr, Vichy)*. Dès que la maladie principale se trouve améliorée, la névrite tend à guérir également; dans ces cas aussi bien que dans les autres affections névritiques d'origine infectieuse, on retire aussi de bons effets des cures climatiques qui doivent être dirigées d'après les principes déjà donnés dans le chapitre consacré à la faiblesse générale et aux convalescences traînantes. Quant au processus pathologique lui-même et particulièrement à ses séquelles, les paralysies, les anesthésies et les troubles trophiques, ils sont avant tout justiciables, et avec le plus grand profit, de bains variés, tels qu'en particulier les bains d'eaux thermales indifférentes *(Gastein, Teplitz, Ragatz, Wildbad, Plombières,* etc.). La radioactivité thermale joue-t-elle un rôle dans ces derniers cas, c'est ce que l'on ne peut encore décider d'une manière absolument certaine. Outre les bains précités, on peut encore employer les bains chlorurés sodiques, les bains salins forts, les bains carbo-gazeux, les bains sulfureux, les bains de boue et de fange ; tantôt l'une, tantôt l'autre de ces variétés se montre plus efficace. En ce qui concerne les bains salins forts, les bains de fange, dont l'action résorbante au premier chef a été établie par l'expérience, on peut admettre qu'ils favorisent la résorption des exsudats des gaines nerveuses et des tissus environnant les nerfs. On arrive ainsi à améliorer notablement ou à guérir d'anciens processus névritiques et périnévritiques.

Quant aux *névralgies,* les cures de boisson sont indiquées dans les cas où l'on a pu établir un rapport avec des troubles gastro-intestinaux ou métaboliques. Comme diverses névralgies, en particulier la *sciatique,* sont de nature goutteuse et se présentent fréquemment chez les diabétiques, comme d'autre part la constipation chronique peut être envisagée comme un facteur causal de névralgies, on conçoit que des cures de boisson, surtout d'eaux alcalines et alcalines-salines, soient trouvées efficaces dans bien des cas de *sciatique,* de *névralgie intercostale,* de *névralgie du trijumeau,* et autres, d'autant plus qu'on les associe d'ordinaire aux bains, qui occupent le premier rang dans le traitement des névralgies. On emploie toute espèce de bains hydrominéraux, notamment les thermes indifférents, les bains salins simples ou riches en CO_2, les bains ferrugineux, les bains de fange et de boue. Il n'est pas possible de formuler de règles générales pour le choix de ces bains ; ils sont efficaces les uns ou les autres selon les cas ; aussi trouve-t-on des malades souffrant de névralgies dans les stations les plus diverses. Dans un grand nombre de cas les applications de boue et de fange sont les plus actives ; ainsi, à *Pistyan,* on obtient parfois d'excellents résultats dans des cas qui ont été rebelles à toute autre médication.

MALADIES DU SYSTÈME NERVEUX CENTRAL

Quelques maladies de la *moelle épinière* sont favorablement influencées par les bains. Dans le *tabès* surtout les thermes indifférents, les bains sulfureux, les bains salins, les bains carbo-gazeux rendent des services éminents. Von Leyden et Goldscheider (36) considèrent les eaux thermales indifférentes comme spécialement indiquées dans le tabès au début, lorsque se présentent des symptômes d'irritation. Elles agissent favorablement non seulement sur l'état général, mais encore et surtout sur les douleurs et les hyperesthésies. Les eaux ferrugineuses carbo-gazeuses et principalement les bains salins carbo-gazeux sont d'une efficacité particulière dans les cas où prédominent l'anesthésie et la faiblesse musculaire. Dans ces sortes de cas, les bains de mer eux-mêmes peuvent être avantageux, à la condition que la mer soit relativement chaude et non agitée.

Parfois aussi les bains ont une action favorable sur d'autres affections médullaires chroniques : *scléroses multiples, ataxie de Friedreich, syringomyélie, paralysie spinale* des enfants ; du moins les malades bénéficient d'un répit. Dans la *myélite* également les bains hydrominéraux chauds et en particulier les bains salins et carbo-gazeux rendent souvent de grands services. Bien entendu, les malades ne doivent être envoyés aux bains que longtemps après la disparition des manifestations aiguës.

Pour toutes les maladies précitées, *Œynhausen,* en Allemagne, jouit d'une renommée particulière, et en France, *Lamalou,* que Charcot recommandait de préférence dans les affections nerveuses les plus diverses.

Quant aux maladies de l'*encéphale,* seules les paralysies consécutives à une apoplexie sont parfois traitées dans les stations hydrominérales. Ici les eaux thermales tièdes indifférentes et les bains carbo-gazeux sont surtout indiqués, et notamment *Nauheim* et *Œynhausen.* Naturellement les bains ne doivent être pris que sous surveillance médicale étroite, vu que l'état de la circulation doit être constamment contrôlé.

Bien que la *climatothérapie* n'exerce pas d'action spécifique sur les affections des centres nerveux, il est cependant indiqué parfois d'envoyer, en été, dans la montagne, les malades et surtout les tabétiques. Mais il faut que la station ne soit pas humide et qu'il soit possible d'y faire des promenades en terrain horizontal. On recommandera surtout les localités où existent des installations pour *hydrothérapie* et *mécanothérapie*. Nommons seulement ici *Heiden*, en Suisse ; c'est la station où a été fondée la mécanothérapie de compensation (Frenkel).

CHAPITRE XII

Maladies des articulations, des muscles et des os

———

**RHUMATISME ARTICULAIRE CHRONIQUE. ARTHRITE DÉFORMANTE.
RHUMATISME MUSCULAIRE CHRONIQUE.**

Les inflammations chroniques des articulations provoquées par la goutte ont été traitées au chapitre « *Goutte* ». Il n'est pas toujours possible de les séparer nettement des affections articulaires ci-dessus dénommées, vu les nombreuses formes de transition et parce que les arthrites déformantes peuvent aussi se développer sur une base goutteuse.

La plupart des auteurs ont accepté la proposition de Bäumler de ne désigner du nom de *rhumatisme articulaire chronique* que les formes chroniques du rhumatisme articulaire aigu et du nom d'*arthrite déformante* les cas d'affections articulaires chroniques qui sont presque toujours polyarticulaires, apyrétiques en général, et ne débutent que très graduellement, atteignent de préférence les petites articulations des extrémités et aboutissent à la destruction et à l'hyperplasie ossifiante des cartilages articulaires. Quant à l'étiologie de cette affection, on ne sait rien au fond. Le traitement balnéothérapique de toutes ces affections articulaires, aussi bien des tuméfactions articulaires goutteuses que du rhumatisme articulaire chronique et de l'arthrite déformante, est le même. Toutes les variétés de bains possibles sont en usage, depuis le bain chaud ordinaire jusqu'aux bains de boue et de fange. Pour le mode d'action de ces bains, nous renvoyons aux explications déjà données. Ils diminuent graduellement les douleurs d'une part, favorisent la résorption d'autre part et déterminent ainsi le dégonflement des articulations et une amélioration de leur fonctionnement. Un fait très caractéristique pour toutes ces affections, c'est qu'au début du traitement, les douleurs augmentent très souvent, et cela se remarque presque régulièrement par l'usage des bains de boue et de fange. Cette augmentation des douleurs est certainement l'expression de la réaction à l'excitation thermique et n'a donc rien qui doive surprendre désagréablement. Au contraire, si cette réaction ne se produit pas, l'action sédative qui s'établit quelques jours après sera moins prononcée et de moindre durée. Les résultats sont presque toujours d'autant meilleurs qu'au début les malades ont plus vivement réagi. Plus les cas sont invétérés, plus l'exsudat est organisé, moins facilement la réaction se produit et moins est sûr le résultat de la cure.

Parmi les thermes indifférents *Teplitz* et *Gastein* jouissent d'une renommée particulière, parmi les bains salins *Wiesbade* et, s'il y a en même temps une affection du cœur à traiter, *Nauheim*. Nous avons ensuite à considérer les bains sulfureux *(Aix-la-Chapelle, Weilbach, Nenndorf*, etc., en Allemagne, *Baden* et *Schinznach* en Suisse, *Baden* en Autriche, *Pistyan* et *Herkulesbad* en Hongrie, *Harrogate* en Angleterre et les nombreux bains sulfureux français, surtout *Aix-les-Bains)*, puis les stations où l'on trouve des bains de boue, avant tout *Franzensbad, Marienbad* et *Karlsbad, Dax*, enfin celles où l'on pratique des applications de *fango*, telles que *Battaglia, Abano*. Le choix de ces bains dépend des conditions individuelles pour chaque cas. Dans les formes les plus opiniâtres, ce sont les bains de boue et de fange (surtout *Pistyan)* qui donnent les meilleurs résultats, sauf qu'il faut en user avec beaucoup de circonspection chez les artérioscléreux et les cardiaques. On tiendra compte encore des affections concomitantes qui pourraient fournir une indication pour une cure de boisson déterminée. Ces cures n'ont guère d'importance au point de vue des altérations articulaires mêmes et de l'arthrite déformante en particulier, mais, comme on n'est pas toujours en mesure d'exclure avec certitude la goutte comme facteur étiologique possible, on prescrit souvent des cures de boisson, d'autant plus qu'aux stations où l'on traite la goutte on dispose généralement de bains de boue très efficaces. Il va de soi que dans les cas particu-

lièrement graves on aura recours aussi aux autres méthodes thérapeutiques en usage : applications d'*air chaud, massage, mécanothérapie* ; dans un grand nombre de cas, si l'application d'une méthode
ne conduit pas au but, une combinaison rationnelle de plusieurs est
souvent très avantageuse. Quelques localités ont acquis une grande
réputation pour le traitement de ces affections, surtout si la technique
qui y est mise en œuvre se trouve particulièrement perfectionnée,
comme à *Aix-la-Chapelle* et surtout à *Aix-les-Bains*, où les douches
thermales jouent un grand rôle. La *douche-massage* (voyez p. 259),
qui a été employée pour la première fois à Aix-les-Bains, donne de
bons résultats dans nombre de cas.

Tous les états d'étiologie obscure réunis sous le nom de *rhumatisme musculaire* et où il s'agit tantôt de *myalgies* véritables, tantôt
d'affections *rhumatismales*, qu'on peut ramener à des refroidissements, et qui peuvent parfois aboutir à une myosite très nette avec
indurations fibreuses consécutives, sont favorablement influencés
par les mêmes pratiques balnéothérapiques que les affections articulaires chroniques. Ici aussi nous avons à prendre en considération
les *thermes indifférents*, puis et surtout les *bains sulfureux*, les *bains
salins* et *carbo-gazeux*, les *bains de boue* et de *fange*, qui déterminent la résorption des exsudats des muscles, aponévroses et ten-
dons. Le même traitement s'applique à toutes les autres tuméfactions des parties molles survenant après les luxations, les contusions
et autres traumatismes.

L'expérience a appris depuis longtemps que les malades atteints
d'affections rhumatismales chroniques supportent mal le temps
humide et froid et l'humidité en général. Il ne faut donc les envoyer
en été qu'en des localités où l'air est autant que possible chaud et
sec. En hiver, c'est le séjour dans un climat méridional qui convient. On recommandera surtout *Meran, Gries, Bozen, Arco* dans le
Tyrol du sud, puis les stations protégées contre le vent de la
Riviera et celles de l'*Egypte*.

Certaines *affections osseuses* sont justiciables des mêmes facteurs
balnéothérapiques que les affections musculaires ; ce sont notamment les périostites opiniâtres avec épaississement du tissu osseux,
consécutives aux fractures. Les cures de *Teplitz* et de *Wiesbade* sont

d'une grande utilité en pareil cas, tant en ce qui concerne la mobilité des extrémités que la douleur.

On a déjà traité du *rachitisme* ailleurs (p. 303).

La climatothérapie et la balnéothérapie sont à peu près impuissantes dans l'*ostéomalacie*. Comme les malades doivent se tenir au grand air le plus possible, il faut recommander le séjour dans le midi pendant la saison froide. Les bains salins et les thermes indifférents sont utiles contre la douleur et la roideur musculaire.

CHAPITRE XIII

Intoxications Métalliques Chroniques

La thérapeutique des intoxications chroniques par le plomb et par le mercure, qui sont les plus communes, a un double but : celui de provoquer dans la plus grande mesure possible l'élimination des métaux, puis celui de faire disparaître certains états pathologiques produits par ces poisons : anémie, cachexie, paralysies, contractures, névralgies, affections du périoste, des os et des articulations etc. Dès l'ancien temps les *sources sulfureuses* ont joui d'une grande vogue dans les cas de ce genre. Dans les cures de boisson il semble bien que le facteur efficace se borne à la grande quantité d'eau introduite ; cette eau produit un lavage des tissus, de sorte qu'à cet égard toutes les autres eaux minérales sont non moins indiquées. Il est difficile de se figurer le soufre ou $H^2 S$ agissant d'une manière spécifique sur l'élimination du plomb ou du mercure. D'après les symptômes les plus saillants, on prescrira donc soit les *eaux chlorurées sodiques* et *alcalines* (par exemple en cas de troubles gastro-intestinaux et hépatiques), soit les *eaux ferrugineuses* et *ferrugineuses arsenicales* (dans la cachexie et l'anémie).

Il n'est pas possible davantage d'attribuer aux *bains sulfureux* une action différente de celle des autres bains hydrominéraux ; et si dans les stations à sources sulfureuses on obtient des effets particulièrement favorables, il faut les attribuer en toute première ligne à la technique balnéaire en usage dans les plus célèbres de ces stations, *Aix-la-Chapelle* et *Aix-les-Bains* : les bains et les sudations, ainsi que les exercices corporels, autant de facteurs qui jouent un si grand rôle dans le traitement du mercurialisme et du saturnisme y sont pratiqués d'une façon méthodique. On s'explique aisément que, à *Aix-les-Bains*, certains accidents du saturnisme tels que les contractures et les paralysies soient considérablement améliorés par la douche-massage associée aux autres moyens en usage ; naturellement toutes les autres variétés de bains, et avant tout les *bains salins* et les *bains de boue*, peuvent rendre des services analogues.

CHAPITRE XIV

Maladies de la Peau et Syphilis

Jadis à une époque où les *eaux sulfureuses* étaient très préconisées dans le traitement des *maladies de la peau*, beaucoup plus de malades de cette catégorie étaient envoyés aux eaux qu'aujourd'hui. Pour les cures de boisson on emploie fréquemment les eaux ferrugineuses arsenicales telles que *Levico*, *Roncegno*, *La Bourboule*, *Mont-Dore*, vu que dans un grand nombre d'affections cutanées l'usage interne de l'arsenic rend des services. Dans celles des maladies cutanées qui sont liées à des affections générales, en particulier à des troubles gastro-intestinaux et du métabolisme, donc dans l'*urticaire*, l'*acné*, la *furonculose*, l'*eczéma scrofuleux* et *goutteux* le choix de la station dépendra de la maladie principale. Les eaux les plus usitées sont les chlorurées sodiques, les ferrugineuses, ou les alcalines et sulfatées sodiques.

Comme aussi les indications sont souvent fournies par des complications telles que la goutte, l'obésité, le diabète, les affections du foie, etc., on rencontre des individus atteints de maladies cutanées dans toute station hydrominérale un peu importante.

A côté de la cure de boisson, on accorde une grande importance aux bains. Ceux-ci jouent le rôle principal dans les autres affections cutanées non encore mentionnées, notamment dans le psoriasis, le prurigo, le pityriasis versicolore, la séborrhée furfuracée, l'ichtyose, l'hyperidrose et l'anidrose, les eczémas chroniques et les plaies torpides et difficiles à guérir. Les bains chauds ordinaires sont plus ou moins utiles dans toutes les affections précitées et il est possible que même

les bains hydrominéraux n'agissent essentiellement que comme détersifs de la peau. Sans doute quelques-uns d'entre eux peuvent, grâce
à leur contenu alcalin, mieux débarrasser la peau de la graisse et
de l'enduit sébacé et la préparer ainsi à recevoir des médicaments.
On ne peut pas d'ailleurs attendre davantage des bains sulfureux, car
leurs prétendues propriétés antizymotiques sont très douteuses.
Les bains salins et carbo-gazeux plus excitants, sont en revanche,
souvent nuisibles. A toutes ces cures vient s'associer un traitement
local dans tous les cas où il est indiqué.

La réputation dont jouissent quelques stations pour le traitement
des maladies de la peau repose beaucoup sur ce fait que, dans ces
localités, ce traitement est devenu une sorte de *spécialité* et qu'on
y trouve toutes les installations requises pour l'amener à bonne fin.
Il faut tenir grand compte de l'influence du séjour dans un bon air.
Dans les maladies de la peau à desquamation c'est surtout *Loèche-
les-Bains* ou *Leukerbad* qui a acquis une grande réputation. On y
donne des bains prolongés d'une durée de 1 à 6 heures. Vers le
dixième ou onzième jour il se produit d'ordinaire une éruption,
appelée *poussée*, qui consiste en une légère rougeur et parfois se
transforme en une véritable dermatite. On conçoit fort bien que,
par ce traitement, qui ne doit naturellement être poursuivi que sous
le contrôle du médecin, l'épiderme se macère et la circulation capillaire est excitée, de sorte que l'on obtient d'excellents résultats
dans le psoriasis chronique et dans un grand nombre d'eczémas
chroniques.

Parmi les autres stations recommandées dans les affections cutanées il faut signaler les nombreux bains sulfureux : *Aix-la-
Chapelle*, *Nenndorf*, *Eilsen*, *Wipfeld* et les autres bains sulfureux
allemands, *Baden*, près de Vienne, *Baden*, *Lenk* et *Schinznach* en
Suisse, les nombreuses stations françaises telles qu'*Aix-les-Bains*,
Bagnères-de-Luchon, *Amélie-les-Bains*, etc., et en Angleterre *Harro-
gate*, puis quelques stations offrant un caractère différent, notamment en France, soit *St-Nectaire* et *Royat* avec leurs eaux chlorurées
alcalines, *La Bourboule* et le *Mont-Dore* avec leurs eaux arsenicales.
Pour les ulcères torpides, les plaies atoniques et les anciennes cicatrices douloureuses *Bourbonne-les-Bains* et *Barèges* en France jouis-

sent d'une renommée spéciale. En pareil cas les *bains de boue* et de *fange* sont souvent utiles.

Quant aux *syphilitiques*, on ne les envoie plus aussi souvent que jadis aux eaux, car on sait que les eaux sulfureuses ne possèdent pas d'efficacité spéciale contre la syphilis. Il semble bien que les bains sulfureux n'ont à cet égard rien de plus spécifique que les autres bains hydrominéraux. Malgré cela il est légitime d'envoyer les malades à *Aix-la-Chapelle*, *Aix-les-Bains* et autres stations analogues, parce qu'on y trouve les installations appropriées au traitement de cette maladie et les autres facteurs curatifs susceptibles d'exercer une influence heureuse sur le bien-être général, physique et moral, des malades. Partant de cette idée que les toxines de la syphilis, contenues dans le sang, abaissent la vitalité des nerfs et des autres tissus, F. Parkes Weber (37) recommande les méthodes hydro- et balnéothérapiques dans les périodes primaire et secondaire dans le but de les éliminer le plus vite possible de l'économie. Il n'est pas douteux que non seulement *Aix-la-Chapelle* et *Aix-les-Bains*, mais toutes les autres stations, pourvues de bonnes installations balnéaires et où le traitement est surveillé par des médecins compétents, répondent à ce désidératum. Comme dans certains milieux sociaux un malade qu'on envoie à *Aix-la-Chapelle,* par exemple, devient immédiatement suspect, on commence effectivement à envoyer de plus en plus les malades de la classe aisée dans des localités balnéaires qui ne sont pas inscrites sur la liste des stations spécifiques. Cela est d'autant plus légitime que quelques syphiliologues éminents tels que Neisser (38) et Finger (39) ne considèrent pas comme indiquées les eaux sulfureuses, du moins dans les cures par frictions mercurielles; d'ailleurs Elsenberg (40) a montré que si l'hydrogène sulfuré et les sulfates transforment le mercure en sulfure, ce dernier est absolument dénué d'efficacité. Il est plus que douteux que les eaux chlorurées sodiques à contenance d'iode présentent un avantage quelconque dans la syphilitis tertiaire. Dans tous les cas elles ne peuvent remplacer l'iodure de potassium. En revanche dans la *cachexie syphilitique* les eaux ferrugineuses arsenicales peuvent rendre des services.

La *climatothérapie* peut avoir de l'importance en tant que le séjour dans un air salubre, en particulier dans la montagne, a une influence favorable sur l'état général et contribue à fortifier le malade. Cela s'applique surtout aux états cachectiques. Les malades de cette catégorie se trouveront bien d'un séjour hivernal dans le midi, à la *Riviera,* ou en *Egypte.*

BIBLIOGRAPHIE

—

1. A. Fr.ænkel. Arteriosklerose, in Eulenburgs Realencyclopädie.

2. J. Boas. Deut. med. Wochenschrift, 20, 1905.

3. Von Noorden. Kongress f. inn. Medizin, 1899.

4. Von Noorden. Samml. klin. Abhandl., Heft, 2, 1902. — Offer u. Rosenquist. Berl. klin. Wochenschrift, 43-44, 1899.

5. J. Bohne. Fortschr. d. Medizin, Bd. 15, 1897. — Achard et Lœper. Bull. soc. med. d. hôpit. 15 , 1902. — Claude et Mauté, *Ibid.* 16. 1902. — Widal et Javal. Compt. rend. soc. de biol., 1903. — Claude. Semaine méd. 1904. — H. Strauss. Zeitschr. f. klin. Med., 47, 1903, et Therapie der Gegenwart. 5, 1903. — Von Koziczkowski. Zeitschr. f. klin. Med., 51, 1904.

6. Von Noorden. Die Krankkeiten der Nieren, in v. Noordens Handb. d. Pathol. d. Stoffwechsels, Berlin, 1906.

7. Strauss. Therapie der Gegenwart, 5, 1903, et Zeitschr. f. kl. Med., 60, 1906.

8. Widal et Javal. La cure de déchloruration dans le mal de Bright et dans quelques maladies hydropigènes. Paris, 1907.

9. Rosenfeld u. Orgler. Zentralbl. f. inn. Med., 2, 1896.

10. A. Ritter. Zeitschr. f. Biologie, 35, 1897.

11. W. His. Kongr. f. inn. Med., 1900, et Therapie des Gegenwart, 3, 1901. — His u. Paul. Zeitschr. f. physiol. Chemie. 31, 1900.

12. Von Noorden. Kongr. f. inn. Med. 1896.

13. W. His, avec Cohnheim, Freudweiler, Respinger et H. His. Deut. Arch. f kl. Med., 65, 1900.

14. Schöndorf. Pflügers Archiv., 46, 1890. — Laquer. Krongr. f. inn. Med., 1896. — Schreiber. Die Harnsäure. Stuttgart. 1899.

15. P. F. Richter. Stoffwechsel und Stoffwechsel-Krankheiten. Berlin. 1906.

16. Weintraud. Kongr. f. inn. Med., 1896.

17. Magnus-Levy. Berl. klin. Wochenschrift, 19, 1896. — Zeitschr. f. klin. Med., 36, 1899.

18. Freudweiler. Deut. Arch. f. klin. Med., 63, 1898. — His. Wien. klin. Wochenschrift, 10, 1897, et Deut. Arch. f. klin. Med., 65, 1899.

19 Minkowski. Die Gicht, in Nothnagels Handb., Wien., 1903.

20. G. Klemperer. Deut. med. Wochenschrift, 40, 1895.

21. Kionka. Arch. f. experim. Path. u. Pharmakol ,44, 1900 ; Zeitschr. f. experim. Path. u. Ther., 2, 1905. — E. Frey. *Ibid.* — Kochmann. Pflügers Arch., 94, p. 593. — Bahrmann. Intern. Arch. f. Pharmakol. u Ther., Bd. 7, p. 55.

22. DYCE DUCKWORTH. A. treatise on gout. London, 1890.

23. ROBSON ROOSE. Die Gicht... Deut. Uebers. von J. Krakauern. Wien. 1887.

24. F. PARKES WEBER. Treatment. London. 1900.

25. M. JACOBY. Berl. kl. Wochenschr., 12, 1897.

26. LŒWY u. RICHTER Engelmanns Arch. Suppl. Bd. 1899, et Zentralbl. f. Physiol., 16, 449.

27. H. SALOMON. V. Noordens klin. Abhandl. Heft. 6. Berlin. 1905.

28. H. SALOMON. *Ibid.*

29. A. DENNIG. Zeitschr. f. diät. u. phys. Therapie, 1, 1898, et 2, 1899.

38. SCHUMBURG u. ZUNTZ. Physiol. d. Marsches. Berlin, 1901, et Pflüg. Arch., 63, 1896. — ZUNTZ, LŒWY, MUELLER und CASPARI. Höhenklima und Bergwanderungen... Berlin. 1906.

31. LEBER u. STÜVE. Berl. kl. Wochenschr., 16, 1896.

32. RIESS. Berl. kl. Wochenschr., 39, 1877.

33. NAUNYN. Der Diabetes Mellitus, in Nothnagels Hanbd., Wien. 1903.

34. G. KLEMPERER u. TRITSCHLER. Zeitschr. f. klin. Med., 44, 1901.

85. SŒTBEER. Jahrb. f. Kinderheilk., 56, 1902.

36. VON LEYDEN u. GOLDSCHEIDER. Die Erkrankungen des Rückenmarks..., in Nothnagels Handbuch.

37. F. PARKES WEBER. Naturforscher-Vers. in Aachen, 1909, et British Physician. London. 1900.

38. NEISSER. Berl. klin. Wochensch., 16, 1897.

39. FINGER. Wien. med. Presse, 21, 22 et 24, 1895.

40. ELSENBERG. Wiener Klinik, 1891.

41. A. LŒWY. Arch. f. Physiol., 1903.

41. CHALMERS WATSON. Med.-chir. Transact., Bd. 87, 1904.

42. L LANDOUZY, A. GAUTIER, MOUREU, DE LAUNAY, HEITZ, etc. Crénothérapie, climatothérapie, thalassothérapie. Paris, 1910.

TABLE ALPHABÉTIQUE DES STATIONS

(Les nombres indiquent la page où les stations se trouvent décrites)

A

Aachen - Burtscheid. Voy.
  Aix-la-Chapelle.
Aachen (lac)............ 109
Abano 201, 280
Abbach 254
Abbas Tuman...... 112, 164
Abbazia............... 61
Aberystwith........... 79
Acireale................ 264
Açores................. 66
Acquarossa............ 242
Acqua Acetosa 223
Acqua Santa........... 264
Acque Albule.......... 264
Acqui 263, 280
Ahlbeck .... 73.
Ahrweiler. 99
Aibling 197
Airthrey 201
Aix-en-Provence 161
Aix-la-Chap.-Burtscheid.. 253
Aix-les-Bains 95, 259
Ajaccio 59
Alagna 94
Alanje............... 273
Alet................. 162

Alexandersbad 104, 241
Alexandrie 62
Alexisbad 103, 241
Algésiras 67
Alger... 64
Alhama-de-Aragon 164
Alhama-de-Granada 164
Alhama-de-Murcia 273
Alicante 67
Alt Heide......... 105, 241
Alt Prags.............. 255
Altenahr 99
Altenburg.............. 255
Alveneu 257
Amalfi 58
Amélie-les-Bains.... 96, 261
Amrum.............. 72
Ardermatt 87
Andorno............... 94
Angicourt.............. 98
Antibes................ 56
Antogast.............. 241
Anweiler 100
Appenzell 90
Arcachon 68
Archena 264
Arco 94

Arensburg 279
Argelès-Gazost 97, 261
Argentière 95
Arnstadt 104, 195
Arosa 84
Ashby-de-la-Zouch 200
Askern Spa............ 263
Assmannshausen 99
Assouan 64
Aubrac 97
Audinac 272
Auerbach 100, 241
Augustusbad 244
Aulus 272
Aussee 109, 197
Auteuil............. 245
Avranches 69
Ax-les-Thermes 264
Axalp 87
Axenfels 90
Axenstein 90

B

Baassen............... 198
Baden (Suisse)...... 94, 256
Baden (près Vienne) 110, 255
Baden-Baden 100, 193
Badenweiler 101, 158
Bagnères-de-Bigorre 272
Bagnères-de-Luchon 96, 258
Bagni-di-Lucca 273
Bagno-in-Romagna...... 249
Bagnoles-de-l'Orne . 97, 162
Bains-les-Bains 161
Bakewell.............. 162
Baléares (îles).......... 60
Ballenstedt............ 103
Ballynahinch 263
Baltrum 71

Barbotan 243
Barèges................ 260
Barmouth 79
Bartfeld 111, 244
Barzun 264
Bath 162
Battaglia 201, 280
Baveno 92
Beatenberg 87
Beaucens 262
Beaulieu 56
Belalp 86
Bellagio 93
Bendorf 99
Bentheim 254
Berchtesgaden 105, 196
Berck-sur-Mer.......... 69
Beresov 245
Berg 197
Bergün 86, 271
Berka 241
Bernburg 197
Berneck 104
Bertrich 227
Bex 198. 256
Biarritz............. 67
Bibra............... 244
Bilin 218
Binz................. 73
Birchington 77
Birschtany 273
Biskra............... 65
Blackpool 79
Blankenberghe 70
Blankenburg 103
Blidah............... 65
Bligny 98
Bocklet.............. 244
Bognanco 95

Boll 102, 254	Bürgenstock............ 90
Bonchurch 78	Büsum 72
Boppard 99	Builth Wells........... 263
Borca 108	Bussaco 95
Borchom 220	Bussang 248
Bordighera 57	Buxton 162
Borjum.............. 112	
Borkum 71	**C**
Bormio 163	
Boscombe............ 78	Cabourg-Dives 69
Bostrevor 80	Cadéac 261
Boulogne 69	Cadenabbia............ 93
Bourbon-Lancy 199	Caire (Le)............. 63
Bourbon-l'Archambault .. 198	Caldas-de-Gerez 164
Bourbonne-les-Bains 199	Caldas-de-Malavella...... 163
Bournemouth 78	Caldas-de-Montbuy 202
Bozen 108	Caldas-de-Oviedo........ 163
Braemar............. 81	Caldas-de-Rainha........ 264
Branksome 78	Caldas-de-Vizella 264
Braunlage............ 103	Camaldoli............. 95
Bray 80	Cambo 97, 260
Brennerbad........ 108, 159	Campagne-sur-Aude 162
Brennerpost........... 108	Campfer 86
Brest............... 68	Campu-Lungu 112
Brestenberg 91	Canaries (îles).......... 66
Brides-Salins 95, 232	Cannes 55
Bridge-of-Allan 81, 201	Cannstatt 197
Brienz.............. 89	Cap Martin 57
Brigels 86	Capri............... 59
Brighton 77	Capvern 272
Briscous 68, 200	Carratraca 264
Brixlegg 109	Carthagène 67
Broadstairs........... 77	Casciana 163
Brotterode 104	Castellamare-di-Stabia 58, 223
Brueckenau 241	Castro Caro........... 202
Bruneck 109	Catane............... 59
Brunnen 90	Cauterets 258
Bürgeln 102	Caux 88
Buehlbad 87	Celerina.............. 86
	Ceresole Reale.......... 247

Cernobbio............ 93
Chalets d'Arolla......... 87
Challes 264
Chamonix 95
Champrosay........... 98
Charbonnières.......... 243
Charlottenbrunn.... 105, 241
Charnex 88
Château d'Ardenne...... 98
Château d'Œx 88
Châtel Guyon........... 222
Chatenois 197
Chaudes-Aigues......... 164
Chaudfontaine 98
Chaumont...... 87
Cheltenham 231
Chesières 87
Chiamutt 86
Chianciano 273
Chiavari 58
Chilow 265
Civita Vecchia.......... 264
Clarens 88
Clève 89, 243
Clifton............... 80
Coire (Churwalden)...... 86
Constanza............. 112
Contrexéville........... 271
Corfou............... 62
Cortina-di-Ampezzo 108
Costebelle............. 55
Couret............... 262
Court-Saint-Etienne.... 247
Cransac 272
Cranz 73
Cronberg 100
Csiz................. 198
Csorba Lake........... 111
Cuxhaven 72

Czigelka 221

D

Dangast 72
Darkau 198
Daruvar 159
Davos 83
Dax 97, 164
Deauville 69
Dienne 97
Dieppe 69
Dievenow 73
Digne 262
Dinant............... 98
Dinard............... 69
Dissentis 86
Divonne 97
Doberan 73
Driburg............... 240
Droitwich 200
Druskeniki 202
Dürkheim 100, 195
Dürrenberg 197
Dürrheim 195
Düsternbrook........... 73
Dunblane 81
Dunoon 79
Durtol............... 97
Dymchurch 77

E

Eastbourne............ 77
Eaux-Bonnes 259
Eaux-Chaudes 260
Ebensee 109
Eberswalde 244
Ebnat 90
Edenkoben 100
Eggerhof 109

Eggischhorn 87
Eilsen 254
Eisenach 104, 197
Elgersburg 104
Elmen 197
Elster 227
Ems................. 220
Engelberg............. 90
Enghien 262
Erdöbenye 245
Escorial 95
Essentuki 223
Etretat 69
Eugénie-les-Bains 262
Evaux-les-Bains........ 164
Evian-les-Bains 88, 162
Evolène.............. 87

F

Fachingen 217
Falkenstein 100
Falmouth 78
Farnbühl 242
Faulenseebad 89, 271
Fécamp 69
Fellach 241
Fettan............... 87
Fideris 86, 242
Fitero 163
Flims 86
Flinsberg.......... 105, 240
Fluehli-im-Entlebuch 258
Flyrsö............... 75
Föhr 72
Folkestone 77
Fontainebleau 97
Forges-les-Bains 98
Forges-les-Eaux 243
Frankenhausen 195

Franzensbad 225
Frauenkirch 84
Fredriksvaern 75
Freienwalde........... 244
Freiersbach........ 101, 244
Freudenstadt 104
Friedau............... 91
Friedrichroda 103
Friedrichshall 231
Funchal 65
Furka 87

G

Gais 90
Gandersheim 197
Gardone-Riviera 94
Garmisch 106
Gastein 110, 158
Germs................ 262
Gernsbach 101
Gersau 90
Gibraltar.............. 67
Giessbach............. 89
Giesshübl 218
Gimel 242
Girgenti 59
Gleichenberg 109, 221
Gleisweiler 100
Glengariff 80
Glion................ 88
Gmunden 109, 197
Godesberg.......... 99, 244
Görbersdorf 105
Gonten............ 90, 242
Gorjatschevodsk 265
Gossensass 108
Graena 244
Granville 69
Grasse. 56

Grenoble.................... 96
Gréoulx................... 262
Gressoney-la-Trinité 94
Gressoney-Saint-Jean 94
Gries................... 108
Griesbach 101, 241
Grindelwald............. 87
Grosswardein........... 159
Gryon................. 87
Guagno............... 262
Guarda 86
Guernsey 69
Gurnigel 87, 257
Gütsch 90
Gyrenbad 90

H

Haarlem 244
Hagevik 75
Halila............. 75, 113
Hall (H^te-Autriche).. 110, 198
Hall (Tyrol)....... 109, 197
Hammam Meskoutin..... 65
Hammam R'Irha........ 65
Hankö................. 75
Hapsal 75, 279
Harkany 256
Harrogate............. 262
Harzburg.......... 103, 197
Hastings 77
Hauteville............. 97
Hechingen 254
Heidelberg 102
Heiden 90
Heilbrunn............ 197
Heiligendamm 73
Helensburgh 79
Helgoland............. 72
Hellebek 75

Hélouan........... 63, 264
Helsingfors.............. 75
Heringsdorf 73
Herkulesbad........... 255
Hermannsbad (Lausigk).. 245
Hermannsbad (Muskau).. 245
Hermsdorf 105, 241
Herrenalb.............. 101
Herrenwies 101
Heustrich 89, 257
Heyst 70
Hirsau................. 101
Höchenschwand 102
Höhenstadt............. 254
Hofgeismar............. 241
Hohenschwangau 106
Hohwald............... 100
Holmenkollen 98
Hombourg 191
Honnef 99
Hornberg 101
Hospenthal............. 87
Houlgate-Beuzeval 69
Hoylake 79
Hundseck 101
Hyères 55
Hythe 77

I

Igls 109
Ilanz 89
Ilfracombe 79
Ilidze 256
Ilmenau 104
Ilsenburg 103
Innichen 109, 255
Innsbruck............. 109
Inselbad 271
Interlaken 89

Ischia.............. 59, 223
Ischl............. 109, 197
Ivonicz 112, 198

J

Jaxtfeld 197
Jelesnovodsk 112, 244
Jenbach 109
Jersey 69
Johannisbad........... 159
Johannisbrunn........ .. 241
Jugenheim 100
Juist 71

K

Kainzenbad 106, 254
Kaltenleutgeben 111
Kammin 197
Kampen 72
Kappel 90
Karer (lac de)........... 108
Karlsbad 223
Karlsbrunn............ 241
Kemmern 75, 265
Kiedrich 195
Kienbergklamm......... 109
Kilkee 80
King Arthur's Wells...... 244
Kislovodsk 273
Kissingen 192
Kitzbühel 109
Klampenborg 75
Klausthal 103
Klosters 86
Knocke 78
Kochel 106
König-Otto-Bad 104, 241
Königstein (Taunus)..... 100
Königstein (Saxe)....... 104

Königswart 241
Königswinter.......... 99
Kösen 197
Köstritz 104, 195
Kohlgrub.......... 106, 241
Kolberg 73, 195
Korytnicza 241
Kovaszna 221
Krampas.............. 73
Krankenheil-Tölz... 106, 196
Kreuth........... 106, 197
Kreuznach ,........... 191
Krondorf 218
Krummhübel 105
Krynica 112, 241
Kudowa.......... 105, 240
Kufstein 109
Kurji............... 244

L

La Bauche.......... 96, 243
La Bourboule........... 247
La Motte-les-Bains....... 199
La Preste 262
La Tremblade.......... 68
Ladis 255
Lamalou.............. 243
Lamscheid 241
Landeck (Silésie) ... 105, 253
Landeck (Tyrol)......... 109
Landro 108
Langenau 105, 240
Langenbruck 91
Langenbrücken 254
Längenfeld............ 255
Langensalza 254
Langenschwalbach 238
Langeoog 71
Lanjaron.... 244

Largs.................. 79
Las Palmas.............. 66
Laubbach 99
Lauchstädt............. 241
Laufenburg 198
Laurvik 75, 265
Lauterbach............. 73
Lavey 256
Leamington 231
Le Boulou.............. 219
Le Caire 63
Le Croisic............. 68
L'Etivaz............. . 258
Le Prese.............. 258
Le Tréport-Mers......... 69
Ledesma 264
Lenk.............. 87, 257
Les Avants............. 88
Lesina................ 62
Les Planches 88
Les Sables d'Olonne 68
Leukerbad (voyez Loèche-
    les-Bains).
Le Vernet 96, 264
Levico................ 246
Leysin................ 85
Lido 60
Liebenstein........ 104, 240
Liebenzell 101, 157
Liebwerda......... 105, 241
Lindenfels........... 100
Lindheim............. 75
Linford............... 80
Lipetsk 112, 244
Lipik................. 221
Lippspringe........... 270
Lisdoonvarna........... 263
Lissa................ 62
Little-stone-on-Sea 77

Llandrindod Wells....... 263
Llandudno 79
Llangammarch Wells 200
Llanwrtyd Wells........ 263
Lobenstein 104, 241
Locarno............... 92
Loch Katrine 84
Loch Lomond.......... 84
Loèche-les-Bains........ 159
Loka 280
Lons-Le Saunier 199
Los Hervideros-de-Fuen-
    Santa 223
Lostorf 258
Louqsor 64
Lucan 263
Lucski................ 241
Lugano 93
Luhatschowitz.......... 221
Lussin-Grande 62
Lussin-Piccolo 62
Luxeuil-les-Bains........ 164
Lynmouth.............. 79
Lynton 79
Lysekil 75

M

Macugnaga 94
Madère 65
Madonna-di-Campiglio ... 108
Mainaki.............. 279
Majorque............. 60
Malaga............... 67
Maloya 86
Mallow 162
Malte................ 60
Malvern 80
Mammern............. 90
Margate.... 77

Mariakerke.... 70
Marienbad.............. 223
Marienberg............ 99
Marienlyst 75
Marmolejo 220
Marstrand.............. 75
Martigny-les-Bains....... 272
Matlock Bath 162
Mattigbad 241
Meinberg.............. 254
Menaggio 93
Mendel (Col de)....... .. 108
Mendip (Monts) 80
Menton 57
Meran 107
Mergentheim 231
Middelkerke........... 70
Middlesborough......... 200
Middlewich 200
Millport 79
Misdroy 73
Misurina.............. 108
Mittenwald............. 106
Mitterbad 245
Moffat 263
Molitg 262
Modum 280
Mondariz 220
Mondsee 110
Monsummano 163
Montbarry............. 258
Mont-Dore.......... 97, 247
Monte Carlo........... 56
Montecatini............ 201
Montegroto 201
Montemayor........... 264
Monte Ortone.......... 201
Mont-Fleuri 88
Montigny-en-Ostrevent... 98

Montreux 88
Moorschach............. 90
Morgins-les-Bains ... 87, 242
Mühlbad 99
Mühlen 86
Münster am Stein 195
Muerren 87
Mustapha supérieur...... 65

N

Nairn 79
Nalentchov......... ,... 245
Namur 98
Nantwich 200
Nauheim.............. 193
Nenndorf............. 254
Néris 161
Nervi............... 58
Neudorf.............. 241
Neuenahr 217
Neuhaus (Bavière)....... 197
Neuhaus (Styrie) 159
Neu-Rakoczi........... 197
Neustadt sur la Haardt... 100
Neuwied.............. 99
New Brighton 79
New Quay............. 79
Nice............... 56
Nidelbad......... 90
Niederbronn....... 100, 197
Niederweiler 102
Nieuport-Bains 70
Norderney............. 71
North-Berwick.......... 79
Nossa-les-Bains 262

O

Oberhof 104
Obersalzbrunn.......... 217

Oberstdorf 106
Oberweiler 102
Obladis 109
Odessa 279
Œdeslœ 197
Œynhausen 194
Olette 262
Oran 65
Orb 195
Ormesson 98
Orotava.. 66
Ospedaletti 57
Ostende 69
Ouchy 88

P

Paimpol 69
Palerme 59
Pallanza 92
Palma 60
Panticosa 95, 264
Parad 245
Parknasilla 80
Parkstone 78
Parpan 86
Partenkirchen 106
Passugg 219
Pau 96
Peiden 271
Pejo 241
Penzance 79
Pernau 75
Petersthal 101, 241
Pfäfers 89
Piatigorsk 112, 264
Pierrefonds 262
Pietrapola 262
Pisciarelli 245
Pistyan 255

Pitlochrie 81
Plaettig 101
Plombières 160
Polzin 241
Pontresina 86
Pornic 68
Porretta 264
Portobello 79
Portofino 58
Pörtschach 110
Pougues-les-Eaux 272
Pouzzoles 223
Prats-de-Mollo 96
Puzzichello 262
Pyrawarth 244
Pyrmont 239

Q

Queenstown 80

R

Rabbi 241
Ragatz-Pfäfers 89, 159
Rajeczfürdö 159
Ramleh 62
Ramsgate 77
Rapallo 58
Rastenberg 244
Ratzes 245
Recoaro 244
Redcar 79
Refsnaes 75
Rehalp 87
Reiboldsgrün 104, 241
Reichenhall 105, 196
Reinerz 105, 240
Rengsdorf 99
Renlaigue 243
Rennes-les-Bains ... 162, 243

Reutlingen 254
Reval 75
Rheinfelden 198
Ribeauvillé 271
Ridbad 90
Riederalp 87
Rietbad 258
Rigi 87
Riolo 264
Rippoldsau 101, 240
Riva 94
Rivanazzano 201
Rohitsch-Sauerbrunn 226
Rolandseck 99
Romanshorn 90
Römerbad 110, 159
Roncegno 246
Ronneburg 241
Ronneby 75, 245
Rorschach 90
Roscoff 69
Rosenheim 196
Rostrevor 80
Rothenbrunnen 89, 242
Rothenfelde 197
Rothenfels 101
Rothesay 79
Rougemont 88
Royan 68
Royat 97, 221
Rüdesheim 99
Rügen 73
Rügenwalde 73
Ruppertshain 100

S

Sacedon 164
Saeckingen 198
Saint-Amand 97, 160

St. Andreasberg 103
St. Ann's Well 245
St. Antonien 86
St. Blasien 102
Saint-Boès 260
Saint-Denis d'Oléron 68
Saint-Germain-en-Laye... 97
Saint-Gervais 195, 233
St. Goar 99
Saint-Hélier 69
Saint-Honoré-les-Bains... 261
Saint-Jean-de-Luz 68
St. Ives 79
Saint-Laurent 162
St. Leonards 77
St. Lorenz 221, 244
Saint-Malo 69
St. Moritz 84, 244
Saint-Nectaire 222
St. Odile (Mont) 100
St. Olaf (Bains de)... 98, 245
Saint-Raphaël 55
Saint-Sauveur 260
Saint-Sébastien 67
Saint-Thomas 262
Saint-Valéry-en-Caux 69
St. Wolfgang 110
Salerne 59
Sales 201
Salice 201
Salies-de-Béarn 199
Salies-du-Salat 200
Salins 199
Salins-Moutiers 232
Salo 93
Salsomaggiore 201
Saltburn 79, 244
Salzbourg 110
Salzhausen 195

Salzschlirf.............. 194
Salzuflen............... 195
Salzungen 104, 195
Samaden............... 86
San Bernardino 86, 242
San Giuliano 163
San Hilario............. 219
San Marco............. 219
San Martino-di-Castrozza . 108
San Miguel....... 66
San Pellegrino 272
San Pietro-Montagnone .. 204
San Remo............. 57
Sand 101
Sandefjord. ... 75, 265, 280
Sandgate............... 77
Sandrock............. 245
Santa Catarina 244
Santa Margherita........ 58
Santenay............... 233
Sassnitz 73
Satteldüne 72
Saxon 274
Scarborough............ 79
Schandau 104, 241
Scheveningen........... 70
Schierke............... 103
Schimberg........... 87, 257
Schinznach 94, 256
Schlangenbad........... 157
Schliersee.............. 106
Schluchsee............. 102
Schluderbach........... 108
Schmalkalden 195
Schmecks........... ... 111
Schmiedeberg...... 105, 241
Schömberg............. 104
Schöneck 90
Schönwald 101

Schrecken............. 109
Schreiberhau 105
Schuls................. 86
Schwäbisch Hall 197
Schwalbach............. 238
Schwarzbach 241
Schweizerhalle.......... 198
Schweizermühle 104
Sciacca 264
Scilly................. 79
Sebastiansweiler 254
Sedrun 86
Seelisberg...... 90
Segeberg.............. 197
Serneus............... 258
Sestri-Levante 58
Sidmouth 78
Sils Maria............. 86
Silva-Plana............. 86
Sinaïa 112
Siradan................ 272
Sirmione 94
Skodsborg............. 75
Slavuta 143
Soden 194
Solis 258
Sondalo 95
Sondrio............... 95
Sorrente........... ... 58
Soultz (Bains de) (Alsace). 197
Soultzmatt (Alsace)...... 217
Southport.............. 79
Spa................ 98, 243
Spezia................ 58
Srebrenik 247
Stachelberg............ 258
Stafford 200, 244
Staraja Russa........... 202
Steben 104, 241

Sternberg 241
Strathpeffer 263
Streitberg.............. 104
Stresa 92
Strömstad.............. 75
Suderode.......... 103, 197
Sulden 107
Sulza 195
Sulzbach 140
Sulzbad...... 197
Sulzbrunn.............. 197
Swanlinbar.... 263
Swinemünde 73
Sylt 72
Sylvanès.............. 248
Syracuse............ 59
Szaki 279
Szczawnica 221
Szergiev 265
Szinye-Lipocz 218
Szliacs................ 241
Szobranz.............. 256

T

Tabiano 264
Tamboukan........ 265, 279
Taormine.............. 59
Tarasp-Schuls 86, 227
Tatra-Füred 111
Tátra-Höhlenhain 111
Tátra-Lomnicz.......... 111
Tchokrak 279
Tegernsee............. 106
Teinach 101, 217, 244
Tenby................ 79
Tennstedt............. 254
Teplitz............... 158
Termini-Imerese........ 202
Territet.............. 88

Teufen................. 90
Thale......... 103, 197
Thermopyles 265
Thorenc 96
Thusis................ 89
Tiefenkasten........ 89, 258
Titisee 90, 102
Tobelbad.......... 110, 159
Toblach 108
Todtmoos.............. 102
Töplitz............... 159
Tospusko 159
Torquay 78
Trafoi 108
Traunstein 106
Travemünde........... 73
Trefriw Wells.......... 244
Tréguier 69
Trencsin-Teplitz......... 255
Triberg.. 101
Trogen 90
Trois Epis............. 100
Trouville.............. 69
Tscham-Korja 112
Tüffer........... 110, 159
Tunbridge Wells........ 244
Tutzing............... 106
Twannberg............. 91

U

Uetliberg 90
Urberoaga-de-Alzola..... 163
Urberoaga-de-Ubilla 163
Uriage-les-Bains..... 95, 261
Ussat................ 162

V

Vajnafalva............. 221

Valdieri	163
Vallombrosa	95
Vals (France)	219
Vals (Suisse)	271
Val Sinestra	247
Varallo	94
Varese	93
Varna	112
Veldes	110, 159
Venise	60
Ventnor	78
Vernet-les-Bains	96, 261
Vernex	88
Vetriolo	246
Vevey	88
Veytaux	88
Vicarello	163
Vicar's Bridge	244
Vic-sur-Cère	248
Vichy	218
Vidago	220
Viège ou Vosp	88
Vihnye	241
Villach	159
Villars	87
Villefranche	56
Villepinte	98
Villers-sur-Mer	69
Villiers-sur-Marne	98
Vinadio	264
Viterbe	264
Vittel	272
Vitznau	90
Vizakna	198
Vizzavona	60
Vöslau	111
Vulpera	86

W

Walchensee	106
Walchsee	109
Waldbreitbach	99
Waldstatt	90
Wangeroog	71
Warasdin-Teplitz	256
Warmbad	104
Warmbrunn	105, 158
Warnemünde	73
Warrenpoint	80
Waterville	80
Weggis	90
Weilbach	254
Weissbad	90
Weissenburg	89, 271
Weissenstein	87
Wengen	87
Wenningstedt	72
Werl	197
Wernigerode	103
Westerland	72
Westerplatte	73
Westgate	77
Westward-Ho	79
Weymouth	78
Whitby	79
Wiesbade	99, 192
Wiesen	86
Wiesenbad	104, 158
Wight (île de)	78
Wildbad	101, 157
Wildegg	198
Wildungen	270
Wilhelmshaven	72
Wimpfen	197
Wipfeld	254
Wittdün	72
Wittekind	197

Wolkenstein............ 158

Woodhall Spa. 200

Woolacombe.......... .. 79

Wyk.................... 72

Y

Yverdon 257

Z

Zaandam........ 244

Zakopane 111

Zandvoort.............. 70

Zell am See............ 110

Zell am Ziller........... 109

Zermatt................ 87

Zernez................. 86

Zoppot................. 73

Zsechozinek 202

LISTE DES MÉDECINS

exerçant dans les principales stations thermales

AIX-LES-BAINS (Savoie)

L. Bertier, 12, rue Centrale. *Ancien interne des Hôpitaux de Paris.*

Carra, 26, rue de Genève. Du 15 juillet au 20 septembre. Maladies des yeux. Choix de verres. A Paris, du 20 septembre au 15 juillet. 9, rue du Havre. Téléphone 290.80.

Bernardbeig 1894, *Anc. Int. des Hôp. de Paris (l'été).*
Blanc 1867 O. ✳.
Bleicher 1897.
Chaboud 1856 *(l'hiver).*
Coze ✳ 1867, *(et à Marlioz).*
Duvernay.
Dardel (Jean) 1892.
Fiquet 1894, *Ex. Int. des Hôp. de Paris.*
Folliet 1878.
Forestier 1885, id.
Françon (Ab.) 1886.
Gaillard.
Gaston 1869 ✳ ♕ C. ✠ *(à Nice l'hiver).*

Gazet.
Goddard id.
Gubb (Alfred).
Guilland (Jean) 1876 ✳ C. ✠✠.
Guyenot 1982, *Electroth.*
Hort.
Klefstad, Sillonville 1892.
Labau.
Macé 1865 ✳ ♕.
Marty 1897.
Monard 1879, ✳.
Petit.
Rendall *(à Menton l'hiver).*
Voisin (H.-Aug.) 15 mai-1er octobre.

ALLEVARD (Isère)

Boël 1898.
Chataing 1880.
Didier 1895.

Niepce I ♕ 1871.
Revillet.

AMÉLIE-LES-BAINS (Pyrénées-Orientales)

Forgemol de Bostquenard. Directeur des Thermes Romains.

Alexandre 1903.
Carcassonne (P.).
Leuc.

Pujade (Paul) 1879.
Schivoebel.
Vinsac.

ARGELÈS-GAZOST (Hautes-Pyrénées)

BERGUGNAT 1900.
DESCAMPS 1882.
DUFFOURC 1887.
FRAIKIN, *Anc. Chef de clin. Faculté de Bordeaux, Médecin*

Instilut. thérapeut. (Physique et Orthopédie).
GRENIER DE CARENAL (H.).
PERUS fils.
TRÉLAUN 1869.
TRÉLAUN fils 1905.

AULUS-LES-BAINS (Ariège)

DUVIELLA (Paul), 1er juin 1er octobre.

AX-LES-THERMES (Ariège)

Dr FUGAIRON.
AUPHAN (V.), à Alais *(l'hiver)*.
BOYER (E.), à Toulouse *(l'hiver)*.
BONNANS (H.) 1882.
DRESCH I ⚕ ✠ 1872, pendant la saison.

DRESCH (J.) 1909.
GOMMA (F.), 1904.
LAJAUNIE à Paris (l'hiver).
MAZOYER (E.), 15 juin au 1er octobre, *(à Paris l'hiver)*.

BAGNÈRES-DE-BIGORRE (Hautes-Pyrénées)

BASSAL.
BRAU.
CAZALAS, 1876.
CHAYÉ (Fr.) 1882.
COUGOMBLES 1879.
GANDY 1880.
LAFFORGUE 1888.
LAFOSSE.

LA GARDE (A. de) ❄.
LARBÈS (de).
LASSERRE (J.).
PEDEPRAT (de) 1901.
PORTE 1905.
ROZLERS.
VILLEJENTE (de), boul. Carnot, 11.

BAGNÈRES-DE-LUCHON (Haute-Garonne)

BAQUÉ J. Villa Nouvelle. *Directeur Fondateur de la Presse thermale,* L'hiver à Paris, 21, rue Cassette.

DE GORSSE. *Ancien Interne* pre *des Hôpitaux de Paris*. Villa des Saules, 77, Allées d'Etigny, de 2 à 4 heures.

AUDUBERT.
BAQUÉ 1901.
BARIÉ 1894.
BOISSEAU *(l'été)*.
CARGUE.
DOIT-LAMBRON.
DULAC 1890.
ESTRADERE 1898.
FAIVRE 1888, *(l'été)*.

FERRAS 1872.
FERRAS (Jean) 1902.
GERMÉS.
GORSSE (de) 1900 *(l'hiver)*.
PELON 1897 ⚕ I ✠✠✠ *(l'été)*.
PEYRISSAC.
TORRÈS (de).
VIGNAUX.

BAGNOLS-LES-BAINS (Lozére)

CHEVALIER SYLVA 1886.
CREYX (A.) 1881.

FAURE.

BAGNOLES (Orne)

BARRABÉ ❦ 1878.
CENSIER 1880, *l'hiver à Paris.*
JOLY (P.-R.).
LE MUET.
PEYRE ❦.

POULAIN 1894 ❦.
QUISERNE (P.), 1902 ❦. *Anc.*
Int. des Hôp. de Paris.
VAUCHER (R.) 1889.

BAINS-LES-BAINS (Vosges)

GÉRARD 1906.
FAIVRE D'ARCIER 1896.
MATHIEU (A.) *(l'été).*

POMMAGEOT 1875.
ROSE 1907.

BALARUE (Hérault)

BORDES 1904.

COLAS 1903.

BARBOTAN (Gers)

RAQUINE (de) Mai-Octobre.

BARÈGES (Hautes-Pyrénées)

BÉTOUS *(l'été).*
GORSE *(l'été)*

LAROCHE (G.) *(l'été).*

BAULE-SUR-MER (LA) (Loire-Inférieure)

BIDAN (Ch.) 1896.
DUPAIGNE 1896.

LAIGRE 1903 ❦.
PINEAU.

BAULIEU (Alpes-Maritimes)

JOHNSTON-LAVIS. Professeur agrégé, Médecin en chef de l'Hôpital
  R. Victoria-Mémorial, Nice. 15 octobre au 1er mai.
RICOUD (René) Villa Renée.

BIARRITZ (Basses-Pyrénées)

ADERNA 1851.
AUGEY 1904.
BARNARD 1887, l'hiver.
BASTIDE.
BERNE (Paul) 1884.
BOHDANOWIECZ 1892.

CLAISSE 1901.
DURRUTY 1856.
GALLARD (F.).
GUTTIEREZ.
IRIBANE 1903. *Oreilles, Nez,*
  Larynx.

LABORDE 1876.
LARUE 1906.
LAVERGNE 1883.
LEGRAND 1892.
LE PIEZ 1873.
LOBIT 1894.
LONG SAVIGNY ✪ 1893.
MESTRE 1896.

PEYTOUREAU 1887, *Massage, électricité*.
ROQUES 1902.
SUDUKA 1901.
TESSIER 1900.
THOMAS-BRET.
TOUSSAINT 1864.

BOURBON-LANCY (SAONE-ET-LOIRE)

PIATOT. Du 15 mai au 1er octobre. L'hiver à Paris, 9, place Saint-François-Xaxier.

BELLŒUF 1900.
COMPIN 1902.

GOEDE 1860, en hiver.
PAIN 1879.

BOURBON-L'ARCHAMBAULT (ALLIER)

DESCHÉ 1891.
LEJEUNE 1889.
LE ROUVILLOIS O. ❀.
MARICOT *(l'été)*.

MALLAY 1893.
REGNAULT (Paul) 1870, *(l'été)*.
TRIGÉR 1895, *(l'été)*.

BOURBONNE (HAUTE-MARNE)

BRIDANT.
JOYEUX 1895.
MOLLY 1902.

TESTEVUIDE 1897.
GAY 1895.

LA BOURBOULE (PUY-DE-DOME)

MÉNEAU (J.). L'hiver à Bordeaux, 208, rue Saint-Seurin.
SERSIRON (Gilbert). Du 1er juin au 1er octobre. Secrétaire du journal *La Clinique*. L'hiver à Paris, 76, avenue Malakoff.

BANCEL (L.) 1903. *Anc. Int. des Hôp. de Lyon.*
BLANCHET 1905.
BOUDRY. Villa Eyméry (Juillet-Août).
BURTIN-DESROZIERS.
CANY (G.), *(l'été)*.
CHADEFAUX.
CHRISTIN (E.-F.), juin-septembre.
DULIÈGE.
FEYRREROLLES 1904.

GACHON.
HEULTZ 1883.
MAUREL (P.-J.) ❀ 1893. *Anc. Int. des Hôp. de Paris.*
NICOLAS O. ❀ ✪, I 1872.
OLLIVIER.
SARRAZIN 1883.
SUBRA DE PALAFA.
TURNER 1895 *(l'été)*.
VERDALLE 1872, l'été (l'hiver à Cannes).
VEYRIÈRES 1883.

BRIDES SALINS MOUTIERS (Savoie)

ARBOIS (D') DE JUBAINVILLE.
DESPREZ 1864.
FURET (E.) 1901.

LAISSUS père.
LAISSUS fils.
RABIER (Paul), *(l'été)*.

BUSSANG (Vosges)

BARROS 1902.

ONIMUS.

CAMBO-LES-BAINS (Basses-Pyrénées)

DOTEZAC 1863.
DOTEZAC (fils) 1897.
HAMANT, *Sanator. de Beaulieu.*

JUANCHUTO 1879.
LISSAR 1903.

CANNES (ALPES-MARITIMES)

CAVASSE, Villa des Bleuets (Square Carnot). *Ancien Interne des Hôpitaux de Paris. Téléphone, 22.*

GUITER (Emile) ✻ Villa Denise, 25, rue Hermann. *Ancien Interne des Hôpitaux de Paris. Lauréat de la faculté de Paris. Ancien président de la Société de Médecine du Littoral Méditerranéen. Ancien président de la Société de médecine et d'hygiène de Cannes.*

LALOU J., 2, rue des Vallergues.

CAP D'AIL

LYONS, *de la faculté de Montpellier*, de 2 à 3 heures.

CAPVERN-LES-BAINS (Hautes-Pyrénées)

AZAM (J.).
CARCY 1902.

GRAND (J.) 1896.

CASTÉRA-VERDUZAU (Gers)

CANTERAC 1905.

CAUTERETS (Hautes-Pyrénées)

GUINIER J. *Médecin consultant* (juin à octobre).

LAMARQUE A. *Ancien stagiaire de l'Académie de Médecine aux Eaux Minérales. Lauréat de l'Académie de Médecine* (prix d'hydrologie). *Ancien assistant du Dr Apostoli.* A Paris, 252, Boulevard Saint-Germain, d'octobre à juin, de 2 à 3 heures. Maladies des femmes nerveuses (électro-médical).

MIQUEL-DALTON. Jusqu'au 1er juin à Tarbes.

BORDENAVE 1867.
BOUYER (Ach.).
BOUYER (André) fils.
DEPIERRIS 1883.
DOMER 1895.
GRIMAUD 1893.
JULIA DE ROIG 1899.
LABAYLE 1907.

MALLEBEY 1878, et à Limoges.
MALIBRAN 1885, *Anc. Int. des Hôpitaux de Paris (l'été).*
MEILLON 1898.
MOULONGUET.
PRIVAT 1905.
ROZIER (Paul).
SENAC-LAGRANGE, l'hiv. à Paris.

CHALLES (SAVOIE)

MATHIEU (J.-E.) *(l'été).*
RAUGÉ (Paul) 1878.

VINCENT 1900.

CHATEL-GUYON (PUY-DE-DOME)

BAYRAC H. ❋ Villa des Roches. *Professeur agrégé des Facultés de Médecine.* Du 25 mai au 30 septembre. L'hiver à Paris, 129, Boulevard Raspail.

PESSEZ G. Villa des Fleurs, du 15 mai au 1er octobre. *Membre de la Société d'Hydrologie Médicale. Membre de la Société de Médecine de Paris. Lauréat de l'Académie de Médecine.* L'hiver à Paris, 115, rue de Rome.

AUBEUF.
BARADUC (F.). *Ancien Interne des Hôpitaux de Paris.*
BARTOLI 1893.
BAUMANN.
BONNET (Saint - René) 1905. *Anc. Int. Pr. des Hôp. de Paris. Méd. sanitaire mar. Méd. et Chir. des Col. Royaux des Méd. et des Chir. d'Angleterre (l'été).*
CUVIER. *Analyse biologique.*
CONCHON.
ESMONET (Ch.) 1903. *Anc. Int. des Hôp. de Paris. Anc. Chef du Laboratoire Civiale (Lariboisière).*
FOUCAUD 1902 *(l'été).*
GARDETTE (V.) 1889.
JUILHE.

GUILLOZ. *Massage et électricité.*
KOLBÉ.
LANEL 1883. ❋ *Électroth. Méc. (l'été).*
LETOT.
LEVADOUX 1907.
LOBLIGEOIS. *Électricité - Mass.*
MAGE.
MATIGNON (J.-J.). ❋ Ⓤ G. O. ✠ C. ✠ O. ✠ ✠, 10 mai-5 oct.
MAZERAN (A.).
REBOUL (A.-E.-E.).
RIBIER (DE) Ⓤ 1904. *Anc. Ext. des Hôpit. de Paris. Médaille de bronze de l'Acad. de Méd.*
SEIVE (A.). L'hiver à Paris (n'exerce pas).
VÈVE 1903. *Bouche et Dents.* (Juillet-Avril).

CONTREXÉVILLE (VOSGES)

GRAUX (Gaston). ✻ I. ⚕. *Ancien Interne des Hôpitaux de Paris.*
L'hiver à Paris, 95, Avenue Kléber.

AYMÉ (H.) 1904.
BARNARD 1887. Mar. à 7 h.
BOICHOX 1875.
BOURSIER 1887.
CATAT (Louis) ✻.

COLIN 1891.
DEBOUT D'ESTRÉES 1868 *(l'été)*
et à Paris.
ETTEREEN (J.).
GANGLOFF (A.) 1904.

DAX (LANDES)

DELMAS (Maurice). *Ex.-Interne des Hôpitaux. Médecin à l'Hôpital de
Dax. Médecin des Thermes de Dax. Electricité. Rayons X.*
LAVIEILLE (Ch.). *Médecin-Directeur de l'Etablissement thermal des
Baignots.*
LAVIELLE (Louis). *Médecin-adjoint à l'Etablissement thermal des
Baignots.*

BORDE (R.) 1907.
BOURRETÈRE 1875.
BOUTAUD (Ch.) 1907.
BOURETERRE (Maurice), 1906.
CAMIADE 1899.

MESTRE 1906.
MORA 1874.
PECASTAING 1899.
PICOT.
VOULGRE 1892.

DIE (DRÔME)

BENOIT DU MARTOURET. *Établissement thermo - résineux et hydrothérapique.*

EAUX-BONNES (BASSES-PYRÉNÉES)

Dr VALÉRY-MEUNIER *(l'hiver à Pau).*
RIGOULET (Roger). L'hiver à Pau, 15, rue Léon Darau.

BEIGBEDER 1898.
CAZAUX (M.) 1867 ✻ (à Paris
l'hiver).
DELOCQUE-FOURCAUD 1896.
DEVALS.

LELOUTRE ⚕.
LERICHE (Léon) ⚕ *(l'été).*
PALAS.
VERDENAL 1882 ⚕ *(l'été).* Eaux
Chaudes.

ENGHIEN (SEINE-ET-OISE)

BEYRAND (Alf.).
DELARUELLE (Mad.).
HÉLARY 1893.
PERRIER 1900 ⚕.

SAURY.
THIBOUT 1898 ⚕.
WEILL-SPIRE 1887.

EVIAN (HAUTE-SAVOIE)

BATAILLE 1908.
BAUP.
BERGOUIGNAN (P.) 1902. *Anc. Int. des Hôp. de Paris.*
BORDET 1883.
COTTET *(l'été). Anc. Int. des Hôp. de Paris.*
DUFOUR 1899.

DUMUR 1882.
FRANCINA (A.) 1906.
GRISEL 1892 *(l'été).*
LAMARRE (André).
PHILIPPE 1900. Établis. Therm. (Juillet-Août).
SOULIER 1900, 1er juin-1er oct.
TROMBERT (A.).

GRENOBLE (ISÈRE)

PIAGET R., 10, Place Victor Hugo.

LAMALOU (HÉRAULT)

MENARD (Ch.) 1894.
AOUST 1900.
BELUGOU ❋ 1874.
BOISSIER 1894 ♋.
CAUVY 1899.
DESVAULX 1899.
DONNADIEU-LAVIT 1877.
EUSTACHE 1868.

FAURE (M.). *Anc. Int. des Hôp. de Paris et de la Clin. Charcot (Salpêtrière). Rééducation motrice.*
GACHON 1892.
GONTIER 1888.
GRANAL 1902.
MICHAUD 1900, *salle de Rééducation motrice* 15 avr.-15 nov.

LAMOTTE-LES-BAINS (ISÈRE)

LANGENHAGEN (Paul DE) ♋ *l'hiver* à Menton.

MARTIAL (R.).

LA PRESTE (PYRÉNÉES-ORIENTALES)

JEANBRAU 1898.

LUXEUIL (HAUTE-SAÔNE)

BORNÈQUE 1883.
CAUSERET 1896.
GALLIOT (L.) 1899.
GAUTHIER 1864.
GAUTHIER (fils) 1890.
HÉRAUD *(l'été).*
LA COUTURE 1904.

LANGENHAGEN (R. de). *Anc. Int. Laur. des Hôp. de Paris (l'été).*
LIPINSKA (Mad.). *Anc. Ext. des Hôp. de Paris, Laur. de l'Académie (l'été).*
PARIS 1863.
PICOT 1891 (juin à septembre).

MARTIGNY-LES-BAINS (VOSGES)

DEDET ✳ 1882.

FOUCART (25 mai-25 septemb).

L'HUILLIER (P.) *(l'été)*.

PAYEN 1899.

MENTON (ALPES-MARITIMES)

FRANCKEN. *Membre de la Société d'hydrologie médicale à Paris.*

MONT-DORE (PUY-DE-DOME)

BLANC J. Médecin consultant.

DULLIN (Emile). Médecin consultant.

NICOLAS J. L'hiver à Nice, Avenue de la Gare, 31.

PERCEPIED (Elie), du 1er juin au 1er octobre. L'hiver à Boisguil-
laume (Seine-Inférieure).

SCHLEMMER G. ✳ *Médecin consultant au Mont-Dore* (du 5 juin au
15 septembre). N'exerce pas à Paris.

AHOND 1907.

ANDRÉ 1895.

CHABORY (Léon).

COLOMBEL 1884 ✳ *(l'été)*.

DEBIDOUR 1902 *(l'été)*.

JEANNEL 1887. *Anc. Int. des Hôp.
de Montpellier, Ancien chef de
Clinique à la Faculté.*

GARCIN (Pierre).

GUÉRIN DE SOSSIONDO 1893.

MASCAREL 1890.

MONCORGÉ 1889.

PERPÈRE 1902. *Anc. Int. prov.
des Hôp. de Paris.*

SERRE 1897.

TARDIEU ✳ 1872.

TARDIF 1899.

TRAPENARD (A.) 1905.

NÉRIS (ALLIER)

AUBEL (L.) 1887 *(l'hiver)*.

BENOIT (Amb.).

BIENVENU (P.) 1904.

DECLOUX 1901.

DELARAT 1896.

DE RANSE 1861 *(l'été)* et à Paris.

DEREURE 1903.

DUCROS 1903.

LAURENT (juin-septembre).

MORICE ✳ 1880 *(l'été)* et à Paris.

PEYROT 1878 *(l'hiver)*.

PAU

ROGER RIGAULET, 15, rue Léon-Daran.

VALERY-MEUNIER. Pendant l'hiver, l'été : Eaux-Bonnes

PLOMBIÈRES (VOSGES)

BERNARD (Félix). L'hiver à Paris, 3, rue Treilhard.

LANGENHAGEN (Maurice) DE. Médecin consultant.

BOTTENTUIT 1869 ✳. *Anc. Int.
des Hôp. de Paris.* (Du 1er juin
au 1er octobre).

BROCCHI (1er juin-1er octobre).

FAYSELER 1883.

FROUSSARD 1900.

GILLOT (Arm.) 1900.
HAMAIDE 1893 (1er juin-1er sept.)
JACQUOT 1900.

PELTHIER 1901.
THIERRY (DE).

POUGUES (Nièvre)

BARBARAT 1889.
FAUCHER 1894.

GAUCKLER (Ern.) 1905 *(l'été)*.
JANICOT 1876 *(l'été)*.

ROYAT (Puy-de-Dome)

BOUCHINET 1891.
BRANDT 1855.
CHAUVET 1877.
EGERTON BRANDT 1896.
ESPITALLIER 1903.
FREDET ❋ ◍ I. *Anc. Int. des Hôpitaux*.
HARANCHIPY 1900 ◌.
HEITZ 1903.
LAUSSEDAT ✠ 1878.
LOPEZ 1904.

LE MARCHAND DE TRIGON 1878, (*l'été*).
MOUGEOT 1905. *Ex. Int. des Hôpit. de Paris*, 1er Juin-1er Oct.
PETIT (A.) ◌ 1869, *l'été* (et à Paris l'hiver).
PETIT (Paul) 1900, *l'été* (et à Nice l'hiver).
ROCHER.

SAINT-AMAND (Nord)

THIROUX (H.), Médecin inspecteur de l'Etablissement départemental des Eaux et Boues de Saint-Amand. L'été, du 25 mai au 1er octobre. L'hiver à Paris, 18, rue Favart.

BRETON.
DUVIVIER.

COREZ 1877.

SAINT-DIDIER-LES-BAINS (Vaucluse)

CHARAUD 1902.

MASQUIN-MASSON 1899.

SAINT-GERVAIS (Haute-Savoie)

ROUX.
BARADAT 1884 (l'été).
BASTIAN ❋.
CRAPONNE 1898.

DANJOU (G.) 1887 ❋ *(l'été)*.
GUÉRIDAUD.
PETIT (Clément).

SAINT-JEAN-CAP-FERRAT (Alpes-Maritimes)

J.-L. PIMPOT, de la Faculté de Paris. Lundi, Mercredi, Vendredi, de 1 h., à 3 h.

SAINT-HONORÉ-LES-BAINS (Nièvre)

BINET (Maurice) ❋ 1876.

BREUILARD 1870, *Mass. pneum.*

COLLIN fils 1885.
COMOY ✠ 1876.
COMOY fils 1903, l'été.
COMTE (R.).
MERCIER (Maurice) O. ✵ ✪ *(l'été)*
ODIN ✵ 1866, à Nice *l'hiver*.

SAINT-NECTAIRE (PUY-DE-DOME)

ROUX (Emile).
SÉRANE (J.-J.), Membre de la Société de Médecine de Paris, en sa villa (du 15 mai au 30 septembre).
DUCROHET 1883, *l'été*.
MONTEL (Em.) 1901 ✪, 15 Mai-15 Oct.
PORGES 1892.
SIGURET (G.) 15 Mai-15 Sept.

SAINT-RAPHAEL (ALPES-MARITIMES)

VADON, de 1 h. à 3 h. (excepté jeudi et dimanche). Médecin des Douanes et de la Compagnie des chemins de fer du Sud-France.

SAINT-SAUVEUR-LUZ (HAUTES-PYRÉNÉES)

MACREZ *Anc. Int. des Hôp. de Paris*, 15 juin-15 septembre. Mont-Refet, Juin, Octobre.
PERÉ.
SABAIL 1877.

SALIES-DE-BÉARN (BASSES-PYRÉNÉES)

DAVID (E.), Villa Plaisance. Ancien Professeur à l'Ecole de Médecine de Limoges. Lauréat de l'Académie de Médecine (Prix Pourat, 1903).
LAFONT 1894.
LAFOND 1902.
LISSONDE 1888 ✪ I. ✪.
MARCADÉ 1870.
MAURICE-RAYNAUD (Ch.)
MATTON 1895. *Anc. Int. des Hôp. de Paris.*
PETIT ✪ ✠. *Anc. Int. des Hôp. de Paris. Prof. hon. de l'Ecole de Méd. de Rennes.*

SALINS (JURA)

BELLE (H.) 1873.
BOURNY 1882.
COMPAGNON 1880.
DESJEUX 1908.
DUBOZ 1901.
GERMAIN 1860.
LEVY-NEUMANN 1895.
TOUBIN 1901.

SANTENAY-BAINS (CÔTE-D'OR)

LHUILLIER.
THENOZ.

URIAGE (ISÈRE)

SIMON (Cl.), Ancien Interne des Hôpitaux de Paris, ancien Assistant de consultation à l'Hôpital-Saint-Louis. L'hiver à Paris, 3, rue Rosa-Bonheur.

BORBAUD (Ch.) ☉ I ✠.
BERLIOZ.
CHATIN (Alf.) ☉ ✠ 1900.

JOURDANET *(l'été)*.
TEULON.

VALS (ARDÈCHE)

BASTIDE 1905.
BERTHEZENNE 1905.
CHABANNES (René).

CHANNAC 1901.
OLLIER 1864.

VERNET-LES-BAINS (PYRÉNÉES-ORIENTALES)

MASSINA 1862.
PAGES 1903.

VIGNES 1906.

VICHY (ALLIER)

LINOSSIER (Georges), ☉ 9, rue Alquié, Professeur agrégé à la Faculté de Médecine de Lyon, Membre correspondant de l'Académie de Médecine. L'hiver à Paris, 51, rue de Lille.

HERMANN-CARA, de la Faculté de Paris, officier de l'Instruction publique. Villa Meryem, 17, rue de l'Etablissement-Thermal. De 1 h. à 4 h.

DURAND-FARDEL ✾ (Raym.). L'hiver à Paris, 164, rue de Courcelles.

VAUTHEY (P.), Ancien Interne des Hôpitaux de Lyon, Médecin de l'hôpital thermal de Vichy, Médecin consultant. Castel Fleuri, 27, boulevard de l'Hôtel-de-Ville.

VIDAL (Edmond), Villa Vénitienne, 7, rue Strauss. Directeur des Archives de thérapeutique, d'hygiène et d'assistance coloniales, Membre de la Société de Médecine de Paris. L'hiver à Alger, 8, rue Dumont-d'Urville.

AUDHOUI 1868.
BARGY 1897.
BEAUDONNET 1895.
BERNARD 1896 (A).
BERTHOMIER 1874. *Etabliss. Thermo-résineux.*
BERTHOMIER (A.). *Electroth. Radiogr.*
BIENFAIT 1896 *(l'été)*, villa Lorraine. Tél. 97.

BIERNAWSKI 1891.
BIGNON 1880, boul. National, 1 *(l'été)*.
BIGNON fils 1909.
BINET (Maurice), villa Velasquez b. National, 15 *bis (l'hiver à Paris)*.
BLANCHER 1905, rue Alquier, 33.
BOUET (Mlle) 1895. Prunelle, 6.

Cahen 1892.

Chabrol 1885, boul. National, 27.

Champagnat 1900.

Charnaux fils. Lucas, 4.

Chevreux (P.) 1902, boul. National, 35.

Chopart 1889.

Clerc (A.), Célestins 10 *(l'été)*.

Clermont (G.) Etablissements 24 l'été.

Combet 1882.

Cormack (C.) 1883 *(l'été)*, et Hyères (Var).

Cornil 1898, rue Etablissement.

Cornillon 1873, rue Chaume, 17.

Cotar (Ch.) 1901, rue Etablissement 34. 8 mai au 5 octobre.

Deléage (F.) ✪ I 1890, villa des Cygnes, boul. National. 25.

Desgeorges 1905. Abbé Delarbre 4 (été et hiver).

Desmaroux ✪ 1875.

Dufourt 1888.

Dutreix, rue Alquié, 11 *bis*.

Fau, 1900.

Faucher 1881, av. des Célestins, 24.

Fournier 1873.

Fournier fils 1900.

Frémont ❈ 1885 *(l'été)*, *l'hiver* à Nice.

Gandelin (J.) Rambert 12.

Gannat 1896.

Glenard 1875.

Grellety 1873.

Guinard 1897.

Haller 1892 ❈, *Etablissement Thermal*.

Hopenhendler.

Jacquemart, *Gorge, Nez, Oreilles*.

Jardet 1885.

Jouhannet.

Lalaubie (De) ❈.

La Mouche 1898, Castel-Russe, boul. National, 112.

Legou (Ern.) 1903, Ballore 20.

Maire (Léon) 1897. *Chir. en chef de l'Hôtel-Dieu*.

Margnat 1897.

Martin (Od.) *l'été*.

Masseret 1902, *Méd. de l'Hôp. Civil*.

Mauban (H.), *Anc. Int. des Hôp. de Paris*, boul. National, 11.

Monod (Gustave) 1904, l'été.

Nicolas 1876.

Nigay 1899, r. Cunin-Gridaine-s.-le-Parc.

Nivière 1888.

Pariset (Arm.) 1900 ✪ I, *Etabliss. Thermal*.

Pannetier.

Pradignat, rue de l'Intendance

Puistienne.

Rajat, boul. National, 15.

Rambert 1898.

Raymond 1895, villa Sainte-Marthe, avenue Victoria, 57.

Reynes, boul. Carnot, 17.

Roux, rue Roovère, 14.

Sahut. *Dents*.

Salignat, Etablissement 16.

Santelli ✪ 1878, rue Alquié, 24.

Semen (G.), boul. National, 3 (l'été).

Seregé, boul. National, 37.

Siems 1901, *oreilles, nez, larynx*, pass. des Postes.

SOLLAUD ✳ 1875. Rue Callon,
5, villa Edmée.
THERRE (A.) ✳ ❦ O. ✠ 1876.
Pont 23.
TISSIER (René) 1903, villa St-
Pierre, av. des Cygnes, 17.

TISSIER (A.) 1860 ✳, av. des
Cygnes, 17, villa St-Pierre
(l'été).
TREILLE 1896.
WILLEMIN (E.) 1890 ❦ *(l'été)*.

VITTEL (VOSGES)

MONSSEAUX, Ancien Interne des hôpitaux de Paris.

JOHNSTON-LAVIS ❦ ✠ Villa Minima. Professeur agrégé. Senior con-
sulting, Physician Vict. Memorial Hospital, Nice. 1er juin au 15
septembre.

AMBLARD (L. A.) *Anc. Int. des
Hôp. de Paris (l'été)*.
BÉCUS (G.), 15 mai 15 septemb.
BONTEMS (V.).
BOULOUMIÉ O. ✳ 1866, à Paris
(l'hiver).
BURAIS 1896 *(l'été)*.

CLAUDEL 1896.
CONSTANT 1896. *Anc. Int. des
Hôp.* (l'été, l'hiver à Nice).
DUCHET SUCHAUX 1903.
FINCK-FRUHINSHOLZ.
GALLAND-GLEIZE ❦ ✠.
VOIRIN.

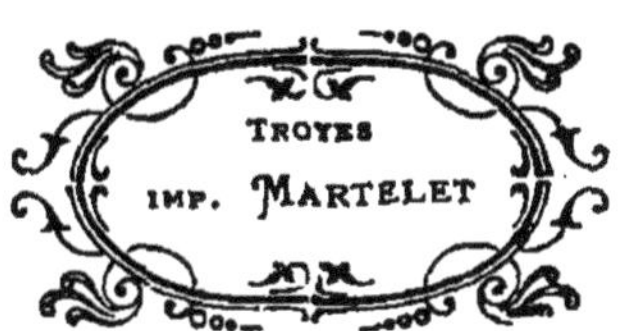
TROYES
IMP. MARTELET

Imprimerie
MARTELET
Troyes

www.ingramcontent.com/pod-product-compliance
Ingram Content Group UK Ltd.
Pitfield, Milton Keynes, MK11 3LW, UK
UKHW020719120726
13693UKWH00001B/57